JN409558

클리니컬 스킨테라피스트를 위한

피부미용

clinical skintherapy

김수미 · 송다해 · 유정아 지음

Gadam BOOK & DESIGN PLUS

머리말(Preface)

고대 문헌에서도 나타나듯이 인류가 시작되고 오늘날에 이르기까지 인간의 아름다움을 추구하는 본능과 건강하고 아름다운 신체를 위한 노력은 시간이 지나고 시대가 바뀌어도 사라지지 않는 욕구입니다. 이러한 욕구는 현대사회에 들어서면서 급속한 경제적 성장과 전반적인 생활수준의 향상으로 과학적이며 학문적인 체계를 갖추어 전문화와 세분화가 이루어졌습니다.

현대인들은 급변하는 시대와 육체적, 정신적인 스트레스로 인하여 다양한 트러블을 겪고 있습니다. 이에 따라 피부미용인들은 고객의 기본 건강을 토대로 관리할 수 있는 전문적인 지식을 바탕으로 하는 능력이 요구되고 있습니다.

이에 따라 미용에 관련된 학과들이 각 대학 및 대학원에 개설되어 학문적 체계를 갖추면서 전문 직종으로 자리매김하였고 세부적인 관련 학문들이 전반적으로 빠르게 성장하였습니다.

위의 성장세와 더불어 최근에는 클리니컬 심화과정과 전문성을 습득할 수 있는 프로그램 및 연구가 지속적으로 이루어지고 있는 실정입니다. 이에 발맞추어 산업체 현장에 빠른 적응을 할 수 있는 전문 인력 양성과 전문교재의 개발도 꾸준히 이루어져야 할 것입니다.

따라서 클리니컬 스킨테라피스트를 위한 피부미용은 기존 피부관리샵에서만 전문성을 지니던 한계에서 벗어나 조금 더 심화되고 전문적인 지식을 습득할 수 있도록 정리된 교재로서 기초지식과 더불어 한단계 업그레이드된 학습이 이뤄지리라 사료됩니다.

최선을 다하였지만 다소 부족하고 미흡한 점이 많으리라 생각되고 아쉬움이 많이 남습니다. 부족한 부분은 앞으로 수정. 보완해나갈 것을 약속드립니다.

끝으로 책이 출판되기까지 도움을 주신 모든 분들과 광문각 사장님, 그리고 편집에 수고하신 편집부 직원 여러분께도 소중한 감사의 인사를 전합니다.

2011년 여름

저자 일동

차례(Contents)

차례(Contents)

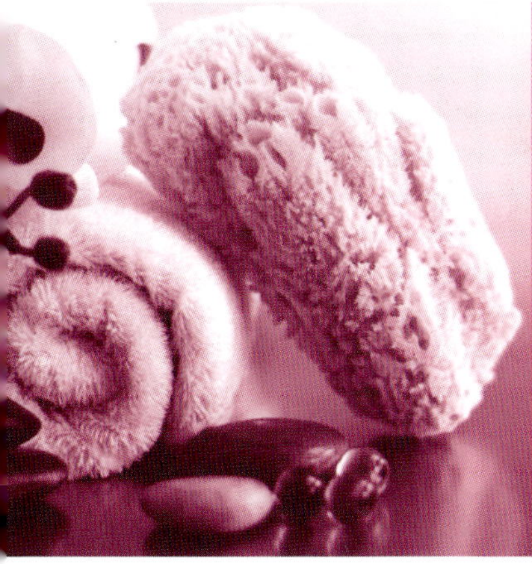

CHAPTER

01 피부미용의 개요

피부미용이란 전문적인 지식과 교육을 받은 전문가가7 고객의 건강하고 아름다운 얼굴과 몸매, 자기 자신에게 만족감을 주고 행동에 활력을 줄 수 있는 마음까지 관리하여 고객의 문제점을 유지하고 보완해주는 전문적인 트리트먼트를 말한다.

1 피부미용의 역사

인산의 아름다움에 대한 탐구와 미용술의 관습은 고대 문명에 그 기원을 두며, 의술의 시작과 때를 같이 하고 고대의 문헌이나 발굴품 등의 문화 유적을 통해 미용술과 화장품이 사용되었음을 알 수 있다.

피부미용의 역사는 고대 이집트 시대부터 종교의식과 함께 정화의식으로 시작된 목욕제도와 함께 시작되었다고 할 수 있다. 목욕제도는 그리스, 로마인들에게 전해졌고 구체적으로 피부미용에 관심을 가진 시기라고 할 수 있다.

1) 서양의 시대별 피부미용

(1) 이집트 시대

고대 이집트 문화의 발전은 대부분 그들의 종교와 관련되어 발전하였는데 이 시기의 화장은 미를 추구하는 아름다움이나 장식의 효과보다는 종교의식과 더 밀접한 관련이 있었다. 이들은 신에 대한 경건함을 표현하기 위해 신전이나 제단에서 향을 사용하는 관습이 있었고 향유를 사용하여 미이라를 보존하기도 하였다.

더운 기후로 인해 향유가 발달하였고 청결한 것을 좋아하였던 이집트인들은 하루에도 몇 번씩이나 향유를 몸에 발랐다. 그 밖의 머리 염색제, 퍼머제, 헤어오일 등이 사용되었으며 목욕용품도 사용되었다.

이집트인들이 곤충이나 벌레로부터 생기는 병을 막기 위해 눈에 초록색과 검은색으로 강렬하게 발랐던 코홀(kohl)이 색채화장으로 발전하였다.

(2) 그리스 시대

그리스인들은 건강한 정신은 건강한 신체에서 비롯된다고 생각했기 때문에 정기적인 식이요법과 운동을 병행하여 건강한 신체를 추구하는 데 노력을 게을리하지 않았다.

헬레니즘의 영향으로 인간의 자연스러운 미를 존중하였으며, 의학의 아버지 히포크라테스가 식이요법, 마사지, 운동, 목욕 등의 조화로 아름다움을 얻을 수 있다고 주장하였다.

남자들은 목욕 후에 마사지를 하였고 머리에 기름과 향유 등을 발랐고 여자들은 기초적인 피부손질 이외에는 거의 화장을 하지 않았다.

(3) 로마시대

향락적인 문화의 발달로 목욕문화와 화장기술, 향수문화가 더욱 발전하였다. 로마의 의사였던 갈렌은 다양한 분야에 저서를 남겼는데 이로 인해 화장품의 기록이 체계화되었다. 목욕문화가 발달하여 공중목욕탕이 사교의 장으로 이용되기도 하였다.

피부를 희고 부드럽게 하기 위해서 염소젖으로 얼굴을 씻었으며 레몬이나 오렌지즙으로 거친 피지를 관리했다. 또한 옥수수와 밀가루, 우유, 신선한 버터를 혼합한 밀가루 등으로 얼굴 마사지를 하였다.

로마 남성들 사이에서는 털을 깨끗하게 면도한 얼굴이 유행하였는데 이것이 이발의 시초가 되었다.

(4) 중세시대

중세는 기독교의 종교적 영향으로 금욕적인 믿음 외에 모든 것을 죄악시하였기 때문에 화장기술뿐만 아니라 과학에 있어서 암흑기라고 한다. 이러한 시대적 배경에 따라서 화장 문화와 기술도 영향을 받아 화장하는 행위나 얼굴과 신체의 미용 행위가 엄격히 제한하고 금지하였다.

중세시대에는 끓는 물에 보리수 꽃, 사르비아, 로즈마리, 회향 등의 약초들을 넣고 얼굴에 스팀을 쪼였다. 이러한 약초미용법은 아랍인들이 주로 이용하였으며 알코올도 이 시기에 발명되었다.

그러나 이 시대에도 아름다움을 추구하는 본능에 따라 흰색 피부를 선호하였으며, 머리와 눈썹을 장식하기도 하였다.

중세 시작 무렵 사람들은 휴식을 위한 공간으로 나무로 만든 목욕통에 목욕을 하였으며 후에 공중목욕탕만 허용이 되었다.

십자군은 동양에서 향수, 몰약 등을 가져왔지만 성병, 페스트, 천연두, 콜레라도 함께 가져왔다. 따라서 목욕탕을 폐쇄시켰고 이에 사람들은 씻는 것 대신 향수를 뿌리기 시작하였다.

(5) 르네상스시대

르네상스 시대에는 인간의 아름다움을 다시 강조하기 시작하였다. 십자군 전쟁으로 동양의 문물이 서양으로 유입되면서 특히 동양으로부터 유입된 향료와 색소가 화장품의 원료로 사용되기 시작하며 화장문화가 부흥하였다. 하지만 위생관념이 부족하여 세수나 목욕하는 습관이 없었으며 몸의 냄새를 제거하기 위해 향수를 강하게 사용하였다. 알코올 증류법의 개발로 화장수와 같은 화장품이 등장하였고 화장수는 희고 맑은 피부를 위하여 사용되었다.

대부분의 여자들은 화장을 진하게 하였고 헤어스타일에도 많은 신경을 썼는데 15C에는 머리를 뒤로 모아 쪽을 짓고 눈썹을 가늘게 미는 것이 유행하였다.

(6) 근대

19C 산업혁명에 힘입어 화학분야의 급속한 발전으로 인해 화장품 성분과 제조기술이 개선되었다. 위생과 청결의 개념이 중요시되었고 세정용 비누의 사용이 보편화되었으며, 크림과 로션이 공급되었다.

(7) 현대

현대에 들어서면서 화장품 분야와 함께 많은 발전이 있었으며 화장에 대한 많은 정보들이 체계화되었다. 1901년 마사지크림이 처음으로 개발되고, 영국의 네스러가 금속막대를 이용하여 파마하는 방법을 개발하였다. 1907년 브렉 회사는 샴푸를 생산하였고 1912년 폴란드 화학자 C. 풍크가 비타민을 발견하였다. 1947년 프랑스의 바렛트 교수는 전기적인 수단으로 피부 깊이 침투시켜 세포에 영양을 줄 경우 신진대사 활성화에 영향을 미친다는 것을 증명하였다.

또한 미국 영화산업의 발전으로 패션, 메이크업, 헤어스타일 등의 유행이 급속화되었다.

2) 우리나라의 시대별 피부미용

우리나라 사람들은 예로부터 백의민족이라 하여 백색을 선호하고 피부를 희게 만들기 위하여 쑥을 달인 물에 목욕을 하고 마늘과 꿀을 섞어 바른 후 씻어내었다는 기록이 있다. 또한 겨울에는 돼지기름을 발라 추위를 견뎌냈다는 기록이 있는데 이는 겨울철 건조한 피부에 유연성을 주고 동상을 예방하는 효능이 있다.

(1) 고조선 시대

우리나라 화장 역사의 시작에 대한 정확한 기록은 찾을 수 없으나, 단군신화에 쑥과 마늘을 이용한 미용법이 나오며 흰 피부를 숭배하였다. 이는 민간요법에서 쑥을 달인 물에 목욕하면 피부가 건강하고 희게 되며, 마늘을 짓이겨서 꿀에 섞여 바르면 미백효과가 있다고 알려진 것과 햇빛을 보지 못하면 피부가 희게 되는 것과 관련이 있다고 추정된다. 고조선시대 만주지방 사람들은 겨울에 돈지를 몸에 발라 추위를 예방했다는 기록이 있다.

(2) 삼국시대

삼국시대는 불교가 전래되면서 다양한 미용법이 발달하게 되었다. 부처님의 눈썹이나 입술의 선은 부녀자들에게 그리는 미용법을 발달하게 했다.

고구려는 쌍영총의 벽화를 통해 볼연지와 눈썹은 짧고 뭉툭하며 머리는 틀어올리고 입술연지를 바른 고구려 여인의 모습을 유추할 수 있다.

백제는 온건하고 부드러운 선을 강조하였고 분은 바르되 연지는 사용하지 않았으며 두발과 화장은 신분을 나타내었다.

신라는 삼국 중 화장술이 가장 발달하였고 연지로 볼과 입술 화장을 하였으며, 굴참나무나 너도밤나무의 재를 기름에 개어 만든 미묵을 이용하여 눈썹을 그렸다. 목욕은 미를 더하기 위함이나 하나의 의식수단으로 행하여졌다.

(3) 통일신라시대

화장술의 발전이 이뤄졌고 여인들은 사치와 멋을 부리기 시작하였다. 향낭이나 기름 등을 담는 토기 등 화장용구가 다양해졌다. 얹은머리인 사발이 유행하며 귀고리, 반지 등이 보편화되었다. 정국이 안정되어지자 사치스러운 생활이 극에 달하였고 화려한 치장을 하였으며 남성의 미용법도 화랑에 의해 급격히 발달하여 분화장이 유행하였다.

(4) 고려시대

고려시대는 청결이 강조되어 목욕을 여러 번 즐겨하고 흰 피부를 갖도록 노력하였다. 희게 분을 바르고 연지도 발랐지만 즐겨하지는 않았고 신분에 따라서 화장술이 구분되어졌다. 비단향낭을 여러 개씩 차고 향낭이 많을수록 자랑스럽게 여겼고 일부 계층에 한하여 신체와 머리카락, 옷에 향료를 뿌리거나 발랐다.

고려시대에 두드려서 바르던 연분은 납조각에서 추출했기 때문에 납분이라고도 하고 독성이 강하여 피부에 악영향을 미쳤다.

(5) 조선시대

조선시대 초기에는 고려시대의 사치풍조에서 벗어나고자 근검, 절약이 강조되었고 아름답고 깨끗한 피부에 주력하였다. 내면의 아름다움과 외면의 아름다움을 동시에 추구하였고 짙은 화장보다는 희고 부드러운 피부가 강조되었다. 세숫물에도 봉숭아꽃물, 오이, 팥, 율무, 쌀뜨물 등 여러 가지 천연재료가 사용되었다. 백분, 연지, 머릿기름, 밀기름, 향수, 미안수 등의 화장품을 사용하였으며 개화기 이후 청나라로부터 크림, 백분, 향수가 수입되었다.

향을 제조하는 향장과 분을 제조하는 분장이 있었다.

(6) 개화기

유럽이나 일본 등지에서 수입한 크림이나 백분이 사용되었다. 1916년에 우리나라 최초의 화장품인 박가분이 시중에 유통되기 시작하였다. 1930년대에는 우리나라 최초의 크림형태의 화장품인 동동구리무가 개발되었다.

(7) 현대

1945년 광복이후 화장품의 기능은 콜드크림, 바니싱크림, 백분, 머릿기름, 포마드,

향수 등 매우 세분화되어졌다. 1950년 가정에서 오이나 수세미를 길러서 화장수를 만들어 사용하였고 가내수공업 시대를 거쳐 산업화가 시작되었다. 1960년대에는 화장품 산업의 본격화로 화장품의 종류가 다양해졌고 비누, 향수 등 전문적인 화장품 회사가 설립되고 안정성을 중시하게 되며 방문판매가 시작되었다. 1970년대는 사용성이 중시되며 경제적 발전으로 화장품 산업의 성장을 도모하였다. 1980년대는 안전성이 중시되며 새로운 제품개발과 함께 유통경로의 다양화를 가져왔다. 1990년대는 유효성이 중시되며 화장품 산업의 국제화 및 개방화시대를 맞이하며 식물성이나 천연재료를 사용한 자연주의제품 등이 개발되었다. 2000년대에는 기능성화장품이 주과제로 떠오르며 화장품 산업의 발전을 주도하였다.

2 피부미용의 정의와 목적

1) 피부미용의 정의

피부미용의 정의와 기능은 화장품, 피부미용 등의 포괄적인 의미로 통용되고 있는데, 그 어원은 그리스 어의 'Kosmein'에서 유래되었으며 '치장하다, 관리하다, 장식하다' 등의 뜻을 가지고 있다.

에스테틱은 심미의, 미학의, 미의식 등의 사전적 의미를 포함하고 있는데 피부미용을 의미하는 에스테틱은 약 200년 전 독일의 미학자 '바움갈텐'에 의하여 처음 소개되었다. 바움갈텐은 "미는 인간에게 만족감과 쾌감을 주는 대상이며 보는 사람의 마음에 달려 있다"라고 하였고 미학적 의미에서 사용하기 시작했다.

피부미용이란 피부가 내. 외적인 요인으로 가지고 있는 미용상의 다양한 문제점을 예방하고 방지함으로서 건강하고 아름다운 피부를 유지할 수 있도록 도움을 주는 것을 말한다.

피부는 건강을 유지하기 위한 생리기능을 가지고 있으나 연령, 생활습관, 환경 등에 의해 변화한다. 그러므로 피부미용은 물리적, 화학적인 방법을 사용하여 혈액순환을 원활하게 하고 피부의 생리기능을 높여줌으로서 신진대사를 활성화시키고 영양을 공급하여 피부를 개선시키는 전신미용술이다.

피부미용인들은 학문적 이론을 바탕으로 과학적인 지식과 전문적인 관리기술을 습득하여 수기요법이나 피부타입에 적합한 제품사용 및 미용기기의 사용으로 전신의 피부를 아름답게 관리하는 것이 중요하다.

2) 피부미용의 목적

피부미용이란 고객의 얼굴과 전신의 피부를 관찰 분석하고, 화장품과 미용기기등을 사용하여 분석 결과에 따라 적합한 피부 관리를 제공하는 것을 말한다.

이러한 피부 관리를 통하여 피부의 혈액순환을 원활하게 하고 피부를 개선하며 심리적으로 고객에게 안정감과 만족감을 주어야 한다. 그리고 고객의 피부 유형에 적당한 화장품의 피부 관리 방법을 조언한다.

① 보호적 목적

건강 측면의 피부 관리로서 외부의 여러 위해요소로부터 피부의 손상을 보호하고 피부의 조기노화를 예방하여 피부의 젊고 아름다운 상태를 오랫동안 유지하는 것이다.

② 심리적 목적

만족감을 주고 활동에 활력을 생기게 하며, 화장하는 것에 대한 즐거움 등의 화장 행위에 의한 안정감의 기능과 만족감으로서의 기능을 한다. 피부관리사는 고객의 피부 상태를 관찰하여 고객의 심리적, 정신적 상태 변화를 알아내어 미에 대한 조언과 도움을 주어야 한다.

③ 장식적 목적

아름답게 보이기 위해 색조 화장품을 사용하여 개성을 연출하며 피부결함을 커버하거나 조정해서 표면적인 외관을 다듬는 것을 목적으로 한다.

3 피부미용의 효과

피부 표면에 물리적인 자극을 줌으로 인하여 묵은 각질이 탈락하고 피부의 기능 정상화에 도움을 주어 세포의 재생 및 순환계의 원활한 흐름을 도와준다. 피부의 모세혈관 강화와 혈액순환을 증진시키고 근육을 이완시켜 긴장을 완화시켜준다.

4 피부미용 관리 시 주의사항

피부미용사는 고객과의 상담과 피부분석을 통해 화장품과 미용기기, 수기요법을 이용하여 질병 상태가 아닌 안면이나 전신에 피부미용과 관련된 문제점을 개선하여 고객에게 안정감과 만족감을 주는 역할을 한다. 또한 고객의 요구에 따라 피부 표면의 잔털을 제거하고 기초화장을 하거나 눈썹과 속눈썹의 모양을 다듬고 색조화장도 한다. 고객의 피부유형에 알맞은 화장품의 종류를 설명하고 화장법 및 관리 방법에 대하여 조언할 수 있다.

피부 분석에 따른 피부 관리를 중심으로 얼굴, 전신관리, 비만관리, 손톱, 발톱의 미용관리, 메이크업 등을 포함하는 전문적이고 세분화된 영역으로 나누어진다.

1) 피부미용의 직무영역

① 안면 피부 관리

안면 피부 관리는 일반관리와 특수 관리로 구분할 수 있다. 일반 피부 관리는 고객의 피부 상태를 분석하고 여러 가지 피부 상태에 따라 매뉴얼 테크닉, 수기요법, 화장품, 미용기기 등을 이용하여 건강하고 아름다운 피부 상태를 유지시킬 수 있도록 도와준다.

특수 피부 관리는 노화된 피부, 여드름 피부, 색소침착 피부 등 문제성 피부의 피부 문제점을 완화시키고 일반 피부에 집중 관리를 하여 조금 더 건강하고 아름다운 피부로 가꾸는 관리이다.

② 전신 피부 관리

전신 피부 관리는 화장품과 미용기기, 수기요법 등을 사용하는 전신 피부 관리로서 신체의 모든 부위의 기능을 활성화시켜줌으로서 피부 상태를 개선한다.

등, 다리 및 엉덩이관리, 가슴 및 복부관리, 튼살관리, 비만 및 전신관리까지 포함하며 다양한 관리를 통하여 고객의 문제점을 완화시켜준다.

③ 메이크업

메이크업은 각 개인이 가지는 개성을 아름다움으로 표현하고, 고객의 결점을 수정,

보완하여 더욱 돋보이게 만드는 것으로 메이크업의 목적에 따라 일반적인 뷰티 메이크업, 신부화장, 분장, 아트 메이크업, 무대 메이크업 등이 있다. 메이크업을 함으로써 자신감과 원만한 사회생활에 도움을 주고 개인이 지니고 있는 개성을 시간, 장소, 목적에 적합하도록 표현하는 방법이다.

④ 눈썹 정리 및 눈썹 염색

고객의 얼굴형과 유형을 고려한 후 눈썹 전용 가위, 눈썹 전용 면도기, 족집게 등을 이용하여 눈썹을 수정하고 눈썹 염색을 할 수 있다.

⑤ 제모(Waxing)

제모는 왁싱이라고도 하며 미관상 털이 저해요소로 작용할 때 불필요한 털을 제거하는 것으로 얼굴, 팔, 다리 등의 털을 제거하고자 할 때 시행한다. 제모로 인하여 마사지의 효과가 상승될 수 있고 미용상의 아름다움을 줄 수 있다.

제모의 방법에는 여러 가지 방법이 있는데 영구적 제모와 일시적인 제모로 나뉠 수 있다. 영구적 제모는 전기분해요법이나 레이저 등을 사용하여 영구적으로 털을 제거하며 일시적 제모는 면도기, 트위저, 화학적 크림, 왁스를 이용하여 일시적으로 털을 제거하는 방법이다.

⑥ 손. 발톱의 미용관리

최근에는 건강적인 요소와 개성표현 및 아름다움을 목적으로 한 손. 발톱의 미용관리가 많이 이루어지고 있고 손. 발톱 관리 및 손과 발의 마사지 및 발의 굳은살 등 문제성 발의 관리를 포함한다.

손, 발톱의 건강유지 및 심미적인 관점에서 깨끗하고 청결한 느낌이 나도록 가꾸며 고객의 개성에 따라 여러 종류의 컬러와 아트가 조합을 이룸으로서 고객의 전체적인 분위기에 어울리는 아름다움을 표현한다.

⑦ 두피 미용관리

모발은 두피의 피지 정도에 따라서 모발의 건성, 지성 여부가 달라지는데 모발 타입은 피부 상태와 마찬가지로 언제나 똑같지 않고 모발은 나이가 들면서 변하기도 한다. 피지선에서 분비되는 피지에 의해 형성된 산성막에 의하여 적당한 수분을 보유하면서 건강 상태를 유지한다. 이러한 두피의 건강한 상태를 유지하기 위해 두피 마사지 및 고농축 영양제품을 이용하여 두피의 생리주기를 정상화시키고 탈모, 비듬 등 각종 문제점을 예방하고 손상된 두피를 건강하게 회복시킨다.

⑧ 미용상담

고객의 여러 가지 여건을 고려하여 피부 상태에 대하여 상담하고 가정에서 적용할 수 있는 피부 관리 및 방법에 대하여 설명 및 메이크업이나 이미지 형성에 도움을 줄 수 있는 내용을 조언해준다.

⑨ 올바른 제품에 관한 상담 및 판매

제품에 대한 정확한 설명으로 신뢰감을 주고 고객의 피부 유형에 적합한 제품을 선택하여 올바른 사용을 할 수 있도록 상담하고 판매한다.

2) 피부관리사의 자격

피부관리사는 피부미용에 대한 전문교육을 수료한 자로서 고객의 피부를 관리하여 건강과 아름다움에 도움을 줄 수 있는 전문가적 직업에 대한 확실한 신념을 가지고 올바른 피부미용 수행능력과 업무를 성실히 수행할 수 있는 자를 말한다. 피부관리사는 전문적인 지식과 기술을 바탕으로 인간미와 신뢰감을 형성할 수 있어야 한다.

(1) 피부관리사의 이미지

① 깨끗하고 청결한 이미지를 형성해야 한다.
② 고객을 대할 시는 항상 미소와 친절함을 잃지 않는다.
③ 대화 시에는 기분 좋은 대화를 끌어내어 고객과의 유대감 형성에 노력한다.
④ 존칭을 쓰도록 한다.
⑤ 정확한 지식과 친절한 설명으로 신뢰감을 형성한다.

(2) 피부관리사의 외모

① 긴 머리는 묶고 짧은 머리는 단정하게 유지하여 머리카락이 흘러내리지 않도록 한다.
② 손톱은 짧게 깎아 고객의 피부를 자극하지 않는다.
③ 손에 있는 악세사리는 착용하지 않으며 너무 화려한 악세사리나 진한 메이크업은 피하고 가벼운 메이크업으로 깨끗한 이미지를 표현한다.
④ 관리사의 유니폼은 구김이 없고 항상 단정하고 청결해야 하며 걸을 때 소리가

나지 않는 편한 신발을 신도록 한다.

⑤ 유니폼이나 구강 내에서 구취가 나지 않도록 한다.

⑥ 향수는 되도록 사용하지 않으며 만약 사용시는 은은한 향을 선택하며 지나친 향수 사용을 금지한다.

(3) 피부관리사의 대화기술

① 논쟁의 여지가 있는 정치, 종교, 사생활 등의 대화 주제는 피하고 날씨, 문화생활 등에 관한 일반적인 대화 주제를 선택한다.

② 적절한 단어를 선택하고 공손하게 대화한다.

③ 유머감각 또한 중요하며 유쾌한 음색을 사용하여 즐겁게 대화한다.

④ 대화를 주도하지 않으며 고객의 얘기에 경청한다.

⑤ 이해하기 쉬운 언어를 사용하며 긍정적인 화법으로 대화한다.

⑥ 고객에게 지나친 농담이나 은어, 비속어의 사용을 금한다.

(4) 피부관리사의 올바른 자세

① 전문지식과 기술을 갖도록 노력하고 적극적으로 상담에 임한다.

② 전문인으로서 자신감을 가지고 설득력 있는 화법을 구사할 줄 알아야 한다.

③ 동료직원과도 존칭과 경어를 사용한다.

④ 고객을 입구까지 배웅한다.

⑤ 고객의 사생활은 철저하게 비밀로 한다.

(5) 지식

① 피부미용실을 운영하기 위한 경영방법과 인적자원 및 기술적 자원 확보방법, 홍보전략 등이 있어야 한다.

② 피부과학, 해부생리학을 통한 근육의 이해, 기기의 원리 및 사용 방법 등에 관한 전문적인 지식을 필요로 한다.

③ 전문적인 지식과 다양한 경험을 토대로 경영할 수 있어야 한다.

④ 지속적인 교육을 통하여 자신의 일에 대한 지식을 성장시킴으로서 시대의 트랜드에 뒤쳐지지 않는 관리 방법이 필요하다.

3) 피부관리실의 환경

(1) 위생

공중위생법은 1986년 5월 10일 국민보건을 위한 위생수준을 향상시켜 공공복리 증진에 기여함을 목적으로 제정된 법률이다. 위생 접객업소의 위생관리로서 개인과 공중의 건강 증진을 위해 정부에 의해 행해지는 방법으로 국민의 건강, 안전, 복지를 증진시키는 책임을 다해야 한다. 위생 상태의 개선과 질병 예방 및 각종 위생 방법을 동원하여 세균에 의한 요인을 제거해야 한다. 개인위생은 적절한 휴식과 운동뿐만 아니라 고른 영양섭취와 신체와 의복의 청결과 같은 건강한 생활습관을 실천하는 것으로 개인위생 및 공중위생을 잘 지키면 질병 예방과 건강 증진의 효과를 얻을 수 있다.

① 몸을 상쾌하고 청결하게 유지한다.
② 매일 깨끗하고 청결한 유니폼을 입는다.
③ 경우에 따라 마스크를 착용한다.
④ 대기실과 안내실은 깨끗하고 밝아야 하며, 작업장의 조명이 잘 되어야 한다.
⑤ 화장실을 위생적이고 깨끗한 상태로 유지한다.
⑥ 한번 사용한 타월은 뚜껑이 있는 통에 넣는다.
⑦ 도구나 장비들은 사용 전에 반드시 위생처리 한다.
⑧ 바닥에 떨어진 물건은 반드시 다시 소독한 후 사용한다.
⑨ 모발이나 피부가 직접 닿는 소도구나 커버 등은 고객이 바뀔 때마다 새 것으로 바꾼다.
⑩ 제품을 사용할 때는 스파츄라를 이용하고 반드시 뚜껑을 닫는다.

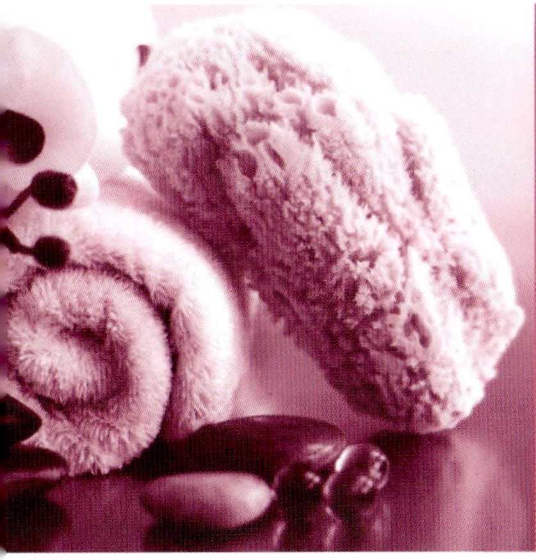

CHAPTER

02 피부의 구조 및 기능과 부속기관

1 피부의 구조

아름다운 피부란 건강한 피부를 의미하며 건강한 피부는 신체의 모든 조직기관이 건강한 상태에서만 유지될 수 있다. 건강한 피부는 탄력 있는 피부결에 적당한 윤기와 혈색이 있으나, 건강하지 못한 피부는 육안으로 보아도 매끄럽지 못하고 창백해 보인다. 그러므로 건강한 피부를 유지하기 위해서는 적당한 운동과 영양섭취, 적절한 휴식 등을 통하여 신체의 건강을 유지하도록 힘써야 한다.

피부는 신체를 둘러싸고 있는 하나의 기관이다. 또한 이것은 우리의 생명 보전에 필요불가결한 것이며 그 사람의 살아온 과정과 연륜을 말해준다.

우리 몸의 피부는 성인의 경우 약 1.6-1.8m^2의 총면적으로 전신을 덮고 있으며, 그 무게도 약 3kg정도에 달하며 성인 체중의 6~7%를 차지하고 있다. 피부의 두께는 연령, 성별, 신체 부위에 따라서 차이가 있고 평균 약 1.2mm의 두께를 지니고 있으며 손과 발은 가장 두꺼운 부분으로 약 6mm이다. 피부는 인체의 최외부를 감싸고 있으며 끊임없이 재생하고 신체를 둘러싸고 있는 인체 중 가장 큰 하나의 기관이다. 외곽에서 외부 환경과 접하며 여러 가지 물리적, 화학적, 생물학적 환경으로부터 인체를 보호하고 내부 환경을 유지해주므로 피부는 인체생명을 유지하는데 없어서는 안 될 매우 중요한 인체의 조직이라고 할 수 있다.

피부는 외부 환경과 인체의 경계면에서 일차적으로 물리적인 장벽 기능을 하며 외부의 건조한 환경과 기계적, 화학적 자극 또한 미생물로부터 인체를 보호하는 기능을 한다. 이외에도 면역 반응, 분비와 배설 작용, 대사, 흡수 및 호흡 등 다양한 기능을 수행한다.

피부는 크게는 표피, 진피, 피하지방으로 분류되며 표피는 다시 각질층, 투명층, 과립층, 유극층, 기저층으로 분류되고 진피는 유두층과 망상층으로 분류된다.

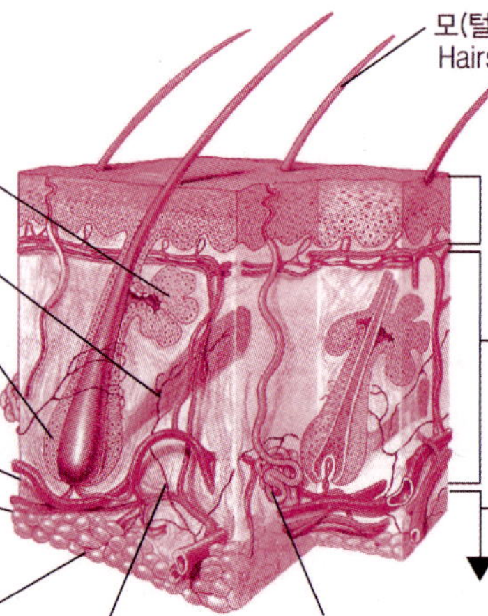

1) 표피(Epidermis)

표피는 피부의 가장 표면에 있는 층으로 주위 환경과 직접 접촉하고 있으며 외부로부터의 유해한 물질이나 세균이 피부에 침투하는 것을 방지해 주고 신체의 수분증발을 막아준다. 육안으로 볼 수 있는 표피의 가장 바깥쪽에서부터 각질층, 투명층, 과립층, 유극층, 기저층으로 나눌 수 있으며 혈관이나 신경이 분포되어 있지 않다.

표피는 여러 세포가 중첩된 형태이며 두께 0.2mm정도의 얇은 층으로 살아있는 세포인 유핵층과 죽어있는 세포인 무핵층으로 구성된다. 표피의 가장 내부에서 진피층과 접해 있는 기저층은 원주상 혹은 입방상의 단일 세포층으로서 전체의 80%의 각질형성세포와 나머지 20%의 랑게르한스세포, 멜라닌세포, 머켈세포 등으로 구성된다. 표피의 최하층인 기저세포는 단일층의 원주상의 세포로서 기저막으로 진피와 접하고 있으며 끊임없이 분열하여 상층으로 이동하며 유극세포, 과립세포를 거쳐 각질세포가 된다.

성인표피는 편평상피세포라고도 불리는 각질형성 세포, 멜라닌 색소를 만드는 멜라닌 세포 및 정상 상태에서 표피의 중간층의 각질 형성 세포 사이에 산재해 있는 랑게르한스세포의 3가지의 기본 세포형으로 구성된다.

기저층에서 생성된 각질형성세포는 세포분열과 수분 감소에 의하여 모양이 변하며 피부 표면 쪽으로 밀려올라가고 마지막에 각질층으로까지 올라가 각질세포가 되어 탈락되는 과정이 반복된다. 기저층에서 생성된 각질형성세포가 표피층을 거쳐 최외부층인 각질층까지 이동하는 데는 약 14일이 소요되며, 이렇게 이동된 각질형성세포가 각질로 탈락되기까지 기간은 약 14일이 소요된다. 따라서 기저층에서 형성된 각질형성세포가 완전히 탈락하는 데는 약 28일, 즉 4주가량이 소요된다.

(1) 표피의 구조

표피의 모양은 여러 세포가 중첩된 형태이며 표피 내에는 혈관이나 신경이 존재하지 않는다. 표피는 상층부에서부터 각질층, 투명층, 과립층, 유극층, 기저층으로 구분되어 진다.

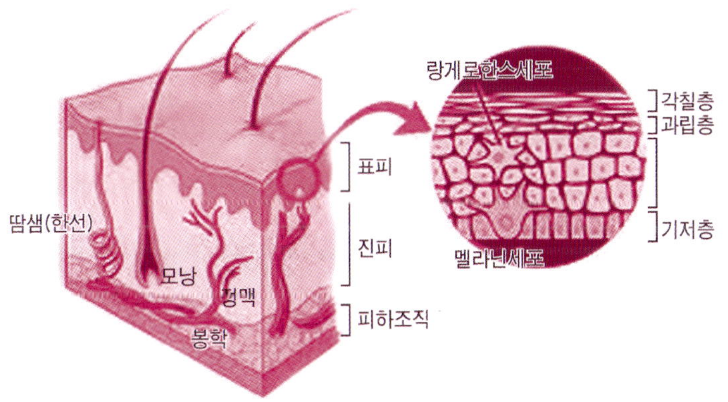

① 각질층

각질층은 표피의 가장 바깥에 있는 층으로 얇고 건조하며 비늘 같은 형태의 편평한 각화세포가 피부의 최외부에서 수분 증발을 억제하며 외부의 유해물질이나 세균으로부터 인체를 보호하는 장벽기능을 한다. 피부의 가장 바깥층으로서 여러 외부 영향에 대한 저항력이 강한 이유는 물에 녹지 않는 단백질인 케라틴이 주성분으로 화학반응을 거의 일으키지 않기 때문이다.

표피를 이루고 있는 세포는 주로 각질세포로 표피의 가장 아래에 존재하는 기저세포가 끊임없이 세포 분열을 일으켜 밀려 올라온 층이다. 대략 15~20개의 층으로 핵이 없고 죽어 있는 무핵층이다.

각질층의 두께는 각각의 신체 부위마다 다르고 손바닥과 발바닥과 같은 부위는 각질층이 두꺼워서 외부의 물리적인 자극이나 마찰에도 잘 견딜 수 있다. 각질층이 적당한 수분량을 유지하는 것은 피부 탄력이나 유연성을 유지하는데 중요하며 정상적인 피부의 수분함량은 약 30%정도이고 각질층의 수분함량이 10%이하로 떨어지면 건조한 증세가 나타나며 피부가 갈라지거나 거칠어진다. 이러한 건성피부는 수분과의 잦은 접촉, 차갑고 건조한 기후 등에 의해서 일어날 수 있다.

각질층의 성분으로는 케라틴 50%, 천연보습인자 38%, 지질 11%를 함유하고 있다. 수분을 함유할 수 있도록 도와주는 천연보습인자는 각질층의 수분 유지에 도움을 준다.

② 투명층

투명층은 각질층 아래에 있는 빛이 통과할 수 있는 얇고 투명한 층으로 무핵의 편평한 세포가 2~3개의 층으로 구성되어 있다. 세포질 안에는 빛을 강하게 굴절하는 엘라이딘이라는 반유동성 물질이 있음으로 인하여 투명하게 보인다.

손바닥과 발바닥에 존재하며 수분침투를 싫어하므로 물속에 오래 있다가 나왔을 때 손바닥과 발바닥이 쪼글거리는 이유이기도 하다.

③ 과립층

과립층은 투명층 아래에 존재하며 1~3개의 방추형 세포로 이루어진 층으로 세포 내에 케라토히알린이라는 과립이 존재한다. 실제로 각질화작용이 시작되는 피부층이며 과립층과 유극층 사이에는 수분저지막이라는 방어막이 있다. 과립층 내의 수분저지막은 피부내의 수분증발을 막아 건조나 피부염을 방지하고 외부로부터의 과도한 수분유입이나 침투를 막아주는 역할을 한다.

④ 유극층

유극층은 각질층에서 떨어져 나가는 표피세포를 보충해주는 층으로 표피의 대부분을 차지하고 있다. 과립층의 아래와 기저층의 상부에 위치하며 약 5~10층의 다각형 세포로 구성되어 있다. 세포의 표면에는 가시모양의 돌기가 있어 인접하고 있는 세포들과 가시 모양으로 서로 연결되어 있어 가시층이라고도 부른다. 중앙에 위치하는 많은 세포층으로 큰 타원형의 핵을 가지고 있으며 발달된 각질섬유로 인해 세포들은 편평해진다.

세포 간 유착에 관여하는 교소체가 많이 존재하며 면역을 담당하는 랑게르한스세포가 존재한다. 랑게르한스세포와 세포 사이에는 림프액이 흐르며 림프액이 각 세포와 세포마다 영양을 전달하여 피부노화를 방지한다. 하지만 림프액의 작용이 저하되면 세포의 영양이 충분히 공급되지 않기 때문에 적당한 림프액의 흐름을 유지시켜야 한다.

⑤ 기저층

표피의 가장 내부에서 진피층과 접해 있는 기저층은 원주상 혹은 입방상의 단층으로 배열되어 있다. 피부 표피가 출발하는 층으로 바로 밑 진피와 경계를 이루고 있으며 핵이 살아있는 유핵층으로 종자층 또는 배아층이라고 한다.

기저층은 피부세포인 각질형성세포와 색소형성세포인 멜라닌세포, 랑게르한스세포, 머켈 세포 등으로 구성되어 세포분열 및 기저세포 사이사이에 분포하여 피부색을 형성하고 자외선으로부터 피부를 보호하며 영양공급을 받는다.

2) 진피(Dermis)

진피는 피부의 대부분을 형성하는 진짜피부인 결합조직으로 피부에 유연성, 탄력성, 장력을 제공한다. 진피는 표피에 비하여 15~40배 정도 두껍고 평균두께는 0.5~4mm이며 유두층과 망상층으로 구분되어 있다.

표피와 진피의 경계면은 표피융기와 진피유두의 단단한 기저막으로 표피와 진피의 결속력을 다져준다. 이 유두의 굴곡이 많을수록 모세혈관과 림프관을 유두 속에 가득 채울 수 있어, 기저세포에 영양을 공급하고 노폐물 등을 운반하는 물질교환이 원활하게 이루어져 피부노화를 방지할 수 있다.

진피의 주요성분은 섬유아세포에서 생성된 콜라겐과 탄력섬유인 엘라스틴의 망상구조와 결합섬유 사이사이를 채우고 있는 기질로 짜여져 피부의 탄력과 유연함을 유지한다. 진피는 피부의 탄력과 관련이 있으며 모세혈관, 임파관, 신경세포 등이 그물처럼 얽혀있고 히아루론산, 콘드로이친 설페이트 등이 기질로서 존재한다. 진피의 주요 성분은 교원질이며 이것은 전 신체의 주된 구조 단백질 역할을 하는 섬유 단백질이다.

콜라겐 섬유는 진피의 약 90%이상을 차지하며 외부의 생리적 화학적 자극으로부터 신체를 보호하는 역할을 하며 일반적인 노화 현상을 주도하고 섬유성분은 그 기능을 잃어 피부 주름 형성의 원인이 된다. 그리고 히알루론산과 같은 기질은 피부내의 수분을 일정하게 유지하는 역할을 한다.

진피에는 신경이 많이 분포되어 있는데 촉각과 압각, 온각, 통각 및 소양각은 진피 유두(특히 손바닥과 발바닥)와 모낭 주위에 많이 분포되어 있다.

진피 조직을 구성하는 세포는 섬유모세포, 조직구, 비만세포, 랑게르한스 세포, 림프구, 형질세포 등이 있으며, 피부에는 표피를 제외한 진피와 피하조직에 많은 혈관이 그물처럼 분포되어 있어 혈액이 순환되고 영양을 공급하고 있을 뿐 아니라 지각 신경과 자율 신경이 분포되어 있어 피부의 지각, 피부와 혈관의 평활근 운동, 지방선이나 한선의 분비 등과 관계된다. 진피는 피부의 탄력과 관련이 있으며 모세혈관, 임파관, 신경세포 등이 얽혀있다.

세포를 제외한 섬유조직은 교원섬유, 탄력섬유, 세망섬유 등으로 구성되어 있다. 세포와 섬유 조직 외에 진피를 구성하고 있는 성분인 기질은 무정형의 세포 외 물질로서 히알루론산, 더마탄설페이트, 콘드로이친-6-설페이트, 헤파란 설페이트 등이 주된 구성 성분이다.

진피는 표피에 영양을 공급하고 표피를 지지하는 역할을 하며, 외부의 손상으로부터 신체를 보호하고 수분을 저장한다. 또한 체온 조절 기능과 함께 감각에 대한 수용체의 역할을 수행하고 표피와 상호 작용하여 피부를 재생시키는 기능을 한다.

(1) 진피의 구조

① 유두층

유두층은 표피와 진피가 접촉하는 부분으로서 돌기를 형성하고 있다. 유두층은 수분의 함량이 높고 모세혈관이 많이 분포되어 있어 혈관이 없는 표피층에 영양공급 및 노폐물 배출을 돕는다. 유두층 신경 말단의 일부는 감각소체를 형성하여 촉각과 통각 등의 감각을 느낄 수 있는데 손바닥이나 발바닥 등 표피의 지문은 이 유두와 같다.

② 망상층

망상층은 그물모양의 매우 치밀한 결합조직으로 모낭, 입모근, 피지선, 한선 등이 분포한다.

망상층에는 피부의 결합조직을 구성하는 주요성분으로 진피의 90%를 차지하는 교원섬유인 콜라겐과 탄력성이 강한 섬유단백질인 엘라스틴이 진피의 2~3%를 차지하고 있다. 콜라겐과 엘라스틴은 유두융기 아래 여러 개의 다발로 꼬여 있는데 이 다발의 꼬임이 약해짐에 따라서 피부에 주름이 생성되게 된다.

③ 기질

진피의 교원섬유와 탄력섬유 조직 사이에 무정형 젤상태의 물질인 뮤코다당류의 고중합체로 대표적인 성분이 히알루론산이며, 콘드로이친 설페이트, 글리코사미노글리칸 등이 진피 기질 성분으로 구성되어 있다.

히알루론산은 피부의 천연보습인자를 구성하기 위하여 탄력섬유와 결합섬유 사이에 존재하는 보습성분으로 자기 무게의 80배~수백배에 이르는 수분을 끌어당기는 능력이 있다.

(2) 진피의 구성섬유

① 교원섬유

콜라겐은 전체 단백질의 1/3을 차지하고 18종의 아미노산을 함유하고 있으며 진피의 대표적인 결합조직성분이다. 교원섬유에 속하는 콜라겐은 가장 많은 대표적인 결합조직 섬유로서 동물의 체내에 존재하는 단백질 성분으로 가열하면 아교와 같은 성분이 되기 때문에 아교섬유라고도 불린다. 아교 섬유가 매우 풍부한 힘줄 같은 것은 육안으로 백색을 띄므로 이를 백섬유라고도 하는데 탄력성은 매우 적지만 수분보유원으로서 피부의 건강과 주름을 예방해준다. 아교 섬유는 굵은 섬유와 가는 섬유로 되어 있으며 주로 다발을 이룬다. 굵은 섬유는 콜라겐이라는 단백질로 형성, 진피에 장력을 제공하고 기능면에서는 자외선과 기계적 외력이나 생리. 화학적 자극에 대한 저항력, 또 각질층과 함께 외부로부터의 신체 보호 작용 및 면역기능향상 등 외부자극에 대한 저항력이 매우 강하다.

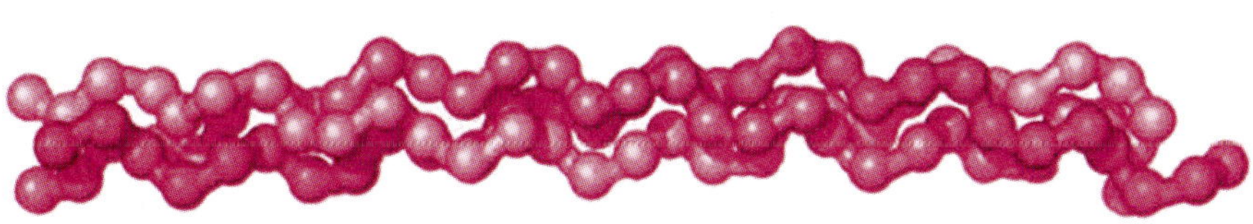

콜라겐의 삼층나선 구조

② 탄력섬유

탄력섬유는 불용성 단백질로서 육안으로 황색을 띠어 황섬유라고도 하며 교원섬유에 비해 섬유질이 짧고 가는 섬유성분으로 탄력성과 팽창성이 매우 크다. 엘라스틴은 마치 고무줄과 같아서 당기면 1.5배까지 늘어나서 원상태로 돌아가는 탄력성이 뛰어나다.

엘라스틴은 콜라겐과는 달리 무정형으로 가열해도 젤리 형태로 변성되지 않고 여러 화학물질에 대한 저항력이 강하다.

피부 두께의 약 85%를 구성하는 진피는 70%의 콜라겐과 5%의 엘라스틴으로 이루어져 있다. 인체노화가 진행됨에 따라 탄력섬유의 탄력성의 파괴로 수화능력과 탄력성이 감소되어 피부위축과 주름발생이 가속화된다.

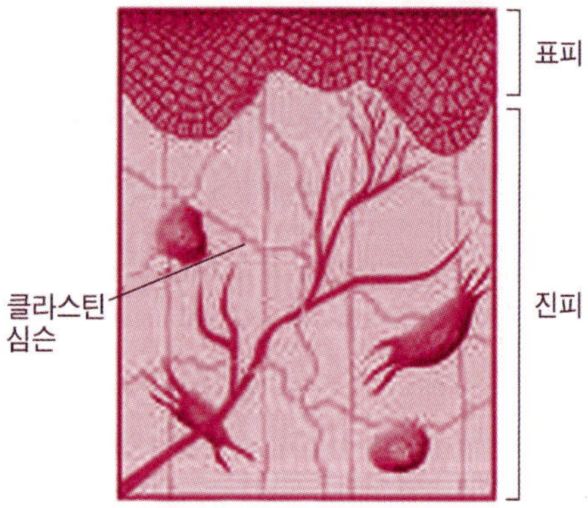

(3) 진피의 구성세포

① 섬유아세포

섬유아세포는 진피를 구성하는 섬유 성분인 콜라겐과 엘라스틴, 기질을 생산해내는 모체의 역할을 하며 진피뿐만 아니라 기저세포에도 영향을 미친다. 길쭉한 형태로 불규칙한 돌기를 가지고 있다. 세포질에는 미토콘드리아, 골지체, 중심체, 소지방체 등을 포함하고 있다.

② 비만세포

비만세포는 체내 방어 메커니즘에 관여하는 면역담당세포이다. 진피의 유두 내 모세혈관 가까이에 위치하고 있으며 염증매개물질을 생성하거나 분비하는 작용을 한다.

비만세포에서 분비되는 물질은 피부 내에서 모세혈관의 확장을 일으켜 붉음을 유발하는 히스타민, 혈액점도를 조절하는 역할과 상처위에 가피를 형성하는 것을 돕는 헤파린, 백혈구의 일종으로 유해한 균에 대하여 포식 작용을 하여 인체를 보호하는 대식세포가 있다.

3) 피하지방

피하지방은 지방층으로 진피와 근육, 골격 사이에 위치한다. 지방을 함유하고 있는 피부의 가장 아래층이다. 지방세포는 포도송이 모양의 둥근 황색으로 피하조직에 산재해 있다. 피하지방은 대부분이 지방질로 조직이 발달되었는데 조직의 분포 및 두께는 몸의 부위에 의한 차이와 영양상태 및 성별 등 개인차가 심하다. 두께는 평균 6.5mm, 복부 3cm이상이며 음경, 음낭, 눈꺼풀 등의 피부 밑 조직에는 지방층이 존재하지 않는다.

피하지방의 작용으로는 외상으로부터 내부를 보호할 수 있는 완충작용과 영양소의 저장역할로 잉여지방을 저장하여 필요한 에너지를 발생시킨다. 또한 지방은 열의 부도체이기 때문에 체내의 열이 외부의 온도에 좌우되지 않도록 열 발산을 막아 체온을 일정하게 유지하며, 인체의 수분을 조절하여 피부의 탄력성을 증가시킨다.

피하지방층은 여성이 남성보다 두꺼우며 둔부와 복부에 많이 발달되어 있다. 또한 영양분의 과다섭취 또는 나이가 들어감에 따라 지방층이 두꺼워진다.

이외에도 피하지방층은 여성호르몬의 전달기능과 여성의 곡선미를 만들어준다.

2 피부의 기능

1) 보호기능

피부표면의 산성막은 땀과 피지로 구성되는 지방의 막으로 pH 4.5~5.5의 약산성상태로 각종 미생물의 침입을 막아준다. 피부의 표피는 각질층을 가지고 있고 진피는 탄력적으로 외부로부터의 압박이나 마찰 등의 자극에 대한 저항력을 갖게 한다. 또한 땀이나 피지가 분비됨으로서 피부표면의 윤활감을 준다.

멜라닌색소는 자외선을 흡수 또는 산란하여 광선과 열에 의해 피부손상에 대해 보호작용을 하고 케라틴화되어 두꺼워진 각질층에 의해서 외부의 물리적 자극에 대한 강한 보호작용을 한다.

랑게르한스세포는 병원균이나 이물질에 대한 항체를 생산하여 면역을 강화하는 역할을 한다.

2) 체온조절기능

피부는 혈관을 수축시키고 확장을 조절하여 혈류량을 변화시키고, 한선에서 땀으로 배출시켜 체온을 조절한다.

체온 조절 중추는 시상하부에 있으며 온도가 높으면 신경 활동이 감소하고 진피층의 혈관이 확장되면서 피부표면에 모공과 땀구멍이 넓어져 땀의 분비가 증가하여 발열과 함께 체온이 낮아지게 된다.

반대로 온도가 낮으면 감각기능의 한각이 반응을 보이며 피부표면과 혈관, 입모근, 모공, 한공 등의 위축으로 열 발산을 막아준다.

사람의 체온은 건강할 때에는 환경 조건이나 신체 활동의 현저한 변화에 대하여 적은 범위 내에서 변동한다. 즉, 체내에서의 열 발생이 과도하거나 외부의 온도가 상승하면 피부가 이완되고 혈관이 확대되어 땀분비가 증가하고 체내의 열을 방출하며, 외부의 온도가 저하되면 피부와 혈관이 수축하고 체내의 열이 외부로 방출함을 방지한다.

3) 감각기능

피부는 중추신경, 자율신경계의 신경요소와 연결 및 감각기관의 신경 종말 세포를 통하여 외부자극에 촉각, 온각, 통각, 한각, 소양감 등을 느낀다.

피부는 1cm당 통각점이 200~250여개, 촉각점이 25개, 냉각점 12개, 온각점이 2개가량 존재한다.

4) 저장기능

피부는 대사에 필요한 에너지원을 지방으로 피하조직에 저장하고 표피와 진피층에서는 수분과 영양물질 등을 저장한다.

5) 영양분 전환기능

음식물을 통해 전구비타민 D를 섭취하면 자외선이 피부안에서 비타민 D로 전환하고 활성화된다.

몸에 에너지가 필요할 때 지방이 물에 용해되어 탄수화물로 전환된다.

6) 흡수기능

피부는 여러 가지 화학 성분들을 흡수할 수 있고 외부와 접촉된 물질이 피부를 통하여 피부세포 또는 체내에 흡수된다. 이러한 흡수는 경피흡수와 강제흡수가 있다.

경피흡수는 모낭, 한선, 피지선을 통하여 표피를 경유해 진피로 도달하는 것으로 지용성 물질이 침투가 더 잘되는 경피흡수와 피부에 흡수되기 어려운 수용성 물질은 유화제를 첨가하여 유제로 만들어 침투시키거나 이온토포레시스, 피부온도 상승 등 강제적으로 흡수시키는 강제흡수가 있다.

3 피부의 부속기관

피부에는 표피, 진피, 피하지방 층 외에도 피지선, 한선, 모빌, 조갑 등이 있다. 이러한 피부 부속기관들은 피부의 각층과 각각 연결되어 상호협력관계를 유지하고 있으며 대체로 진피층에 분포되어 있으나 모닝과 땀샘은 지방층에 위치하고 피부의 생리기능과 인체의 건강에 도움을 준다.

1) 피지선

피지선은 안면과 두피에 많이 분포하며 손바닥과 발바닥을 제외한 전신의 피부에 존재한다. 피지선은 신체 부위에 따라 그 크기 및 형태 등이 다르며 태생 4개월에 생겨 출생 후 퇴화되었다가 8~10세가 되면 성장하기 시작하여 청년기가 되면 절정을 이루고 갱년기가 되면 다시 퇴화하기 시작한다. 피지는 사춘기시절에 왕성해지며 남.여 모두 테스토스테론과 밀접한 관련이 있다.

피지선은 평균 1cm당 100개 정도로 분포되어 있고 하루 평균 1~2g의 피지를 모공을 통해 배출한다. 입술, 외음부, 안검, 귀두 등은 모발과는 관계없이 점막표면에 열려 있는 독립피지선이 존재한다.

피지선은 머리, 얼굴, 가슴, 등, 사지 순으로 분비되며 외곽보다는 중앙부위인 피하지방이 적은 부위에 잘 발달되어 있다. 피지의 주성분은 지방산 30%, 지방산 에스테르 32.5%, 스쿠알렌 5%, 콜레스테롤 7% 등으로 구성되어 있다.

(1) 피지선의 기능

① 보호작용

피지는 땀에 의해 피부표면에 확산되어 피지막을 형성하여 윤기, 매끄러움, 수분증발을 방지하며 보호막 작용으로 대기중에 있는 해로운 물질이 침범하지 못하도록 한다. 피지막은 산성을 띠고 있어 살균력을 가진다.

② 유화작용

물과 기름의 혼합되는 상태를 에멀젼이라 하는데 라놀린, 콜레스테롤, 인지질 등 피지 중에 혼합되어 있는 성분으로 땀과 기름을 유화시켜 피부표면에 얇은 피지막을 형성한다.

③ 알칼리 중화작용

피부표면의 pH를 조절하여 알칼리를 중화시킨다.

④ 살균작용

피지에 포함되어 있는 리놀산, 콜레스테롤, 인지질 등에 산도를 띄어 피부 표면에 박테리아나 세균의 증식을 막아준다.

(2) 피지의 활성화에 영향을 미치는 요인

피지의 생성은 남성호르몬인 안드로겐에 관계하며 특히 테스토스테론에 큰 반응을 하여 피지를 촉진하며 여성보다 남성에게 많이 발달되어 있다. 여성호르몬인 프로게스테론도 남성호르몬과 같이 피지를 촉진시키며, 에스트로겐은 피지를 억제하여 준다.

외부의 자극으로 인종, 신체, 나이, 계절, 음식물 섭취 등 피지의 활성화에 영향을 미친다.

2) 한선(sweat gland)

한선은 땀샘이라고도 불리며 피부의 부속기관 중에서 땀을 분비하는 외분비 조직이다. 진피와 피하지방에 걸쳐 있고 겨드랑이, 배꼽 외음부 등에 분포하는 아포크린선과 온몸의 피부에 분표하는 에크린선이 있다. 인체부위에 따라 한선의 수가 각기 다르며 전신에 걸쳐 200~400만개의 한선이 분포되어 있다.

(1) 한선의 종류

① 아포크린선(apocrine gland)

대한선이라고도 하며 소한선보다 분비물이 크며 표피조직의 모낭으로 출구가 개구되어 있어 땀이 피지선과 같이 모낭으로 분비된다.

분비물의 구성성분을 보면 단백질, 당질, 암모니아, 지질 및 철분과 죽은 각질 세포를 포함한다. 이 분비물은 흰색을 띄며 피부 표면에 도달할 때까지는 냄새가 없으나 피부표면에서 세균 및 박테리아와 접촉하여 냄새를 유발한다. 이러한 냄새는 개인차가 심하며, 일반적으로 개인의 독특한 체취를 형성하게 되고 여성의 경우 아포크린샘 분포밀도가 남성보다 75%높은 것으로 알려져 있다.

어릴 때는 활동하지 않고 사춘기가 되어 활발히 활동하고 약알칼리성으로 세균감염이 일어나기 쉽다. 일반적으로 흑인, 백인, 동양인 순으로 많이 분비되며 겨드랑이, 유두주위, 항문주위, 요도, 배꼽주변, 두피 등 특정부위에만 존재한다.

② 에크린선(eccrine gland)

에크린선은 소한선이라고도 불리우며 땀의 분비선이 작고 어릴때부터 특수한 부위를 제외한 모든 전신에 분포하여 체온조절에 관여하는 일반적인 땀샘이다.

성인인 경우 약 200~400개 정도의 독립된 분비구를 통하여 분비되며 목뒤, 앞가슴, 등줄기, 이마, 손, 발바닥 등에 걸쳐 분포되어 있다. 약산성이며 무색, 무취로 99%가 수분이다.

땀의 분비에는 여러 가지 요인이 존재하나 열은 발한 증가에 대한 가장 주요한 자극이지만 정신적 스트레스로 인한 자율신경계인 교감신경의 자극을 받아 소한선이 발한 작용을 한다. 열에 대한 반응으로 일어나는 땀생산의 증가는 신체의 열조절 체계의 일부이며 피부내의 혈류 증가와 함께 체온을 효과적으로 조절해준다.

1%의 Na, Cl, K, Ca, 단백질, 철, 인, 아미노산 등으로 이루어져 있다.

(2) 한선의 역할

한선은 땀을 분비하여 체온을 조절하고 피지막을 형성하며 신장의 보조 역할을 한다.

(3) 한선의 기능이상

① 액취증

겨드랑이에서 나는 땀 냄새를 액취증이라고 하는데, 피부의 모공속에 부착되어 있는 아포크린선에서 나오는 분비물이 피부의 모공을 통하여 피부표면에 나오면 피부표면의 세균에 의하여 화학적인 변화가 일어나서 냄새를 유발한다.

② 다한증

다한증은 땀이 과잉 분비되는 것으로 한선의 이상증상이다. 적당한 운동 등으로 땀을 정상적으로 흘리게 되면 모공내의 노폐물이 배출되어 피부조직의 수분을 배출시켜 피부 건조증을 유발시키는 증상으로 국한증 다한증과 전신적 다한증, 자극적인 음식물로 인한 미각다한증, 후각기능에 영향을 받는 후각다한증 등이 있다.

3) 조갑

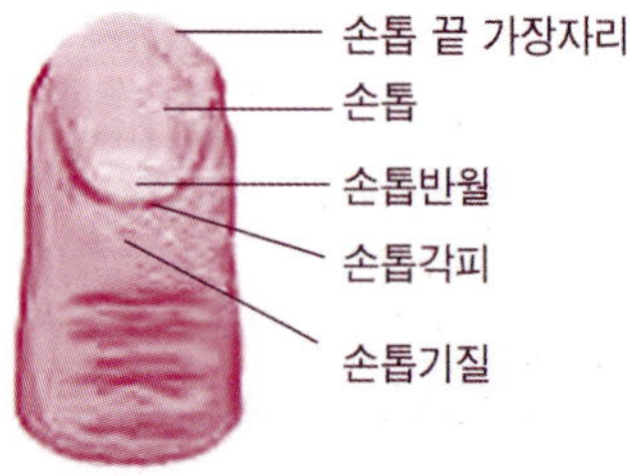

외부모양

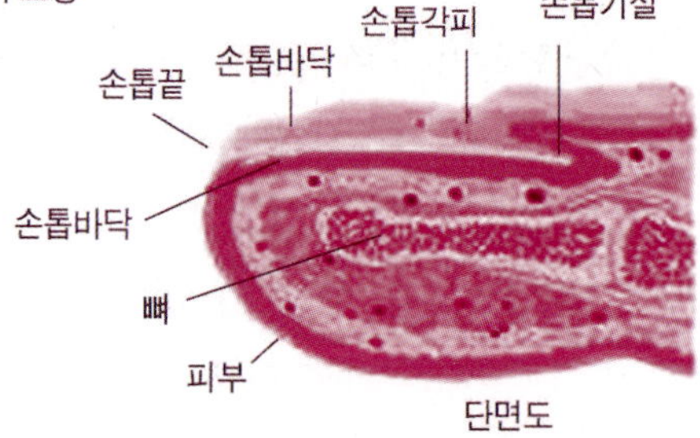

단면도

① 조갑의 특성 및 기능

조갑은 손, 발톱을 의미하며 전문용어로 오닉스라고 한다. 피부의 일부로서 케라틴이라는 단백질 외에 아미노산과 시스테인, 칼슘, 질소, 산소 등으로 구성되어 있다. 케라틴과 칼슘이 손톱의 성장에 중요한 역할을 미치는 성분이며 손톱의 수분은 12~18%정도 함유하고 있다. 표피의 각질층과 투명층이 변형되어 경케라틴화된 피부의 변성물질로서 유분과 수분 등으로 구성되어 손가락과 발가락의 끝을 보호한다.

손톱은 하루에 0.1mm씩, 한달에 3mm정도 자라나는데 여성보다 남성이 발톱보다 손톱의 성장이 빠르며 조체의 완전교체는 4~6개월정도 소요된다. 계절적으로는 겨울보다 여름에 더 빨리 자란다. 손톱의 성장은 조모(Metrix)에서 시작되며 조근(Root)이 손톱의 심장부이다. 조근은 살아있는 세포로서 산소를 필요로 하고 그들은 수많은 조체의 모세혈관으로부터 산소를 공급받는다.

조모에 압력이 가해지면 손톱의 기형이나 성장이 멈추기도 한다. 판상으로 보이는 것을 조갑이라 하고, 조갑 아래의 부분을 조상이라 하며 손, 발톱의 영양상 중요한 곳으로 작은 혈관이 많이 모여 있다. 조갑은 피부의 부속기관으로 신경이나 혈관, 털은 없지만 촉각에 해당하는 지각신경이 집중되어 있다.

조모의 앞쪽에는 희게 반달 모양으로 보이는 조반월이라는 부위가 있으며 조반월은 조모에서 새로이 만들어져 아직 충분히 각화되지 않은 부위이다. 조반월은 엄지손가락과 엄지발가락에 가장 많이 나타나고 인지, 중지, 약지의 순으로 작아진다. 조갑은 여러 가지 생리기능 을 함으로 인체 내의 건강상태를 알 수 있을 뿐만 아니라 물건을 잡거나 드는데 도움을 주며 개인의 아름다움을 나타내는 미적인 기능을 담당한다.

건강한 손톱은 단단하고 윤기가 있으며 세균의 감염이 없어야 한다. 연한 핑크색상과 둥근 아치형으로 형성되어야 하며 7~18%의 수분함유로 유연함을 가져야 하며 건강하게 잘 부착되어야 한다.

② 조갑 자체의 구조

- 조근(Nail Root)
  손톱이 자라는 가장 중요한 부분으로 손톱의 새로운 세포가 만들어지는 부분이다.
- 조체(Nail Body)
  네일 플레이트라고도 하며 육안으로 보이는 손톱으로 신경이나 혈관이 없다.
- 자유연(Free Edge)
  손가락 바깥으로 손가락 끝부분이다.

③ 조갑 아래의 구조

- 조상(Nail Bed)
  손톱을 지탱하며 신경조직이 있는 부분으로 조체를 받치고 있으며 손톱의 신진대사와 수분공급을 담당한다.
- 조모(Nail Matrix)
  손톱에서 모세혈관과 림프 신경세포가 있는 가장 민감한 부분으로 손톱이 성장하는 중요한 부분이다. 조모가 손상되면 손톱의 성장이 멈추거나 비정상적인 손톱이 된다.
- 조반월(Nail Lunula)
  네일 베드와 루트, 매트릭스를 연결해주는 흰색 반달모양이다.

4) 모발(Hair)

모발은 피부 부속기관으로 피지선이나 한선과 함께 피부의 생성과 함께 생겨나 각화작용이 진행되어 한 가닥의 털로 형성된다. 두피 전체에는 약 12만개에 달하는 모발이 있으며, 우리가 흔히 말하는 머리숱은 단위면적당 얼마나 많은 숫자의 머리카락이 분포하는지의 정도를 나타내는 머리카락의 밀도를 말하는 것으로 개인차가 있다.

모발은 피부와 같이 태생 3개월부터 모낭이 생성되기 시작하여 6개월이 되면 태아의 몸 전체에 완성된다. 이때부터 모발의 수는 정해지며 몸 전체에 약 200만개, 두발 10~12만개로 출생 후 일정한 모낭수가 유지된다.

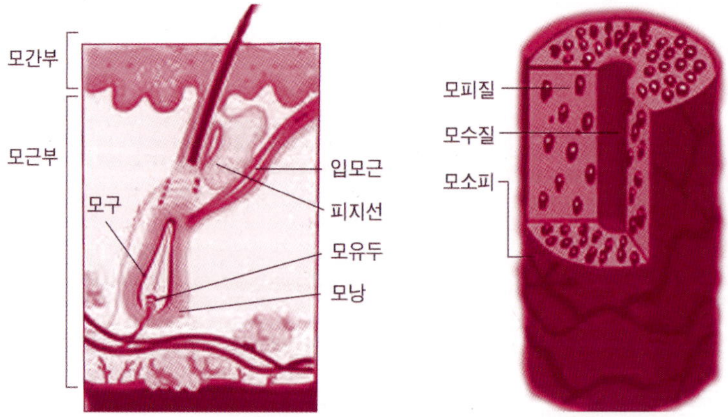

(1) 모발의 기능

모발은 한냉, 마찰 등 외부 자극으로부터 충격을 완화시켜 인체 내부를 보호한다. 신체에 유해한 비소, 수은, 아연 등의 중금속을 체외로 배출하며 먼지, 벌레 등의 이물질의 침입을 막아주고 모낭의 풍부한 지각신경체로 외부의 감촉을 몸에 전달한다. 모발이 완전히 없어지면 모발이 있을 때에 비해 촉감 전달이 18배 정도 감소한다. 털이 난 부위에 따라서 털은 각각 독자적인 기능을 하는데 모발은 자외선이나 외적 자극으로부터 뇌를 보호하며, 눈썹은 땀이나 이물질이 각막으로 직접 눈으로 들어가지 않도록 막아주며, 속눈썹은 먼지나 벌레 등 이물질로부터 눈을 지켜준다. 코털은 비강으로의 이물질의 침입을 막고 바깥 공기가 몸 안으로 들어가기 전에 온도를 높여주는 기능을 하고 있다.

털은 체내에서 만들어진 노폐물을 배출하는 기능을 한다. 여드름의 경우 모발의 휴지기인 경우에 여드름이 쉽게 발생된다. 모공내의 피지와 더러움은 모발을 계단삼아 밖으로 배출되며, 모발은 피부내의 노폐물 배출에 없어서는 안된다.

(2) 모발의 구조

모발은 두피를 기준으로 모발이 외부로 나오기 시작하는 부분 즉, 두피 속의 모근과 두피 밖으로 나와 있는 모간으로 나누어진다. 모근부는 왕성한 세포분열을 하는 핵이 있는 세포이며 모간부는 세포 분열을 하지 않는 죽은 세포이다.

① 모근부(Hair root)

모근부는 여러 개의 부속기관을 가지고 있으며 모발의 성장에 관여한다.

- 모낭(Hair follicle)
  모낭은 털주머니라고 부르며 모발이 모모세포에서 세포분열을 하여 밖으로 나오는 동안 모유두에서부터 모공까지 도달할 수 있도록 보호하는 역할을 한다. 작고 긴 관의 모양으로 모근을 유지시켜주는 내. 외층의 피막이다.

- 모유두(Hair papilla)
  모구부 아래에 위치해 있으며 모세혈관으로부터 영양분을 공급받아 모모세포에 전달하고 원료를 저장하는 역할을 한다. 모유두 주위에는 모세혈관 및 자율신경계통이 존재하고 있으며 모구에 산소와 영양을 공급하고 모발의 형성을 주관하는 세포층이다. 성장기의 모유두는 모낭과 붙어 있어 피하조직까지 도달해 있으나, 휴지기의 경우 모낭과 분리되어 있다.

- 모구(Hair bulb)

모낭의 가장 아래쪽에 위치하고 있으며, 모유두와 모모세포로 구성되어 있다. 모유두는 모발 생성에 필요한 영양분을 혈관으로부터 공급받고 모모세포는 그 영양분을 원료로 세포분열을 통하여 모발을 생성한다. 표피의 배아층에 해당되고 모발의 성장에 관여한다.

- 입모근(Arrector pili muscle)

입모근은 모낭벽에 붙어있으며 긴장이나 충격, 추위 등에 의해 수축할 때 모발을 수직으로 곤두세우는 기능을 하고 피지 분비를 촉진한다. 피지선 아래 위치하고 있는 근육으로 눈썹, 속눈썹, 코털, 겨드랑이 털 등에는 없다.

- 피지선(Sebaceous gland)

피지선은 모발 생성 과정에 가장 먼저 생기는 부위로 손, 발바닥을 제외한 전신의 피부에 존재하며 신체부위에 따라 크기, 형태, 분포도 등이 다르다. 피지선의 활동은 남성호르몬과 관계가 깊으며, 피지선은 여성보다 남성이 크고, 피지량도 많다. 피지선은 모근부의 상부에 위치하며 신경의 지배를 받지 않는다. 모발에 있어 살균, 중화, 모표피의 보호 및 광택의 효과를 준다.

- 한선(Sweat gland)

한선은 땀, 노폐물 등을 체외로 배출하는 기관으로 분비물은 약산성을 띠어 세균의 번식을 억제시킨다. 자율신경의 지배를 받으며 종류에는 에크린선과 아포크린선이 있다.

- 모모세포

모구와 모유두가 맞닿는 곳에 위치하며 모발의 생성과정에서 멜라닌색소의 형성 및 케라틴 단백질 형성에 관여한다. 모모세포의 이상은 모발색소의 이상 및 모질, 탈모와 관련이 있다.

② 모간부(Hair shaft)

• 모표피(Cuticle)

모표피는 무색투명한 비늘모양의 죽은 세포로 인종과 개인에 따라 5~15층이 케라틴이라는 경단백질로 구성되어 있다. 모발의 가장 바깥쪽에 자리잡고 있어 외부의 환경으로부터 작용을 가장 먼저 받으며 전체 모발의 10~15%를 차지한다. 모표피는 강한 친유성으로 물과 제품의 침투와 작용에 대한 화학적 저항성이 큰 층으로 모발이 유화되는 시간이 필요하며 외부 요인으로부터 모피질을 보호하고 수분 증발 억제 작용을 한다. 모표피의 상태에 따라 모발의 손상정도가 측정 가능하고 모표피가 많을수록 모발은 단단하고 건강하며 투명, 습윤, 광택, 마찰에 대한 강도가 높다. 모표피의 모양인 분리현상이 독특하여 범죄수사 및 모발의 손상 정도나 모표피의 진위의 감정 등에 이용하고 있다.

• 모피질(Cortex)

모피질은 표피와 수질의 가운데 부분에 존재하며 친수성으로 모발의 대부분인 80~90%를 차지하고 있다. 모피질은 모든 화학적 반응이 일어나는 중요한 부분으로 피질세포와 세포간 결합물질로 이루어져 있다.

피질세포는 섬유다발과 같은 형태의 세포들로 이루어져 있는데 이 세포들의 사이에는 섬유와 섬유사이를 연결시켜주는 역할을 하는 간충물질로 가득 채워 있다. 또한 모발의 단력, 상도, 질감, 감촉, 색상 등 모질에 관여를 하며 모발의 응집력과 색상을 결정하는 멜라닌색소를 함유하고 있어서 모발의 색을 결정짓는다.

• 모수질(Medulla)

모수질은 모발의 가장 안쪽 중심에 위치한 부분으로 멜라닌 색소를 함유하고 있으며 시스틴 함량은 모피질보다 적다. 모발의 중심에 속이 비어 있는 상태로 죽은 세포들이 모발의 길이 방향으로 다각형의 형태로 존재하고 그 안에 공기를 함유하고 있다. 모수질은 부드러운 케라틴을 형성하고 모표피와 모피질은 딱딱한 케라틴을 형성한다.

(3) 모발의 종류

모발은 발생시기와 길이, 굵기에 따라 연모, 경모, 취모로 나눌 수 있고 모낭의 형태에 따라 직모, 축모, 파상모로 나뉜다.

① 모발의 굵기에 따른 종류

• 연모

연모는 눈에 잘 보이지 않고 경모에 비해 가늘며 굵기가 0.05mm이하로 아주 가늘고 약한다. 멜라닌 색소의 결핍으로 갈색을 띠며 모수질이 존재하지 않는다. 이마와 얼굴 등 전신의 피부에 존재하며 솜털과 같이 부드럽고 무색인 털로서 라누고(Lanugo)라고도 한다.

연모의 경모화는 서서히 진행되고 모낭의 수가 모체에서 정해지므로 경모화가 되더라도 모발의 수는 증가하지 않는다.

• 경모

경모의 굵기는 인체 부위에 따라서 0.15~0.20mm으로 굵고 튼튼한 털을 말하며 멜라닌색소와 모수질이 존재한다. 두발이나 수염, 음모 등에 발생한다. 유전적 요인과 호르몬의 영향을 받는 특징이 있다. 견고한 단백질 결합으로 변형이 경모는 길이에 따라서 장모와 단모로 나뉘는데 장모의 길이는 1cm이상으로 머리카락, 수염, 음모 등이 속하고 단모는 길이가 1cm이하로 눈썹, 코털 등이 속한다.

• 취모

취모는 배냇머리로 태아 9~12주 경 모근의 형성과 함께 만들어진 첫 번째의 털로 모표피층이 없는 아주 가늘고 모발의 색이 연한 것이 특징이다. 이는 수개월 내로 연모화되는데 연모화현상은 태아시기에 나타나는 것으로 태내에서 8개월 정도 지나면 모낭에서 탈락되며, 이후 2개월의 시간 안에 빠르게 연모화된다.

② 모발의 형태에 따른 분류

모발은 형태에 따라서 직모, 축모, 파상모로 구분되는데 인종에 따라 차이가 있다. 모경지수는 모발의 구불거리는 정도를 나타내는 수치이며 동양인의 모경지수는 0.75~0.85로 모발의 단면이 원형에 가깝고, 흑인의 모경지수는 0.5~0.6으로 타원형에 가깝다.

• 직모

직모는 모발 중 대체로 굵고 웨이브가 거의 없는 직선 형태의 모발로, 황인종에게 많이 나타난다. 이러한 직모는 모발의 단면이 원형을 띠고 있고 모낭세포와 모모세포가 단백질 형성과정에서 세포분열의 속도가 같은 속도로 진행되어 나타난다.

- 축모

축모는 곱슬머리라고도 하며 흑인종에게서 많이 볼 수 있고 파상모에 비해 웨이브가 심하다. 축모는 모낭이 피부 표면으로부터 굽어진 형태로 납작한 형태를 띠고 있다. 축모는 선천적이며 직모에 비해 털의 성질이 단단하고 펌이나 염색 등 미용상의 처리도 힘들다.

- 파상모

파상모는 웨이브가 있는 모발로서 곡모라고도 하며 백인종에게 많이 나타나며 모발의 단면이 타원형을 띠며 직모와 축모의 중간형태로 모낭이 직모에 비해 비스듬하게 생성되어 있다.

(4) 모발의 일생

모발은 일정기간 성장을 하다가 퇴화단계에 거쳐 탈모가 되는 휴지기에 이르러 다시 신생모가 자라는 일정한 주기가 있다.

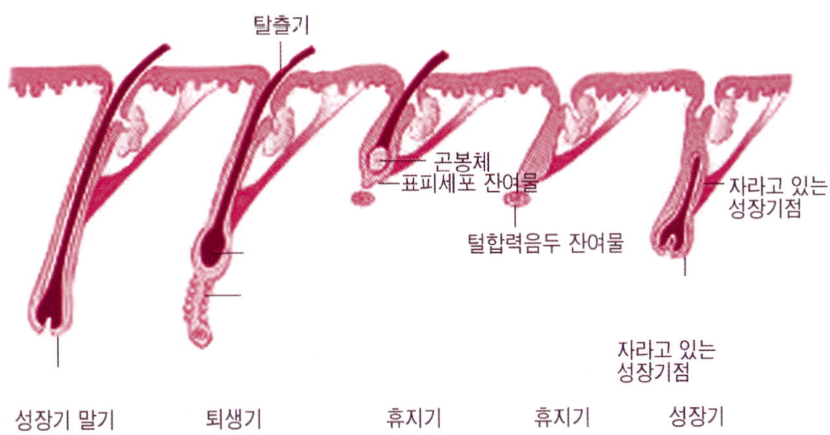

① 성장기(Anagen)

모발의 성장기는 모유두가 모세혈관에서 영양공급을 받아 계속해서 자라는 1단계로 모모세포로 영양분을 전해주면 원활한 세포분열을 통하여 새로운 모발이 발생하는 단계이다. 전체 모발의 85%가 이에 속하며 성장기 수명은 3~6년 정도로 한달에 1~1.5cm씩 자란다. 음식물이나 비타민, 호르몬 분비 등 다양한 요인들에 의해 변화될 수 있다.

② 퇴행기(Catagen)

2단계인 퇴행기는 모유두가 서서히 수축하여 떨어져 나가므로 모모세포의 세포분열이 저하되는 현상으로 성장기가 끝나고 대사과정이 느려진다. 전체 모발의 1%가 퇴행기에 속하고 한달에서 한달 반 정도 지속되며 이 시기에는 더 이상의 신생모가 생성되지 않는다. 산후탈모증은 퇴행기의 기간이 없어지고 성장기에서 바로 휴지기로 넘어가는 특징이다.

③ 휴지기(Talogen)

3단계인 휴지기는 신생모가 발생되지 않으며 모발이 일시적으로 모낭 안에 머무르고 있는 상태로 모유두가 위축되고 모근은 위쪽으로 밀려나오며 모낭은 수축된다. 샴푸, 브러싱 등 약한 물리적 자극에 의해서도 자연적으로 탈모하게 된다. 전체모발의 10~15%가 속하고 기간은 4~5개월 정도이며 분만 후 30~40%가 증가하며 휴지기가 끝나면 새 모발이 생성된다.

④ 발생기(New anagen)

4단계인 발생기는 하나의 모낭에 발생기모의 모발이 함께 공존하고 있는 것이 특징으로 모낭에 둘러싸여 있는 모구부가 모유두와 결합하여 새로운 모발을 성장시킨다. 새로 발생한 모발은 휴지기 상태의 모발을 모공 가까이로 위로 밀어 올려 자연 탈모를 유도한다.

(5) 모발의 형태에 영향을 미치는 요인

① 유전

우리나라 사람들의 곱슬 모발은 선천적인 요인이 25%와 후천적인 요인 28%로 전체 인구의 53%가 곱슬 모발로 주원인은 유전으로 볼 수 있다. 동양인의 경우 곱슬 모발의 부모 사이에서 직모가 태어나는 것으로 보아 열성으로 볼 수 있다.

② 모낭의 형태

직모는 모낭이 정상적인 형태를 하고 있는 반면 파상모는 모낭이 약간 구부러져 있고, 축모는 완전히 구부러져 있어 성장하면서 직모, 축모, 파상모의 모발로 태어난다. 이처럼 모발의 형태 차이에 따라 모근을 감싸는 모낭의 형태가 다른 것을 볼 수 있다.

③ 세포분열

모모세포에서 세포분열이 일어나 모발이 생성될 때 그 세포분열 속도 차이에 의해 형태가 변한다. 직모일 경우 세포분열 속도가 일정한 반면 곱슬 모발은 한쪽 세포의 성장속도가 빨리 진행되어 모발은 굽은 형태의 구조가 형성된다. 이 불규칙적인 세포의 성장속도가 빠를수록 모발은 더욱 심한 곱슬머리의 형태가 된다.

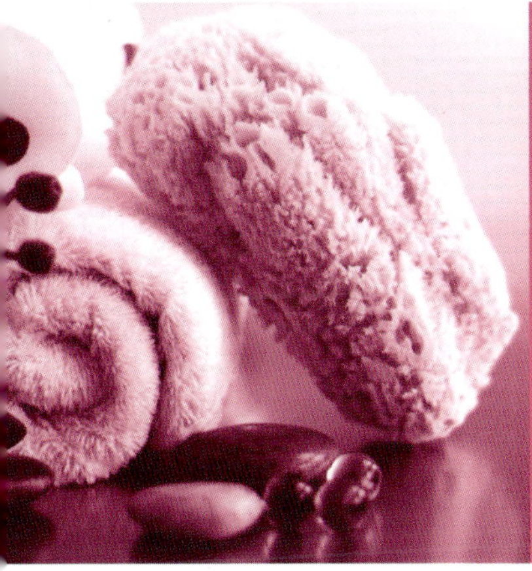

CHAPTER 03

피부미용을 위한 해부생리학

1 인체의 골격계

골격은 여러 가지 뼈가 조합되어 인체의 기본형을 이루는 구조물로서 총 206개의 골격으로 구성되어졌다. 골격계는 머리와 골반 사이에 있는 척주가 몸통과 사지를 연결해주고 인체를 지지하고 지탱하는 기능을 하여 바른 자세와 균형을 잡는데 큰 역할을 한다. 또한 근육과 함께 운동기능을 가짐으로써 생명유지를 위한 동적인 행위를 가능하게 해준다.

추골의 몸체가 하나의 기능적 단위로 움직이거나 역할을 할 때는 척추라고 하며, 체간의 중심적 역할이나 척수의 보호기관의 역할을 할 때는 척주라고 한다. 척주는 유년기에는 약 33개로 구성되고 25세 때 천추와 미추가 한 개의 뼈로 융합되면서 성인의 척주는 26개의 척추뼈로 구성된다.

뼈 각각을 지칭할 때 이를 골(bone)라 하며 이러한 뼈가 관절계를 형성하여 미세한 움직임이나 운동을 가능하게 하며, 연골이나 인대에 의하여 관절에 이한 마찰이나 보호기능을 기지고 있다. 이러한 뼈들이 서로 유기적으로 연결되어 하나의 시스템을 이루므로 이것을 골격계라고 한다. 골격계는 단단한 뼈로 몸을 지지하는 작용과 근육과 함께 하는 운동작용 외에도 다양한 기능을 가진다.

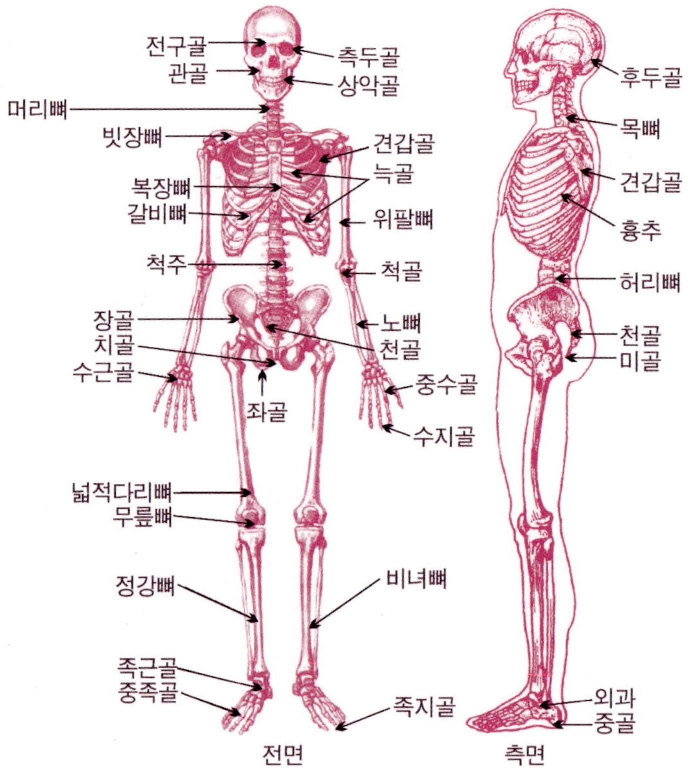

1) 골격의 구조

뼈의 구조는 장골의 경우 크게 끝부분인 골단과 중간 부분인 골간으로 구성되어 있으며 2중막의 골막에 의하여 뼈의 바깥막을 형성하고 있다.

골단은 뼈의 끝부분으로 바깥 부위는 치밀골로 되어 있고 내부는 해면질로 되어 있으며 해면질 내의 작은 공간에는 골수가 차 있다. 골간은 외층의 치밀골과 내층의 해면골, 가운데 골수강으로 구분된다. 골간이 큰 혈관의 통로가 되며 작은 혈관은 중심관과 관통관을 통하여 분포하고 있다. 또한 뼈의 표면에 있는 거친 조면은 근육이나 건이 붙어 있게 되어 근육을 통해 관절의 움직임에 관여한다.

뼈는 조직에 따라 치밀뼈와 해면뼈의 두 종류로 나뉜다. 뼈를 절단해 보면 바깥쪽은 공간이 없어 뼈 바탕질로 채워져 있는 치밀뼈로 이뤄져 있고, 안쪽은 스펀지와 같이 구멍이 많고 성긴 해면뼈로 이뤄져 있다.

① 치밀골

치밀골은 뼈의 외부를 구성하는 치밀질의 뼈로서 뼈를 단단하게 한다. 긴뼈의 축과 다른 뼈의 바깥을 구성하며 밀집도가 높고 단단하다. 치밀뼈는 단단한 물질로 되어져 있는데 이것이 뼈를 치밀하게 만들어준다. 이 물질들은 하버스관을 중심으로 동심원상으로 배열되어 있는 뼈층판이 원통 모양의 단위를 형성하는 것이 특징이다. 치밀뼈의 단위인 하버스계는 아주 미세한 실린더 형태의 단위를 구성한다. 뼈단위는 혈관옆을 서로 평행하게 지나가며 충분한 산소와 영양분을 공급하기 위해 혈관이 들어 있어 뼈세포에 노폐물을 제거하는 데 관여한다. 성숙한 뼈세포 주위는 단백질섬유, 칼슘, 미네랄로 채워져 있다. 치밀골은 수평의 볼크만관과 함께 골원을 혈관과 신경으로 연결시키며 치밀골에 영양을 공급한다.

② 해면질

해면골은 엉성한 해면질로 되어 있으나 외부의 압력에 잘 견딜 수 있는 역학적 구조를 가지며 다공성 구조로 뼈를 가볍게 한다. 중앙부의 해면질에는 골소주라 하는 가지 친 작은 기둥으로 이루어진 것이 특징이며 골소주 사이에 불규칙하게 연결된 공간은 뼈의 무게를 감소시킨다. 골소주의 안쪽 공간을 골수가 차 있는 골수강이라고 한다.

2) 골격의 분류

인체를 구성하는 뼈는 여러 가지 모양에 따라 분류한다.

① 장골

뼈의 모양이 길고 긴축을 갖는 뼈로 전형적인 관상장골은 양쪽 끝부분의 골단과 가운데의 골간이 있다. 이와 같은 장골은 상완골, 척골, 요골, 대퇴골, 경골, 비골 등이 속한다.

② 단골

뼈의 넓이와 길이가 비슷하여 짧고 불규칙하게 생긴 뼈로 입방체모양이다. 이와 같은 단골은 수근골, 족근골 등이다.

③ 편평골

뼈의 모양이 납작하고 편평한 모양으로 골수강이 없고 치밀골인 내판과 외판으로 구성된다. 이와 같은 편평골에는 두개골, 두정골, 후두골, 견갑골, 늑골, 흉골 등이 있다.

④ 불규칙골

뼈의 모양이 다양하며 불규칙적으로 생긴 뼈로 척추, 관골 등이 있다.

⑤ 함기골

뼈 속에 빈 공간이 형성되어 공기를 함유하고 있는 뼈로 전두골, 상악골, 접형골, 사골, 측두골 등이 있고, 비강과 교통하고 있어 부비동을 형성한다.

⑥ 종자골

근육의 건이나 관절낭에 속해 있는 씨앗모양의 작은 뼈로 슬개골 등이 있다.

3) 골격의 성분

① 골세포

골세포는 뼈가 형성되면서 기질에 의해 둘러싸여 있게 된 성숙된 골세포로서 골조직을 유지시킨다. 골세포의 성숙은 골모세포가 골기질로 둘러싸인 후에 골세포가 되며 골소강 속에 거미모양으로 위치한다. 골세포는 골세관 내에 세포돌기에 의하여 골세관을 통하여 인접 골소관과 연결된다.

② 골모세포

골모세포는 기질을 생산하여 뼈를 형성하는 세포로서 이후에 골기질에 둘러싸여 골세포가 되며 새로 형성되는 뼈의 표면에 나타난다.

③ 파골세포

파골세포는 크기가 큰 다핵세포로서 용해소체를 다량 함유하고 있다. 골모세포에서 형성된 뼈를 기능에 맞게 골조직을 흡수하여 골수강 및 혈관과 신경의 통로를 만드는 세포로 효소에 의하여 뼈를 파괴하여 칼슘을 혈액으로 보냄으로써 뼈의 모양을 치유하며 혈액에 일정량의 칼슘을 유지하게 된다.

④ 세포간질

뼈는 기질이 석회화하여 단단하고 세포간질 속의 아교섬유는 뼈 무게의 65%를 차지하는 칼슘이 뼈에 힘이 가해졌을 때 부서지는 것을 막는다. 골기질은 무기질이 대부분이며 그 중에서도 85%의 인산칼슘과 단백질이 주성분이며 10%의 탄산칼슘 등으로 구성된다. 또한 교원섬유 등의 유기물도 함유하고 있다.

4) 인체 각 부위의 골격

(1) 두개골

성인의 두개골은 15종 23개의 뼈로 뇌두개골과 안면두개골 두 가지로 나뉜다. 뇌두개골은 뇌를 감싸고 보호해주며 뇌와 평형감각기와 청각감각기를 수용하고 보호하고 있는 6종 8개의 뼈이다. 안면두개골은 9종 15개의 뼈로 안와, 비강, 구강을 형성하는 두개골로 구성되어 있다. 안구를 담고 있고 안면근육이 미소를 만들거나 찡그리도록 함으로써 사람의 감정을 나타낼 수 있게 한다.

두개골은 하악골과 설골을 제외하고는 모두 봉합으로 연결되어 있는 섬유성 관절을 형성한다.

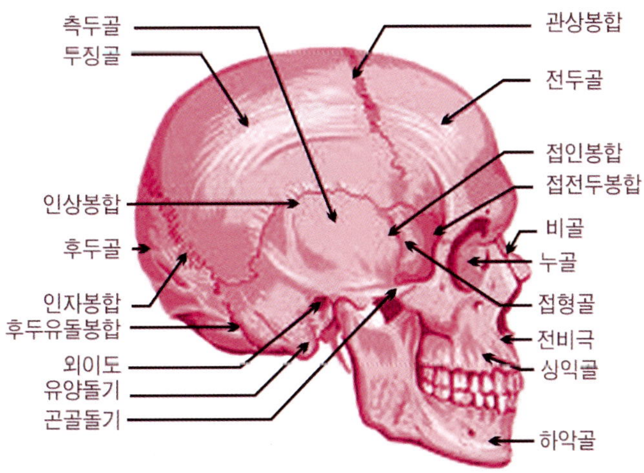

두개골 우측면

① 두개골 봉합

일종의 뼈와 뼈를 연결하는 관절로서 머리뼈들 사이에 있는 섬유성 결합조직이다.

- 시상봉합 : 두정골과 두정골 사이의 봉합
- 관상봉합 : 두정골과 전두골 사이의 봉합
- 인상봉합 : 두정골과 좌. 우측두골 사이의 봉합
- 람다봉합 : 두정골과 후두골 사이의 봉합

② 뇌두개골

- 전두골

  전면에서 두개강의 앞면을 이루며 1쌍의 안와, 이마, 눈썹 아래의 돌기 등을 형성한다. 전두골에는 공기가 함유된 한쌍의 전두동이 있고 안와 아래에 후각신경을 수용하는 비강이 있으며 내부에는 비중격에 의하여 비강이 좌우로 나뉜다.

- 두정골

  두정골은 두개골 상면에 있는 한쌍의 편평골이다. 두정골의 중심선에서 서로 만나 시상봉합을 형성하며, 전두골과 만나는 곳에서 관상봉합이 형성된다. 후두골과 만나는 곳에서는 람다봉합을, 측두골과 만나는 곳에서는 인상봉합의 형태로 결합한다.

- 측두골

  측두골은 두개골 옆쪽과 두 개저의 일부를 이루는 한 쌍의 뼈로써 평형, 청각기의 중요 부분을 수용하고 있다.

(2) 척주

척주는 몸의 중심을 이루고 중추신경에서 나가고 들어오는 정보를 전달하는 역할을 담당한다. 신생아는 32~35개, 성인은 26개의 척추골과 각 추골 사이에 형성된 23개의 섬유연골인 추간원판으로 이루어져 있다. 척주는 위치에 따라 경추 7개, 흉추 12개, 요추 5개, 5개의 천추가 융합된 형태인 천골1개, 3~6개의 미추가 융합된 형태인 미골 1개로 이루어져 있다.

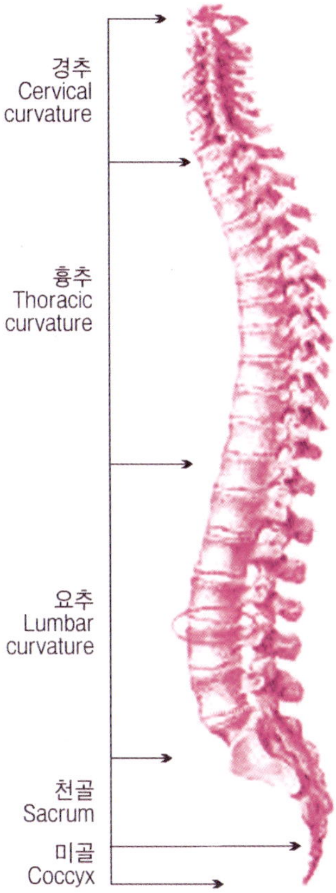

① 경주

경추는 7개의 척추로 구성되어 있으며 척주의 목부위를 형성한다. 제1경추를 환추, 제2경추를 축추라 부르는데 나머지 다른 경추들과는 다른 기능을 수행한다. 제 7경추를 융추라 하며 극돌기가 경추 중에서 가장 길기 때문에 촉지가 가능하여 위치를 산정하는 기준이 된다.

② 흉추

흉추는 12개의 척추로 구성되고 경추보다는 크고 요추보다는 작은 전형적인 추골 모양이다. 흉추의 특징은 늑골과 결합하는 상하늑골와가 있어 늑골의 늑골두와 관절을 이루게 되며, 횡돌늑골와는 늑골결절과 관절을 이룬다. 제 11, 12 흉추는 횡돌기와가 없어 늑골과 결합하지 않고 있다. 극돌기는 길며 갈고리처럼 아래쪽으로 급경사를 이루고 있다.

③ 요추

요추는 5개의 척추로 구성되고 신체의 체중을 지지하는 부위이므로 하중을 많이 받을 수 있도록 추체가 크고 무거운 덩어리를 이루고 있다. 횡돌기공과 늑골와가 없어 경추와 흉추와의 구별이 쉬우며 늑골이 유합하여 변형된 횡돌기는 늑골돌기라고 한다. 척추에 대한 스트레스는 대부분 요추에 미치므로 요추는 추골 가운데 가장 강하다.

④ 천골

천골은 5개의 천추가 융합되어 1개의 천골이 된 것이다. 천골의 구조는 삼각형 모양으로 전면은 오목하고 매끈하며 천추의 융합 흔적인 4개의 횡선이 있고, 그 양쪽으로 천골신경과 혈관이 통과하는 4쌍의 천골공이 있다. 천골의 위쪽은 제 5요추와 관절을 이루는 천골저라고 하며 천골의 아래쪽은 미골과 연결되어 천미관절을 형성하는 천골첨이 있다. 천골의 외측면에는 귀바퀴 모양의 날개인 이상면이 있어 장골의 이상면과 천장관절을 이루어 골반을 형성한다.

⑤ 미골

미골은 전체적으로 삼각형 구조이며 작고 불규칙한 미추 3~5개가 융합되어 1개의 미골을 형성한다. 제1미추의 미골각은 천골의 천골첨과 연결되어 천미관절을 이룬다.

2 인체의 근육계

인체에서 근육이 차지하는 비중은 약 40~45%정도로 인체의 근육계는 약 650여개의 근육들로 이루어져 있다. 근육은 근조직의 형태와 기능에 따라서 골격근, 평활근, 심장근의 3가지로 구분된다. 근육은 현미경하에서 무늬가 없는 평활근과 가로무늬가 있는 횡문근으로 구분되며 위치에 따라 골격에 부착되어 체중을 지탱하고 운동에 관여하는 골격근, 내장기관의 운동담당 및 혈관벽을 형성하는 내장근, 심장벽을 형성하는 심장근으로 구분된다.

또한 신경의 지배로 자신의 의지에 따라 움직일 수 있는 골격근을 수의근이라고

하며 움직일 수 없는 심장근과 평활근을 불수의근이라고 한다.

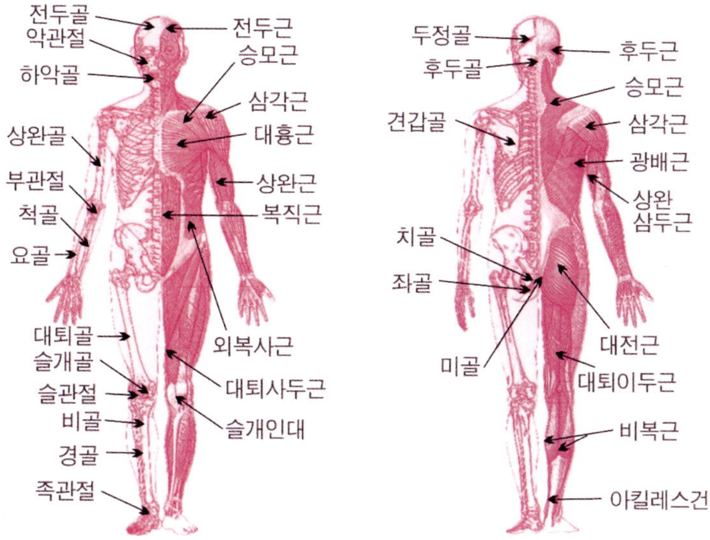

1) 근육의 분류

① 골격근(뼈대근육)

골격에 부착되어 있는 근육으로 가로무늬근육이며 운동신경이 지배하므로 의식적으로 움직일 수 있는 수의근이라고도 한다. 골격근은 횡문근에 속하며 인체에서 가장 수축성이 강하므로 수축하여 운동하는 기능과 자세유지, 열생산 등의 기능을 한다.

② 심장근(심장근육)

심장벽을 이루고 있는 근육으로 횡문근에 속한다. 자율신경이 지배하므로 불수의근이다.

③ 내장근(내장근육)

내장기관의 활동을 담당하는 근육으로 세로무늬가 없는 민무늬로 평활근이라고 한다. 내장기관의 근육은 소화관, 요관, 난관벽, 혈관벽, 방광, 자궁 등이 있으며 자율신경이 지배하여 불수의근이라고 한다. 수축력이 약하고 지속적이며 쉽게 피로해지지 않는 특성이 있다.

2) 골격근의 구조

(1) 얼굴의 근육

인체에는 약 400여개 이상의 골격근이 있으며 이들은 각 신체 부위에서 수축과 이완작용을 통하여 여러 가지 운동을 가능하게 한다. 골격근의 대부분은 골격계에 부착되어 있지만 안면근과 같이 피부에 부착되는 근육도 있다. 얼굴의 근육은 안면근과 저작근으로 나눌 수 있는데 안면근은 안면신경의 지배를 받고 피부표면 가까이 분포해 있으면서 여러 가지 표정을 나타내며 표정근이라고도 하며 저작근은 얼굴뼈에 부착되어 씹는 동작에 관여하는 심부의 근육이다.

골격근을 신체 각 부위별로 얼굴의 근육, 경부의 근육, 등의 근육, 흉부의 근육, 복부의 근육, 상지의 근육, 하지의 근육으로 나눌 수 있는데 본 책에서는 피부미용에 가장 밀접한 영향이 있는 얼굴 근육과, 경부 근육, 등의 근육을 세부적으로 살펴보도록 하겠다.

안면표정근
측면상

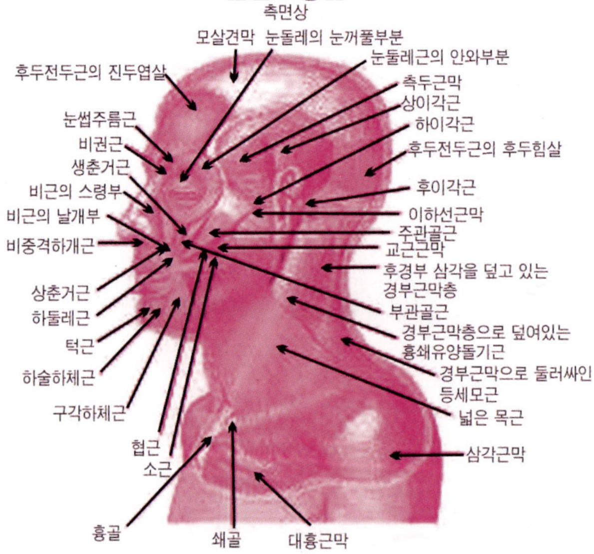

① 안면근

- 후두전두근

후두골에서 기시하여 전두골에서 정지하는 두개표면근 중 가장 크고 얇은 근육으로 중앙부는 두정부에서 모상건막이 되고, 모상건막에 의하여 후두부와 전두부가 연결되어 있다. 전두근은 이마에 주름살을 만들어 놀란 표정을 짓게 하고 후두근은 두피의 주름을 형성한다.

- 안륜근

눈 주위를 구형으로 에워싸고 있는 근육으로 고리 모양으로 둘러싸고 있으며, 눈을 감게 하는 기능이 있다. 안와내측과 내측안검인대에서 기시하여 안검에 정지하는 괄약근으로 눈을 감거나 깜빡이는데 이용된다.

- 추미근

전두골에서 기시하여 눈썹 안쪽 피부에 정시한다. 눈썹을 내리고 미간에 주름을 잡는다. 눈썹을 밑으로 잡아당겨 이마를 주름지게 하는 눈썹 주름근으로 동안신경의 지배를 받고 있다.

- 상안검거근

안와 하부에서 기시하여 안검 상부에서 정지하고 상안섬을 올려 눈을 뜨게 한다. 동안신경의 지배를 받는다.

- 비근

상악골에서 기시하여 콧등으로 가는 횡부와 비익에 정지하는 근으로 구성되어 있으며 비공을 넓히는 기능이 있다.

- 비근근

코에 주름을 짓게 한다.

- 협근

볼을 치아 쪽으로 접근시킨다. 수축 시에는 입안의 음식물을 유지시키며 음료수나 젖을 빠는데 쓰이며, 입을 다물어 화난 표정을 지을 때도 작용한다.
상·하악골의 치조돌기에서 기시하여 구각에 정지하는 볼근육으로 입안에 압력을 유지하거나, 입을 다물어 화난 표정을 짓는데 작용하며 안면신경의 지배를 받는다. 구륜근과 협근은 입을 닫는데 작용하는 근육들이다.

- 구각하체근

구각을 아래로 당겨 슬픈 표정을 짓게 한다.

- 구륜근

입을 둘러싸고 있으며 구열을 닫게 하여 입을 다물게 한다. 휘파람을 불거나 촛불을 끌 때 작용한다.
입술에서 기시하여 입 주위의 피부에 정지하는 입술 주위에 있는 구형의 근으로 입을 닫거나 입술을 오므리는데 작용하며 안면신경의 지배를 받는다.

- 상순거근

윗입술 외측부를 위로 당겨 싫은 표정을 만든다.

- 소근

수축하면 구각을 외방으로 당겨 볼에 보조개가 패이게 하고 교근근막에서 기시하여 구각에 정지하며 구각을 외각으로 당겨서 볼에 보조개를 만든다.

- 대관골근

구각을 끌여당겨서 웃는 표정을 만들기 때문에 미소근이라고 하며 관골궁에서 기시하여 구각에 정지하며 구각을 당겨 웃는 표정을 만들므로 웃음근이라고 한다.

- 소관골근

윗입술을 위로 당겨 주름을 잡아 부정적인 표정을 짓게 하고 관골전면에서 기시하여 윗입술 외측부에 정지하여 윗입술을 당겨 부정적인 표정을 짓게 한다.

- 구각하체근

구각을 아래로 당겨 슬픈 표정을 짓게 한다.

- 하순하체근

  입을 삐죽 내밀게 한다.

② 저작근

- 교근

  인체에서 가장 강한 근육으로 관골과 하악골을 이어주는 근으로 두껍고 강인한 근육으로 턱을 닫게 하는 주근육이다.

- 측두근

  측두골의 측두와에서 기시하여 하악골의 근돌기에 정지하며 교근과 함께 수축하면 하악골을 올려 턱을 닫게 하며 하악신경의 지배를 받는다.

- 내측익돌근

  접형골 익상돌기 내측에서 기시하여 하악각의 내측에 부착된 근에 정지한다. 입을 다물게 하며 하악신경의 지배를 받는다.

- 외측익돌근

  접형골 익상돌기 외측면에서 기시하여 하악골의 관절돌기에서 정지한다. 턱을 상하방으로 당긴다.

(2) 경부의 근육

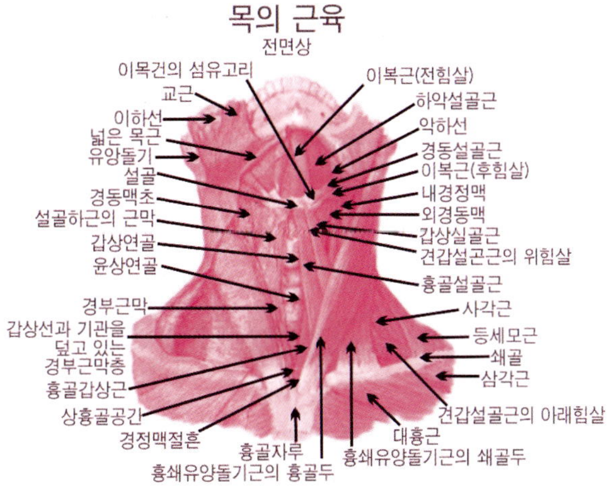

① 광경근

경부와 흉부근막에서 기시하여 입 주변의 피부에 정지하는 근이며, 전경부에서 측경부까지 걸쳐서 피부 밑으로 달리는 얇고 넓은 근이다. 구각을 당겨 슬픈 표정을 짓거나 목에 주름을 만들어서 경정맥의 압박을 완화시키는 작용을 한다.

② 흉쇄유돌근

흉골단에서 기시하여 측두골의 유양돌기와 후두골에 정지하는 강한 근이며, 운동에 관여하고 부신경과 경신경의 지배를 받는다. 머리의 신전과 회전에 관여하며 한쪽만 수축하면 머리를 반대로 돌리고, 양쪽이 작용하면 얼굴을 위로 올리는 근육이다.

③ 설골상근

설골상근은 설골의 위쪽인 설골과 하악골 사이에 위치하며 구강의 바닥을 이루어 입을 열거나 음식물을 삼킬 때 설골 및 혀를 위로 올리는 작용을 한다.

④ 설골하근

설골의 아래쪽에 위치하며 음식물을 삼킬 때나 소리를 낼 때 설골을 내리는 작용을 한다.

(3) 등의 근육

등의 근육
표층

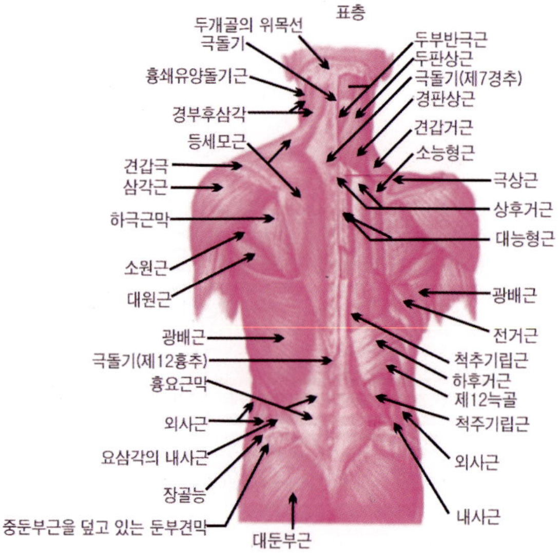

① 승모근

큰 삼각형 모양의 근육으로 견갑골을 척주 쪽으로 움직여서 가슴을 펴고 부신경과 경신경의 지배를 받는다.

② 능형근

마름모꼴의 근육으로 승모근의 견갑골을 잡아당긴다.

③ 광배근

큰 삼각형의 근육으로 팔을 펴거나 상완을 후내측으로 잡아당겨 상완의 내전과 내측회전을 담당한다. 수영, 노젓기와 같이 팔을 뒤로 잡아당기는 데 관여한다.

④ 견갑거근

경추에서 견갑골에 이르는 근육으로 승모근에 덮여 있고 견갑골을 내측상방으로 올려서 어깨를 움츠리게 한다.

⑤ 상. 하 후거근

능형근과 광배근으로 덮이는 얇은 근육이며, 척주에서 늑골로 뻗어있다.

⑥ 척주기립근

척주의 양쪽을 따라서 길게 세로로 이어지는 근육으로 척주를 지지하고 신선시킨다. 길게는 두개골과 골반까지 연결하고 있다.

⑦ 판상극

두정부의 신전에 관여하고 두판상극과 경판상극으로 구분한다.

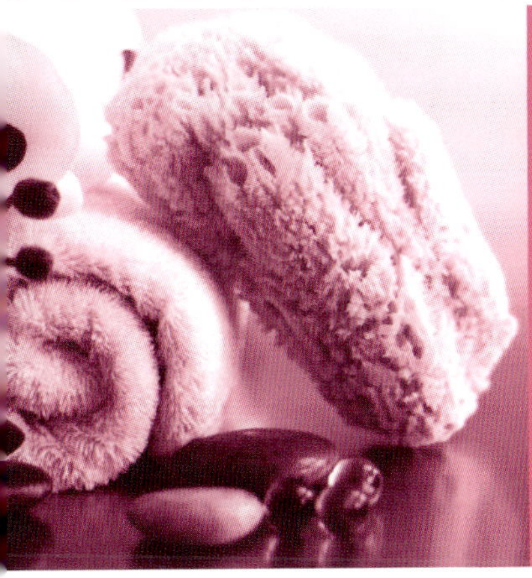

CHAPTER 04 클렌징과 딥클렌징

1 클렌징

1) 정의 및 중요성

클렌징은 전체 피부관리 과정에서 처음 시행되는 영역으로 화장은 하는 것보다 지우는 것이 중요하다는 CF속의 모 여배우의 말에서 철저한 클렌징의 중요성을 유추할 수 있다.

피부는 신체의 중요 배설기관인 만큼 피부 자체 내에서 분비되는 피지, 땀, 각질은 물론 외부 환경으로부터 파생되는 미세먼지, 환경오염, 메이크업의 잔여물에 의해 모공은 늘 막히고 더러워진다.

따라서 클렌징의 목적은 이러한 막히고 더럽혀 지는 모공으로 인해 야기되는 여드름, 노화 등으로부터 우리의 피부를 깨끗하고 건강하게 유지시켜주는 것이다.

크게 피부의 더러움은 먼지, 땀과 같이 물로 제거될 수 있는 수용성과 피지, 파운데이션, 립스틱 등의 유성 등으로 분류되며 자신의 피부타입과 화장의 유무 등에 의해 클렌징 제품을 잘 선택해야 한다.

2) 클렌징 제품의 종류

클렌징 제품의 경우 폼 클렌저 같이 물을 이용하여 거품을 형성해서 사용하는 계면 활성제형과 물이 필요없는 클렌징 로션이나 크림과 같이 제품을 바르고 닦아내는 형태의 용제형 제품이 있다.

(1) 포인트 메이크업 리무버 (Point make-up remover)

눈, 입술 등의 메이크업을 제거하기 위한 제품이다.

최근 메이크업 제품의 추세는 물과 땀에도 강하게 견딜 수 있는 제품들이 다수를 차지하므로, 물로 만으로는 제거가 어려우며, 눈이나 입술을 강하게 문지를 경우 주름을 발생시키므로 자극이 적으면서 깨끗하게 지울 수 있는 전용제품을 사용한다.

(2) 클렌징 크림 (cleansing cream)

두꺼운 메이크업을 했을 때 사용하며, 유분 함량이 많아 피부 표면에 묻은 기름때를 제거할 때 좋다. 끈적임이 있어 이중세안을 필요로 한다.

(3) 클렌징 로션 (cleansing lotion)

모든 피부에 무난하게 사용할 수 있는 타입으로 클렌징 크림보다 유분이 적어 산뜻하며 끈적임이 덜하다.

(4) 클렌징 오일 (cleansing oil)

유성성분이 많은 메이크업을 지우는데 효과적이며 피부 침투성이 좋아 진하고 두꺼운 화장을 지우는데 효과적이다. 건성, 예민, 노화 피부에 적용 가능하다.

(5) 클렌징 젤 (cleansing gel)

산뜻한 감각, 모든 피부에 사용가능하나 수성 클렌징 젤은 세정력이 떨어져 옅은 화장을 지우는데 효과적이다.

3) 클렌징 순서

(1) 터번 감싸기

머리카락이 터번 밖으로 전혀 나오지 않도록 헤어라인에 최대한 가깝게 단단히 감싼다. 단 환자가 머리의 불편함을 호소하지 않게 관찰한다.

(2) 포인트 메이크업 클렌징

화장솜을 정제수에 적셔 물기가 없도록 짜서 냉장 보관한다. 단 세균번식 및 악취 발생의 확률이 있으므로 한꺼번에 너무 많이 만들지 않고, 하루 쓸 양만큼만 만들어 사용한다.

이것에 포인트 메이크업 리무버를 적신 후 눈화장, 입술화장 순으로 메이크업을 지운다.

(3) 클렌징

피부에 적합한 제품을 선정한 후 이마, 눈, 코, 볼, 턱, 목, 데콜데 순서로 클렌징한다. 포인트는 화려한 동작이 아니라 꼼꼼하고 신속히 피부 이물질 및 메이크업을 제거하는 것이다.

(4) 티슈

티슈는 경우에 따라 생략 가능하며 유분이 많은 제품을 사용한 경우 사용한다.

(5) 해면

해면은 천연 펄프를 사용한 일회용 종이 해면과 장기 사용이 가능한 스폰지 해면으로 나뉜다. 외국의 경우 천연 해면이나 일회용 종이 해면을 사용하는 경우가 많다.

클렌징을 한 후 노폐물 및 메이크업을 닦아내기 위해 사용하며, 세균 및 곰팡이 번식이 생길 수 있으므로 청결에 가장 신경을 쓴다.

(6) 습포

습포는 크게 온습포와 냉습포를 사용한다.

① 온습포

온장고에 보관한 일정한 온도의 따뜻한 습포를 사용하여 피부의 혈액순환 증진은 물론 모공을 확장하여 노폐물의 배출을 돕는다.

단 온습포가 너무 뜨거운 경우 화상의 위험이 있으니 환자에게 시행전 관리사 손목에 습포의 온도를 확인 후 사용한다.

② 냉습포

피부과에서 필링이나 레이저 후 피부진정을 위해 사용 한다.
환자가 시술부위의 열감을 호소할 경우 더 차가운 냉습포로 교체해준다.

• 주의사항

지나치게 텐션을 가하거나 피부에 자극을 주지 않는다.
일반 관리실과 달리 병원의 경우 레이저나 필링 등의 시술 후 처치로 진정 및 재생 관리를 하는 경우가 많으므로, 꼭 필요한 경우를 제외하고는 온습포의 사용은 피한다. 단 데콜데의 경우는 사용해도 무방하다.

클렌징의 전반적인 주의사항

1. 눈화장을 지우기 전 환자의 렌즈 착용 및 융비술, 속눈썹 연장의 시행을 확인 한다.
   - 렌즈 착용의 경우 오른쪽과 왼쪽 눈의 렌즈가 바뀌지 않도록 분류해 케이스에 담아두게 한다.
2. 눈 화장을 지울 때 제품이 눈 안으로 들어가지 않도록 주의한다.
   - 만약 제품이 눈으로 들어가 환자가 따갑다고 호소할 경우 솜을 차가운 물에 적신 후 물기를 완벽히 제거하여 눈을 가볍게 1-2분가량 눌러준다.
     혹 섬유질 마스카라 일부가 들어간 경우는 생리 식염수나 인공눈물로 irrigation을 해준다.
3. 클렌징은 피부타입별 적합한 제품을 사용하여 신속하게 사용하며, 청결함을 가장 중요하게 생각하여 시행한다. 특히 모공이 넓은 경우 파운데이션이나 B.B 크림이 낄 수 있으므로 깨끗이 제거한다.
4. 해면 사용 시 가볍고 부드럽게 환자의 피부를 조심스레 다룬다.
   심하게 문지르지 않도록 하며, 낡아서 거칠어진 해면은 쓰레기통에 버린다.
5. 피부에 잔여물이 남지 않게 한다.

(7) 화장수

화장품이나 클렌징 후의 미처 제거하지 못한 잔여물을 없애주며, 유·수분의 균형을 맞춰준다.
사용법은 화장솜 두 개 혹은 하나를 손에 끼운 후 해면사용과 동일한 방법으로 이마부터 목까지 진행한다.

3) 클렌징 과정

(1) 립 앤 아이 포인트 메이크업 제거

동작	부과설명
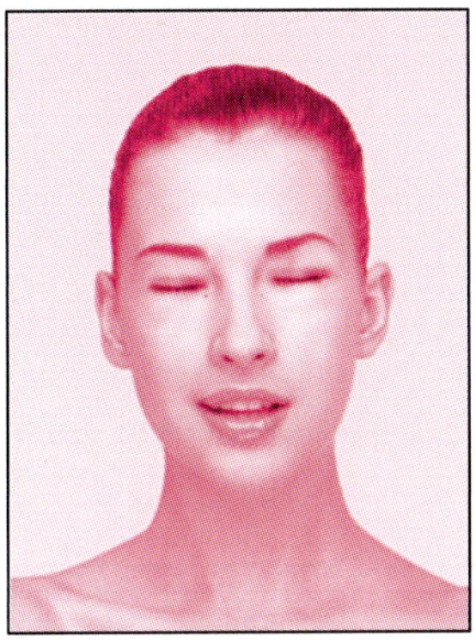	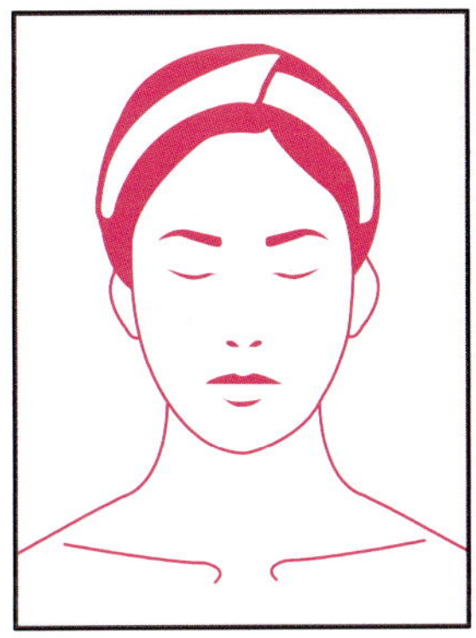
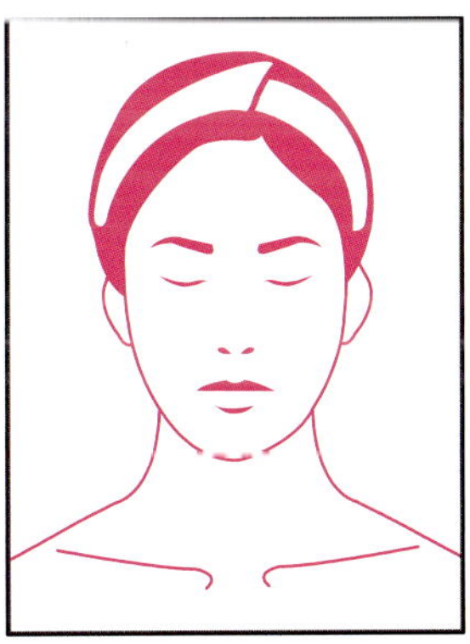	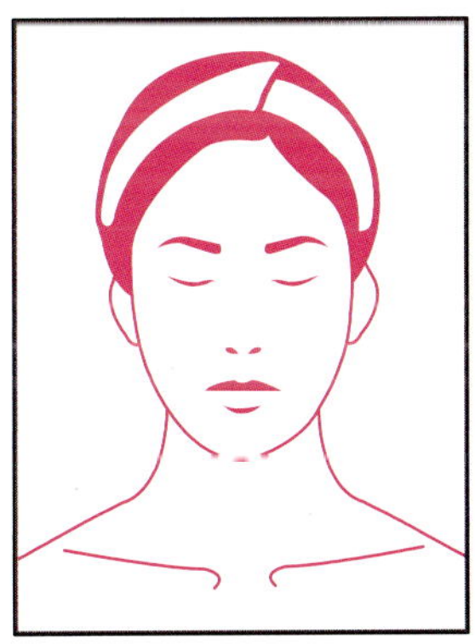
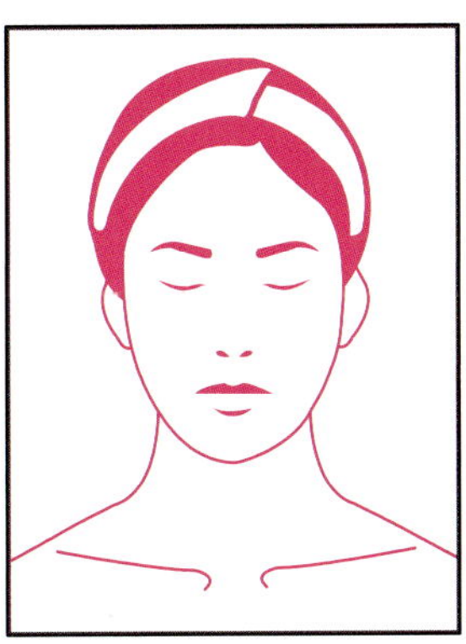	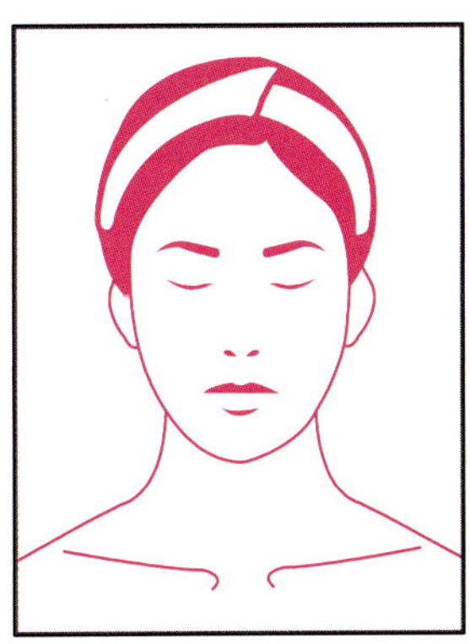

동작	부과설명
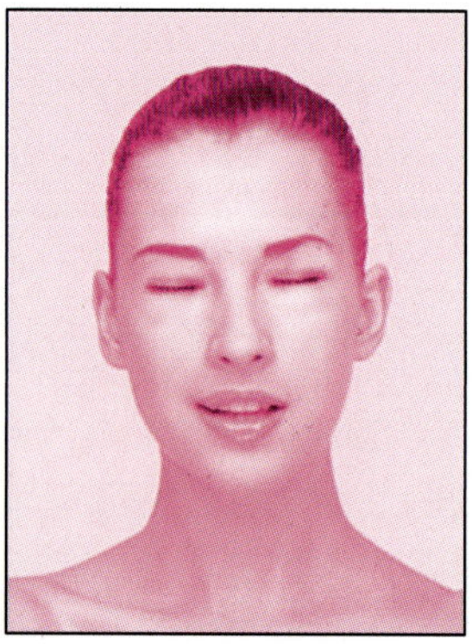	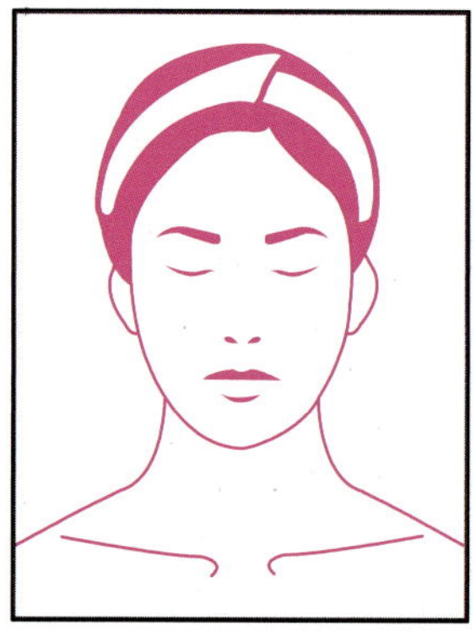
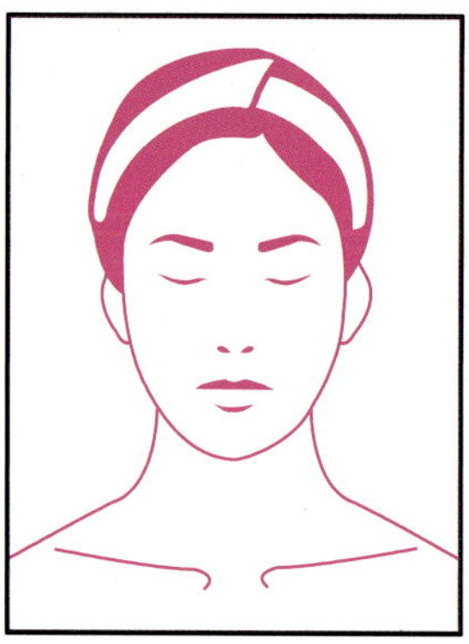	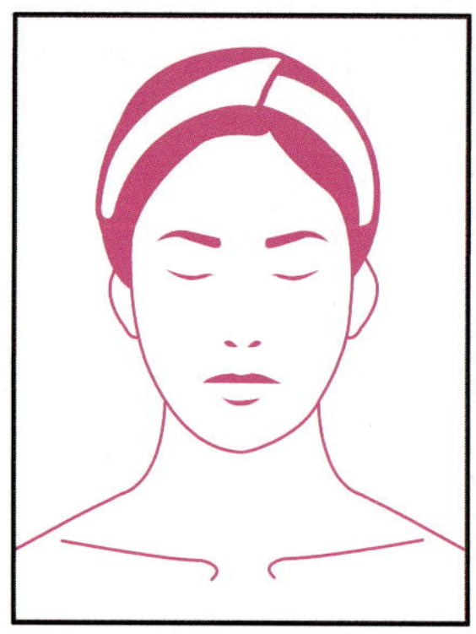
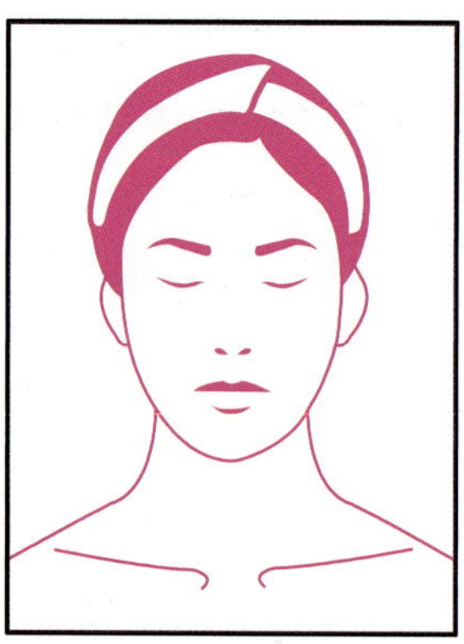	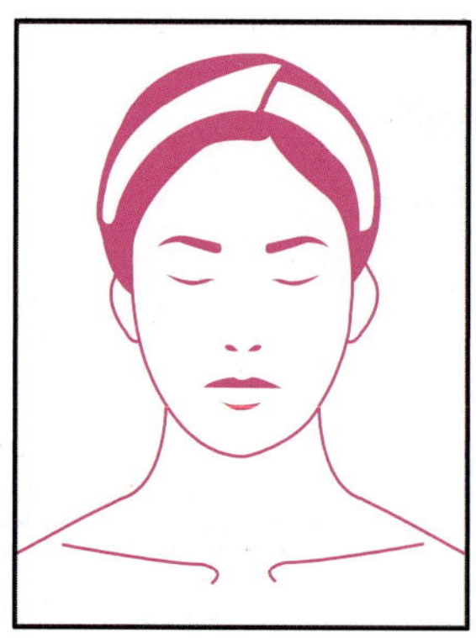

동작	부과설명
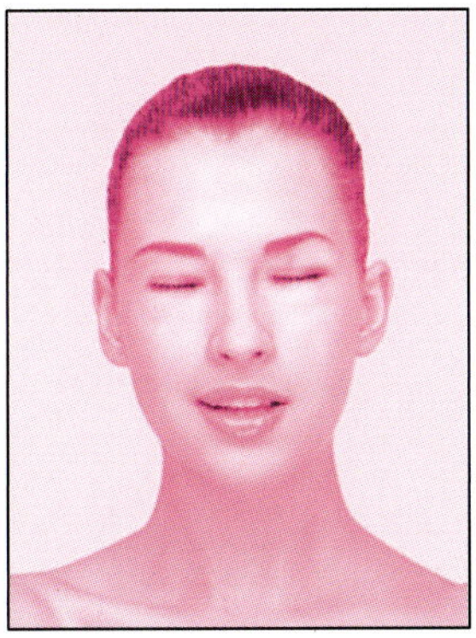	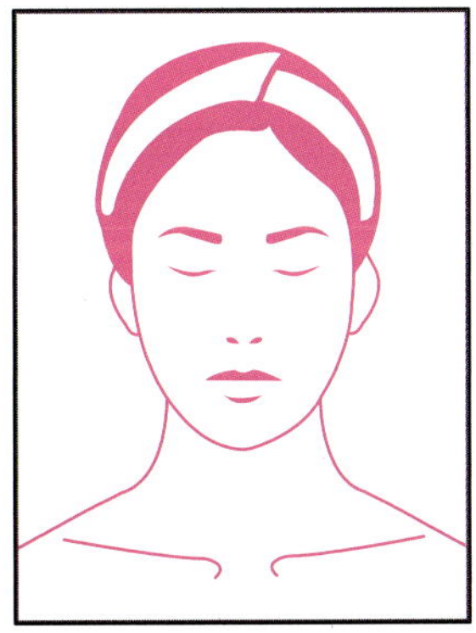
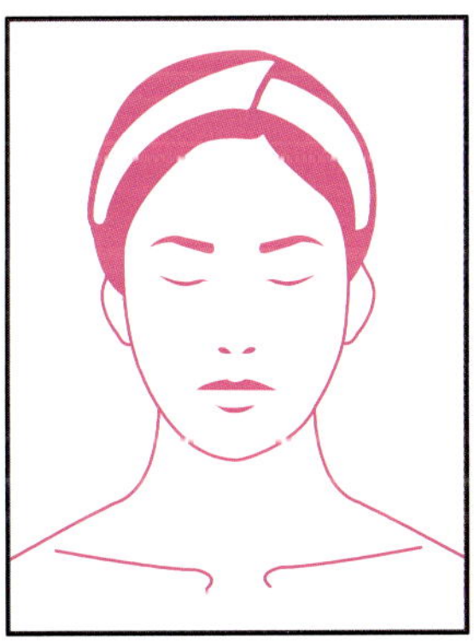	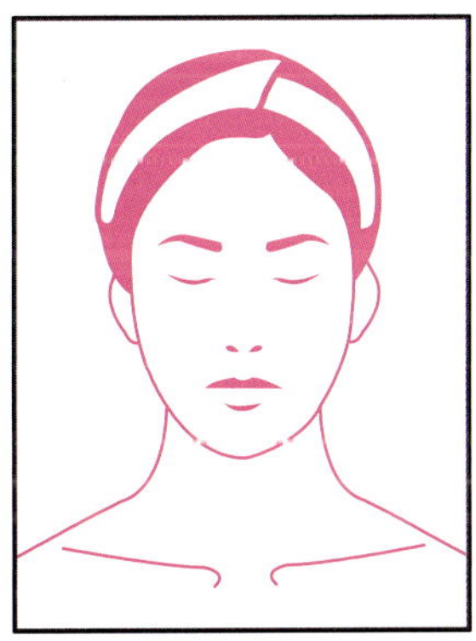
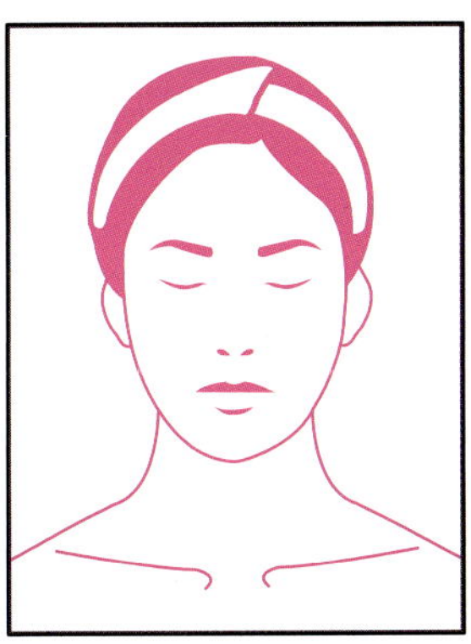	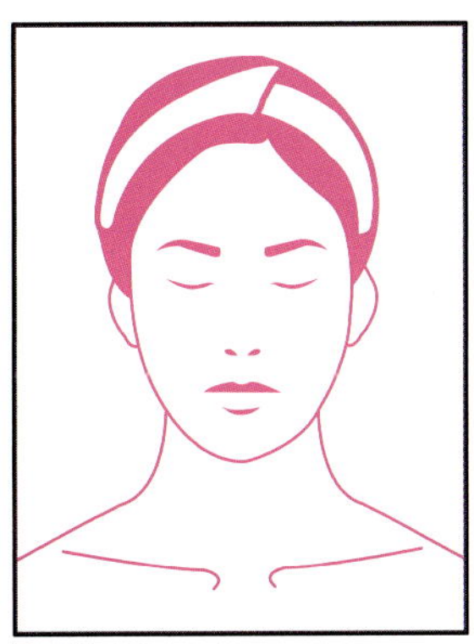

(2) 안면클렌징

동작	부과설명
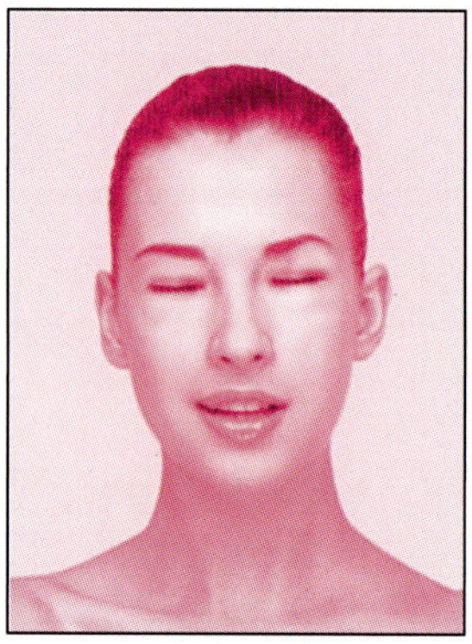	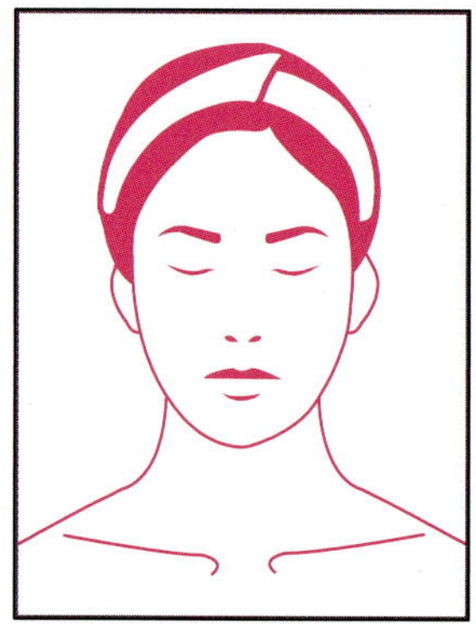
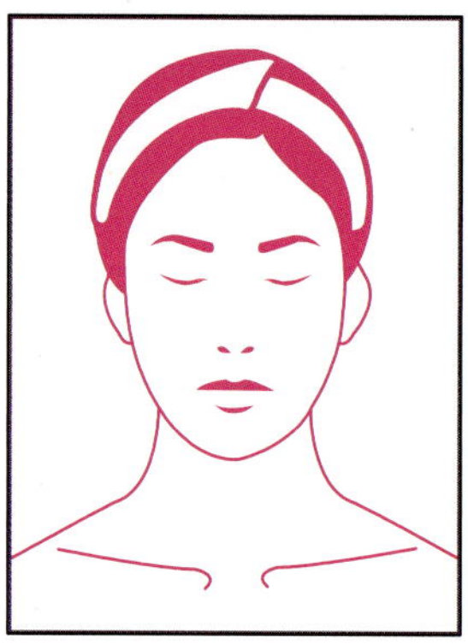	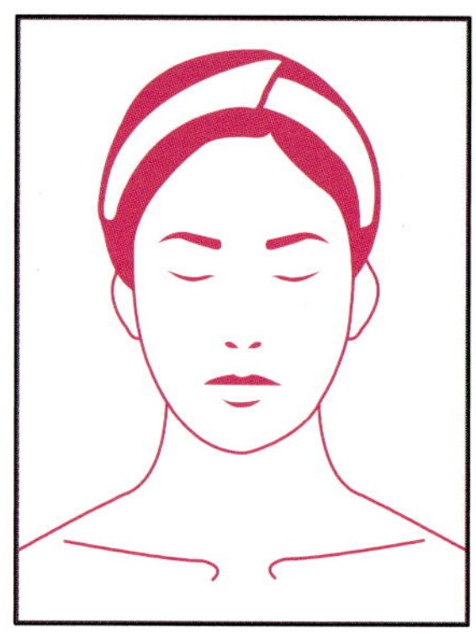
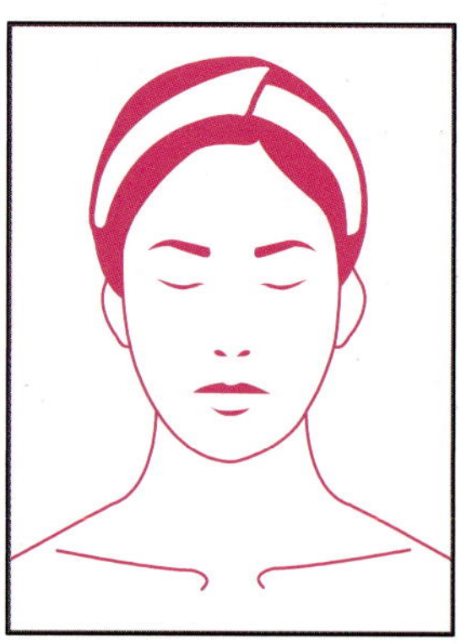	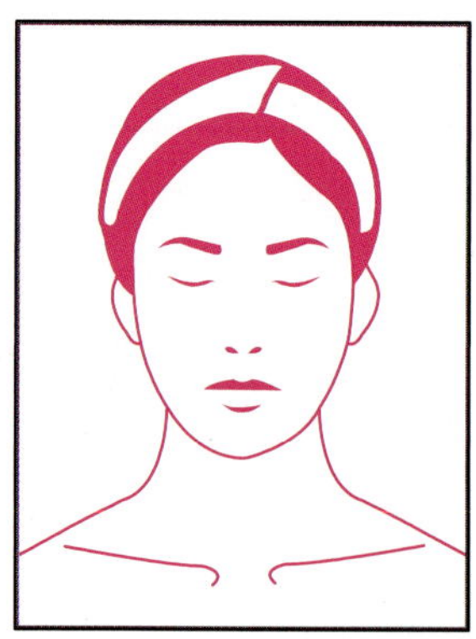

동작	부과설명
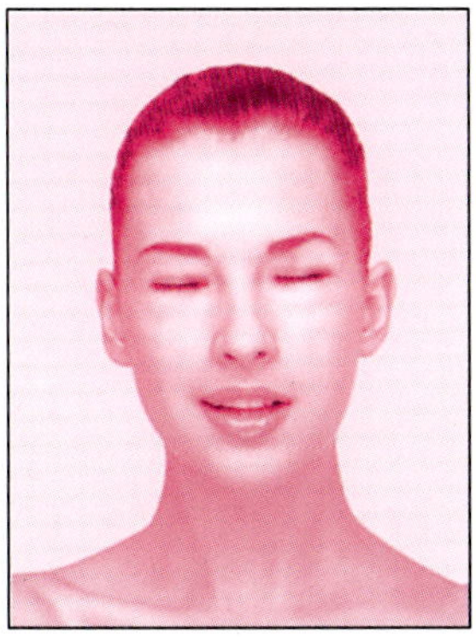	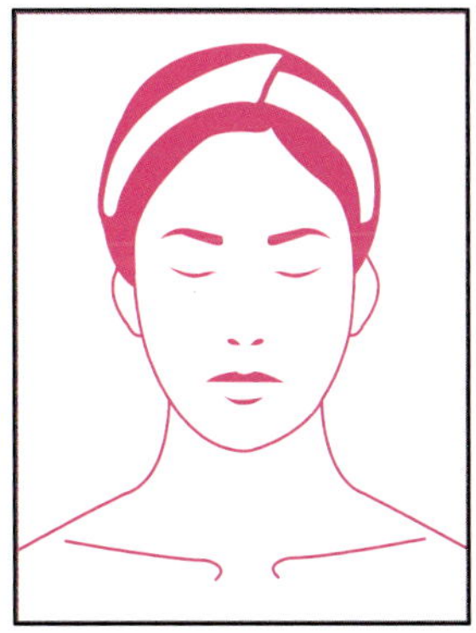
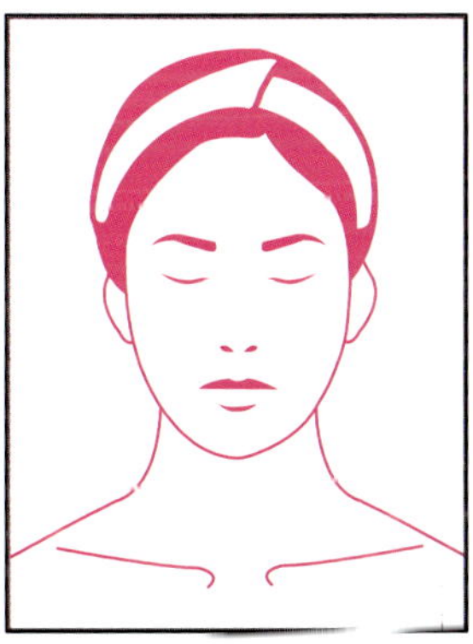	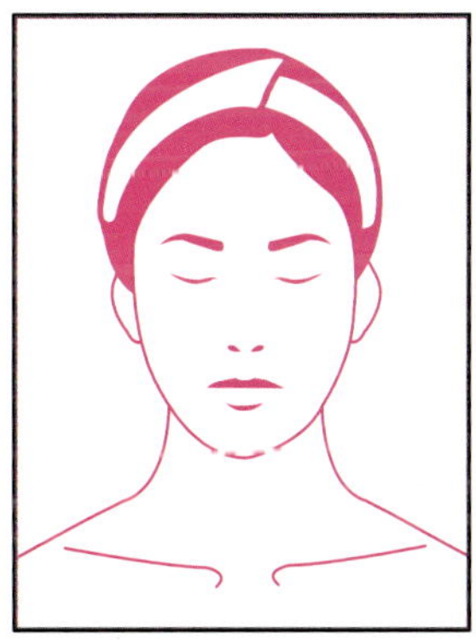
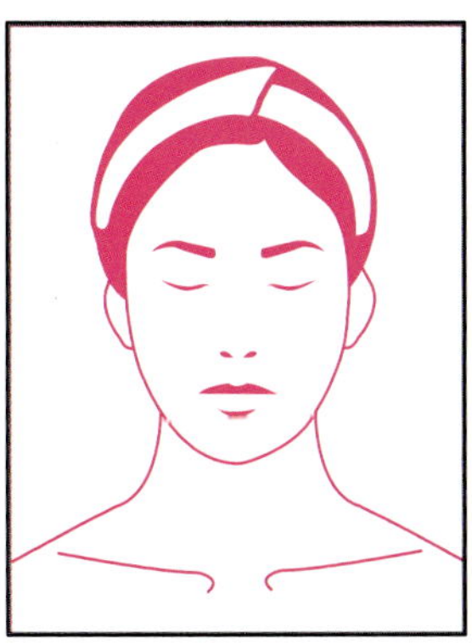	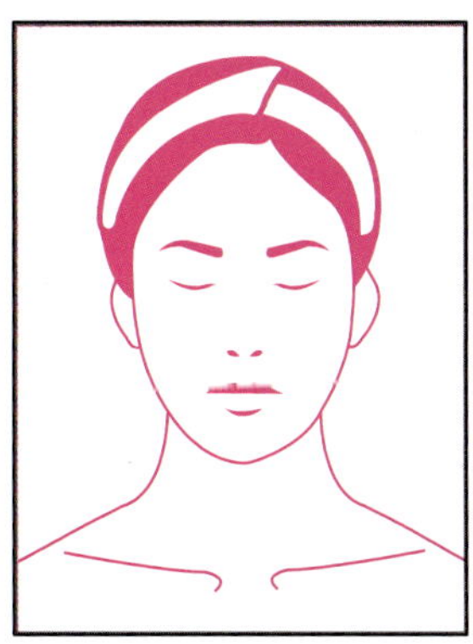

동작	부과설명
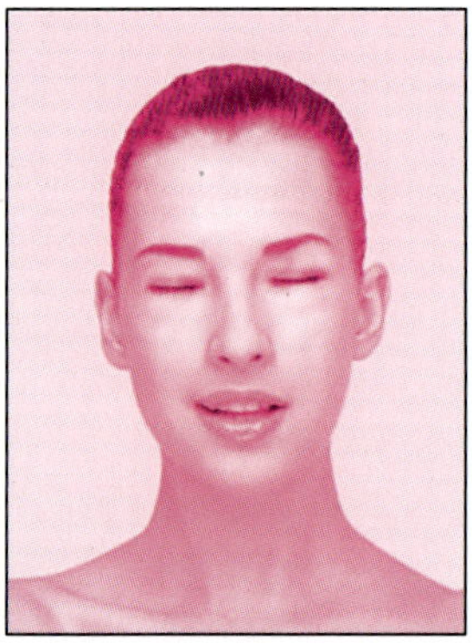	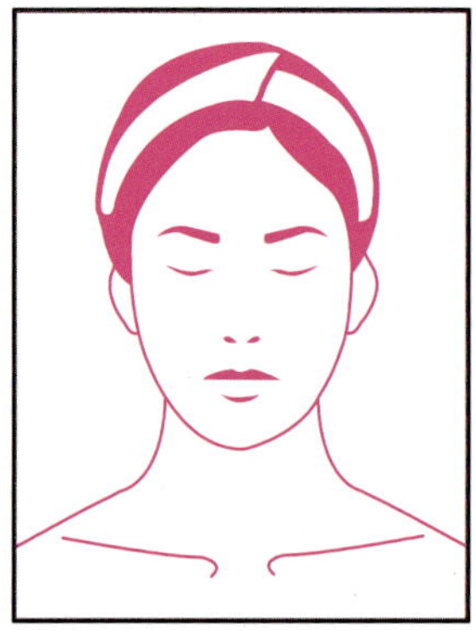
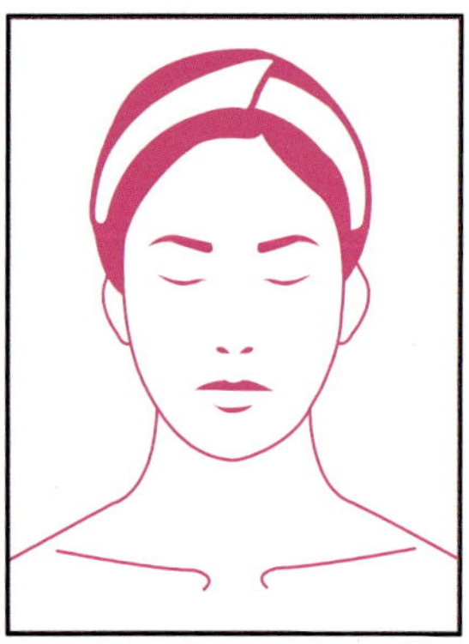	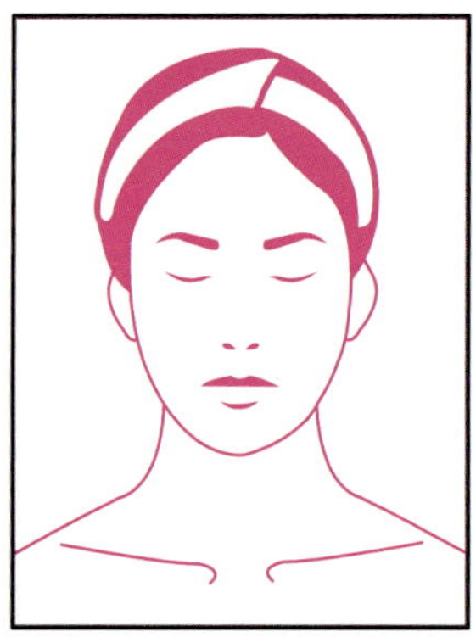
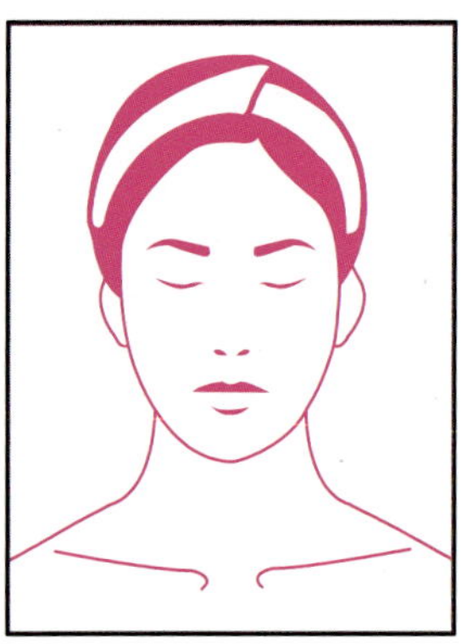	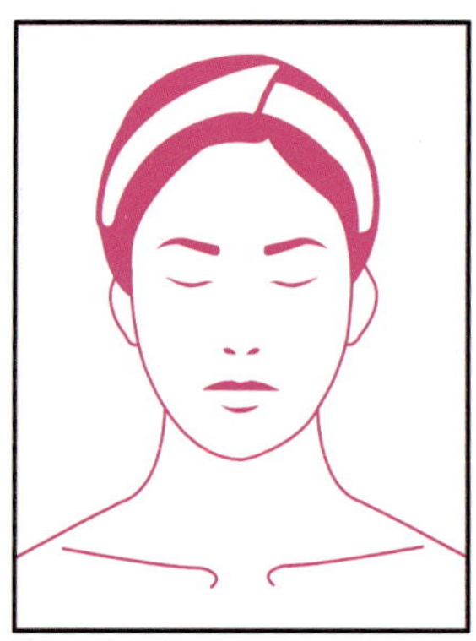

(3) 해면사용

동작	부과설명
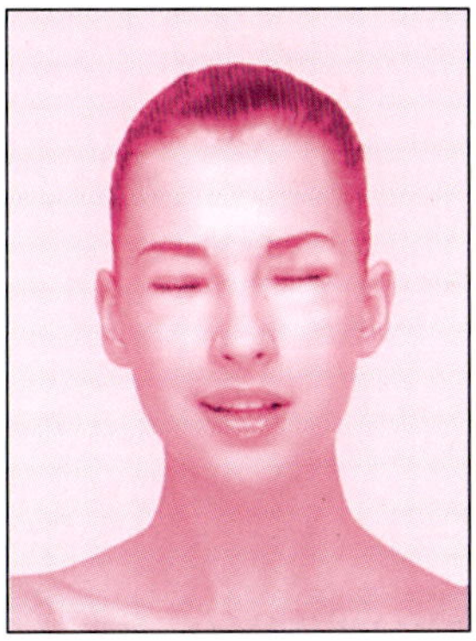	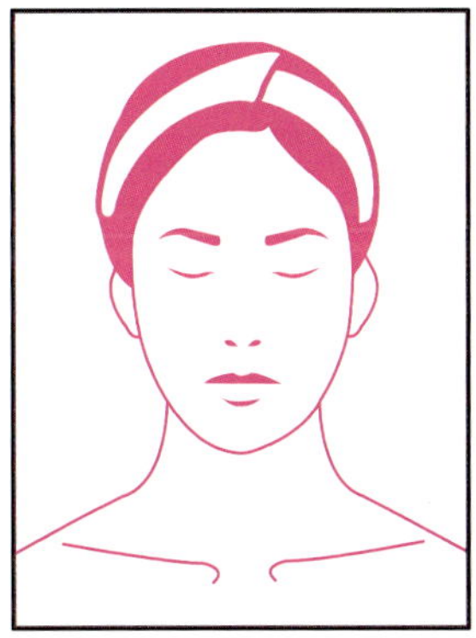
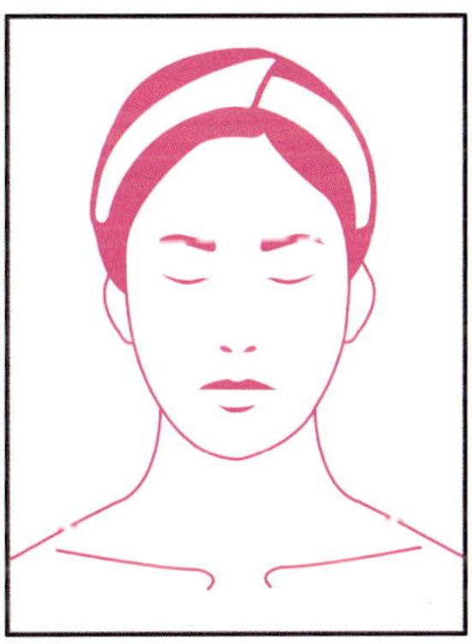	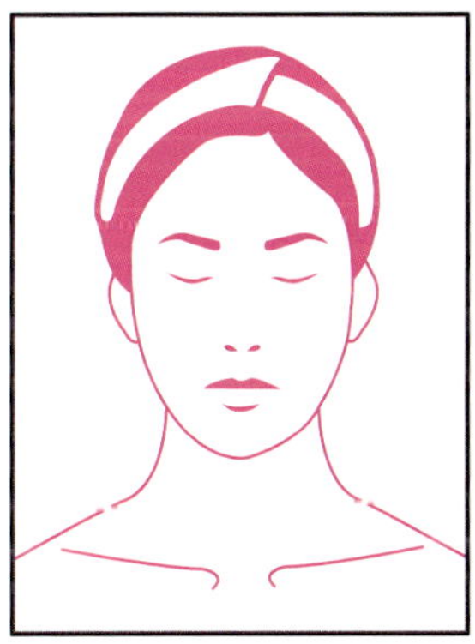
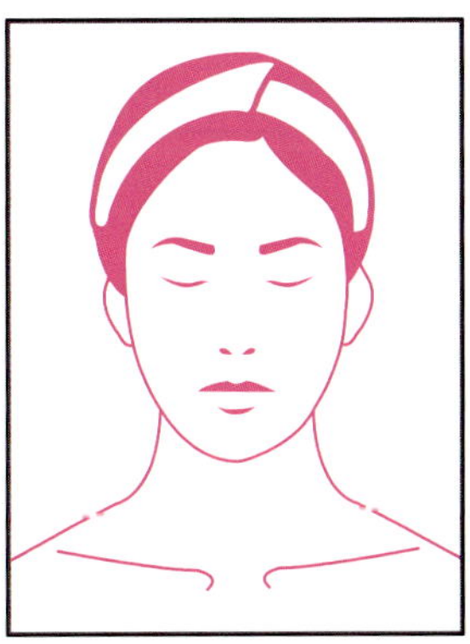	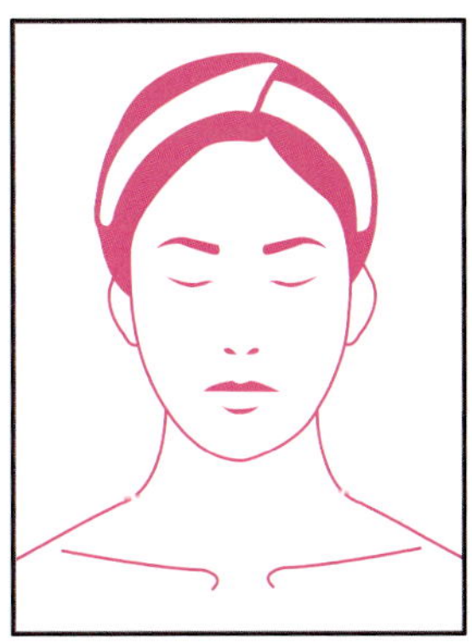

동작	부과설명
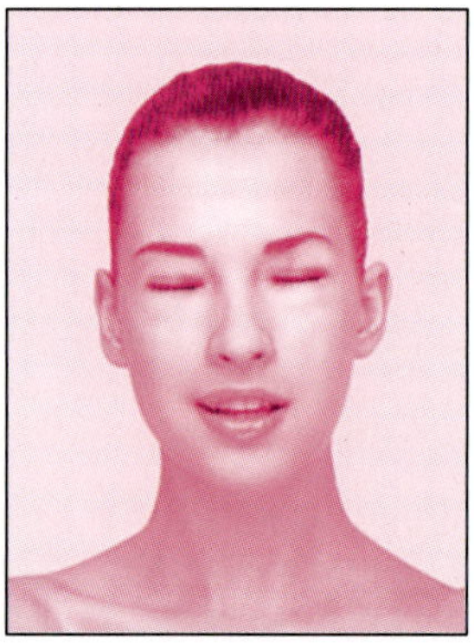	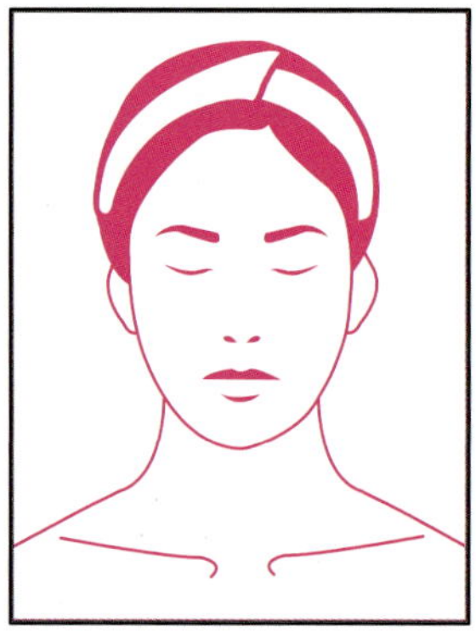
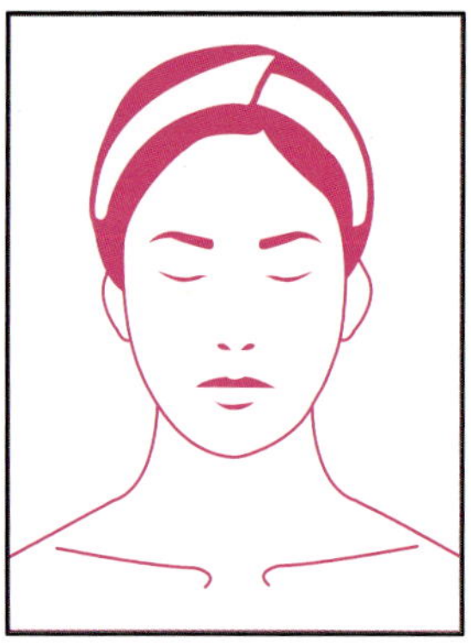	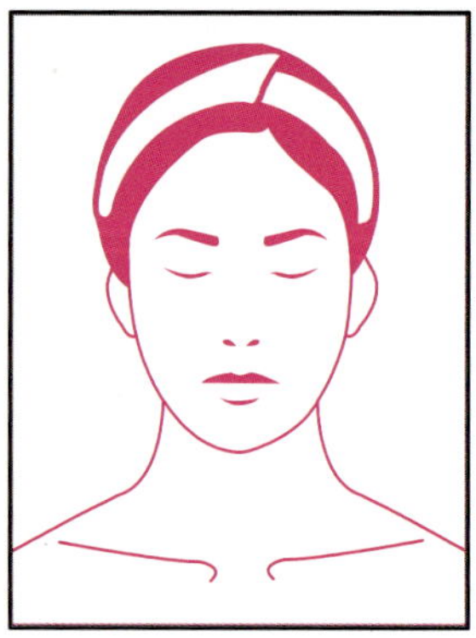
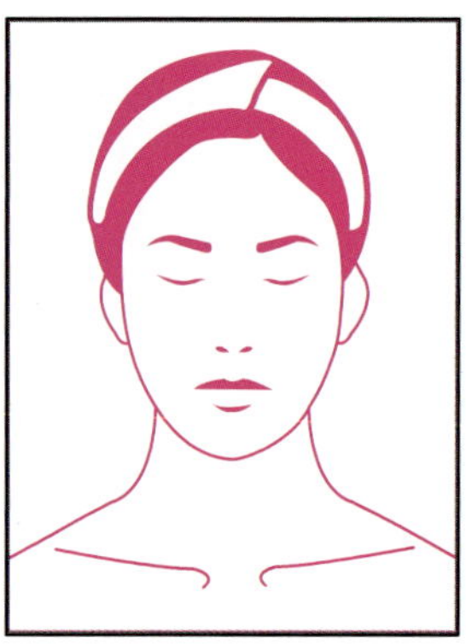	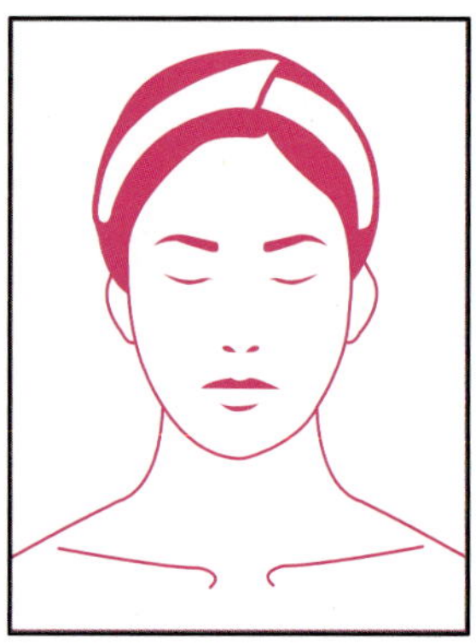

동작	부과설명
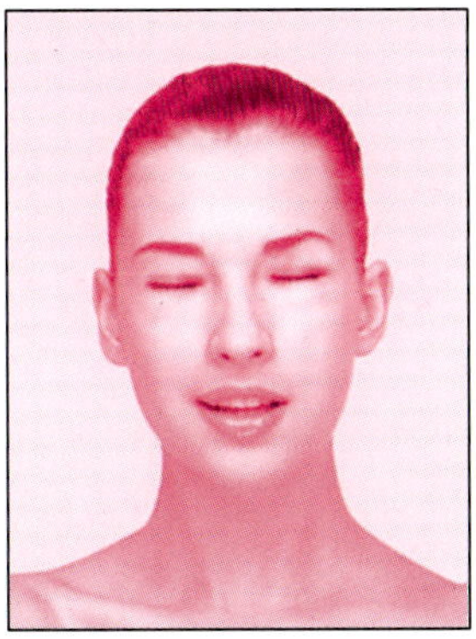	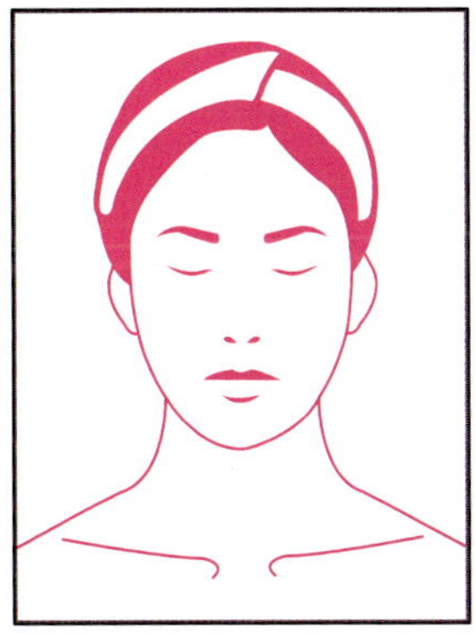
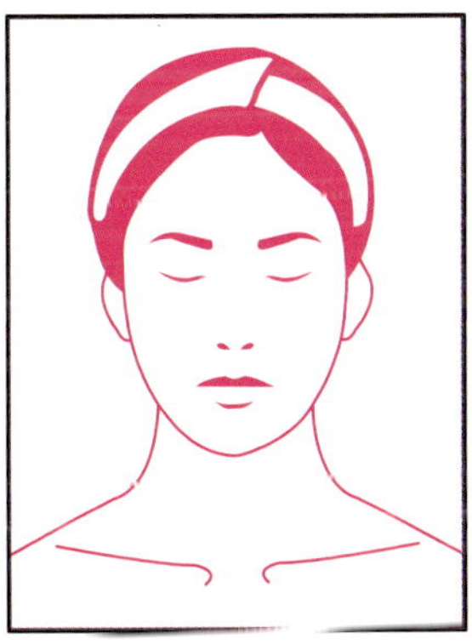	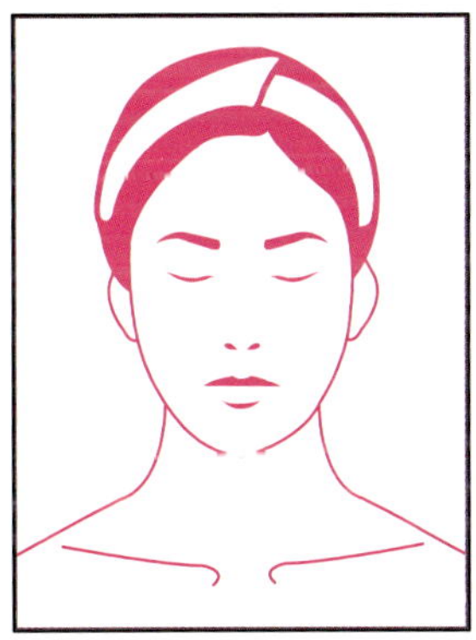
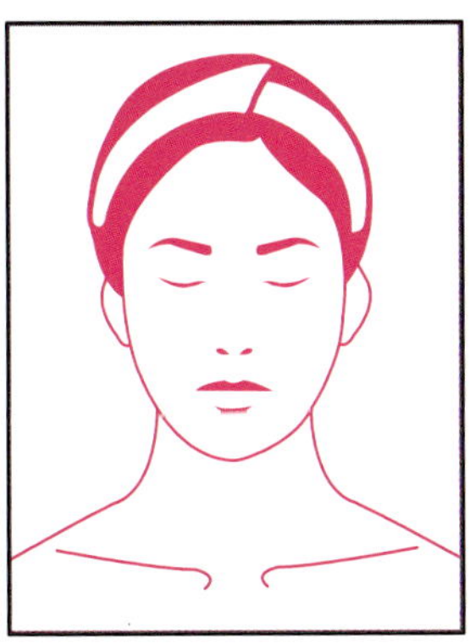	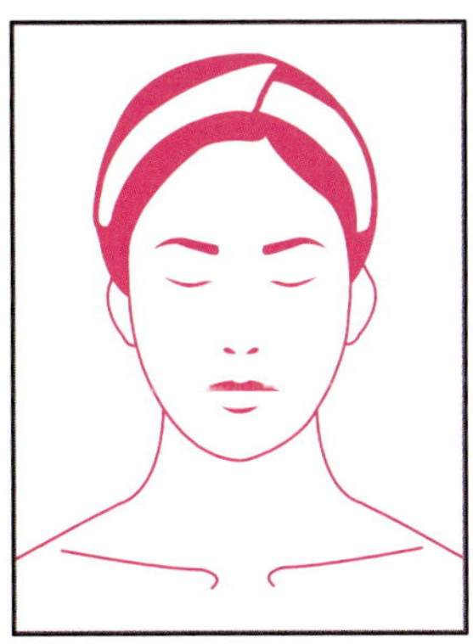

(4) 습포사용

동작	부과설명
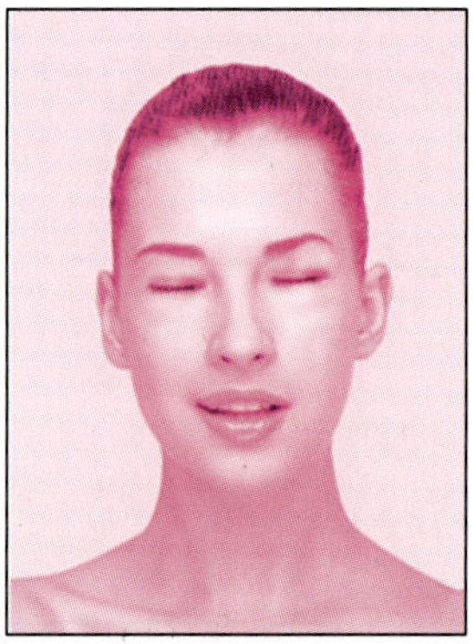	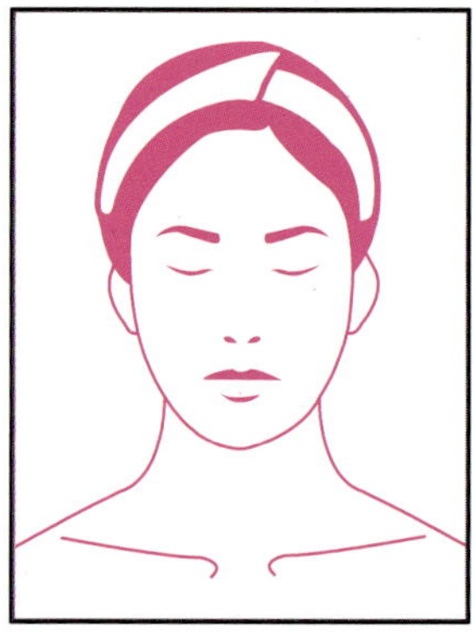
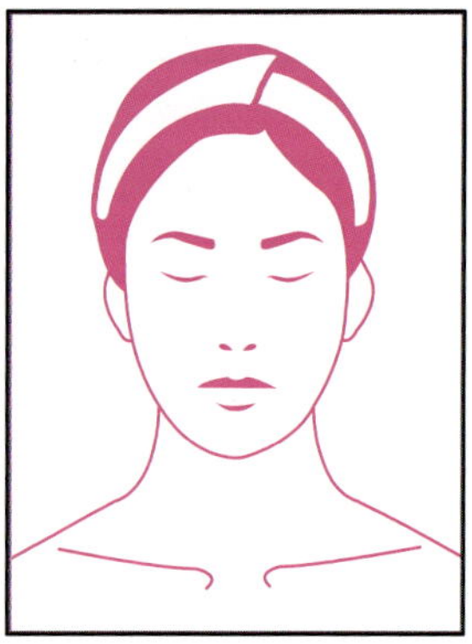	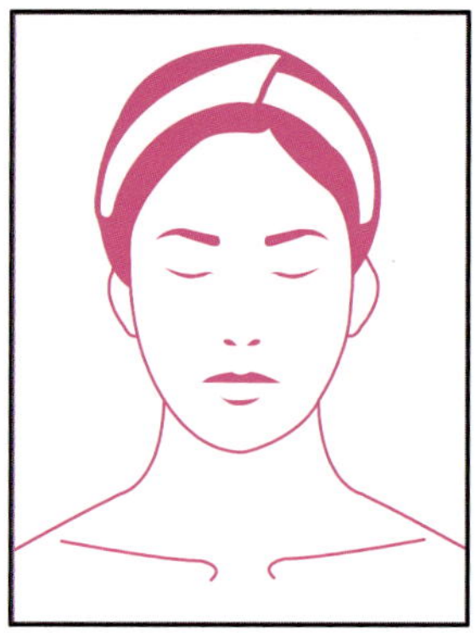
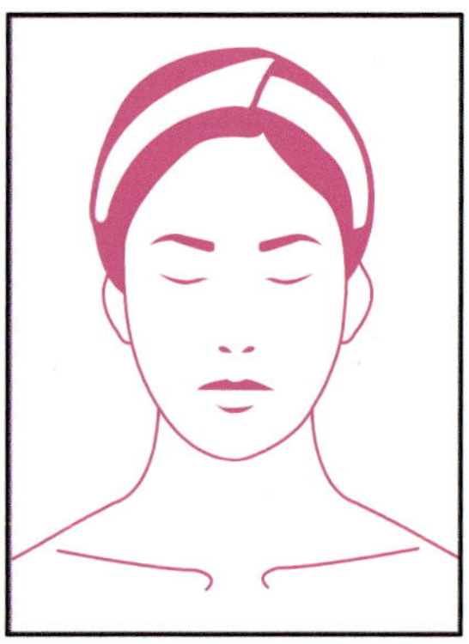	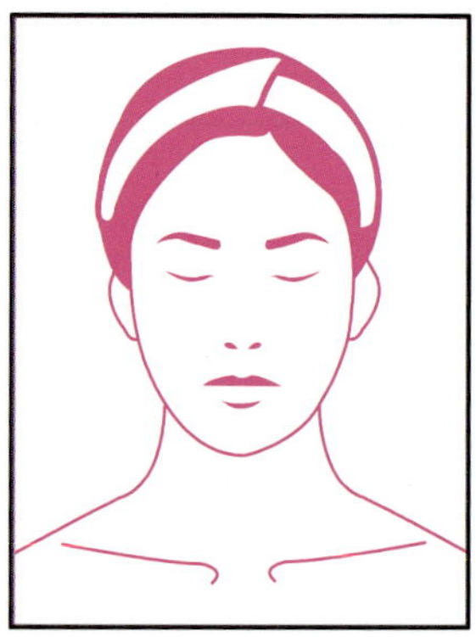

동작	부과설명
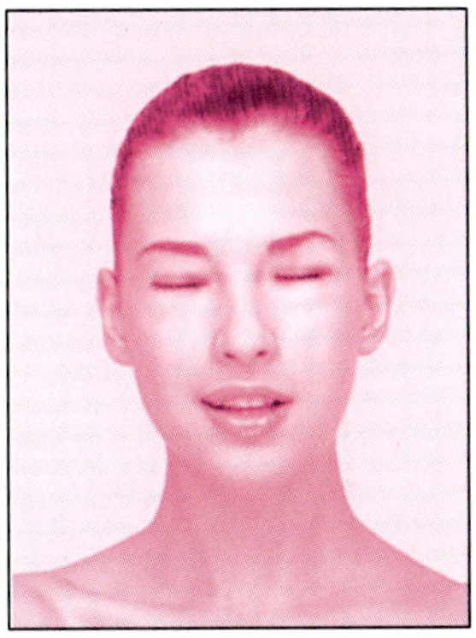	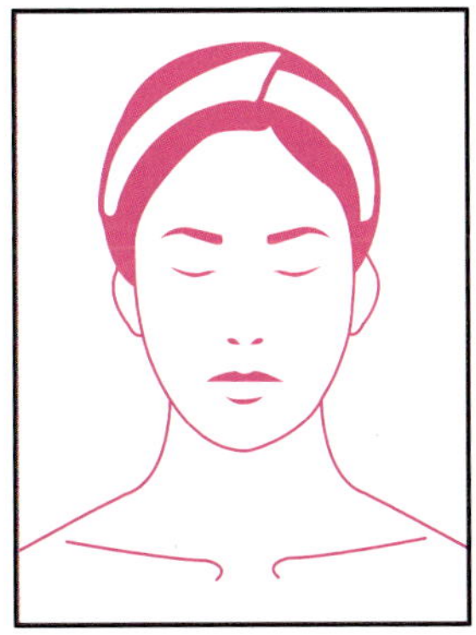
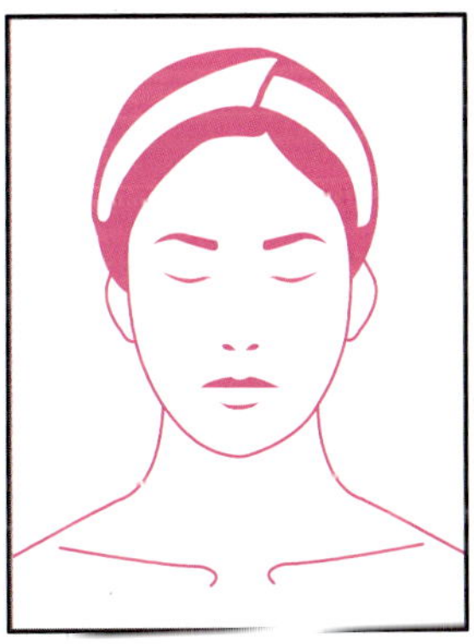	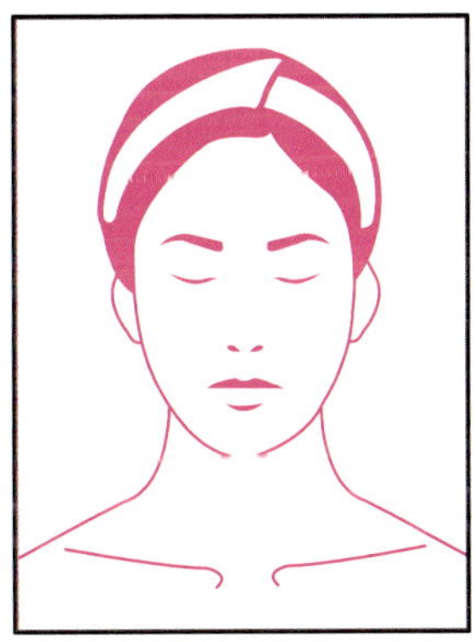
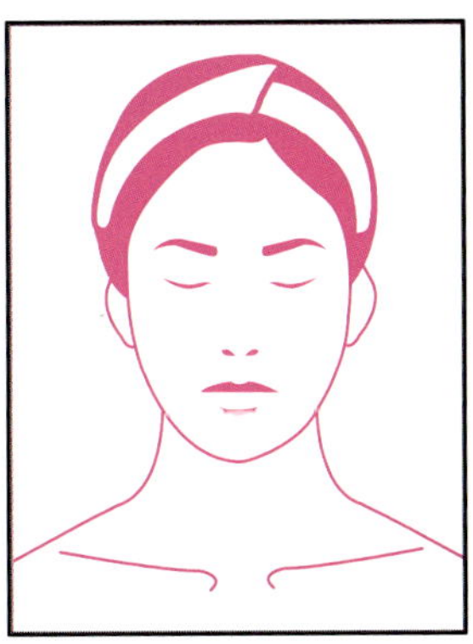	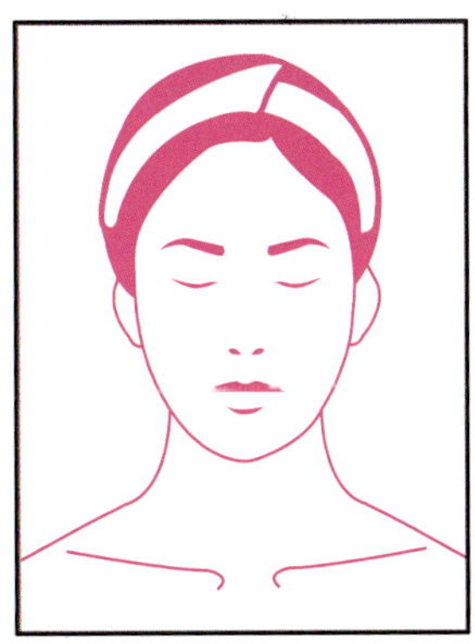

동작	부과설명
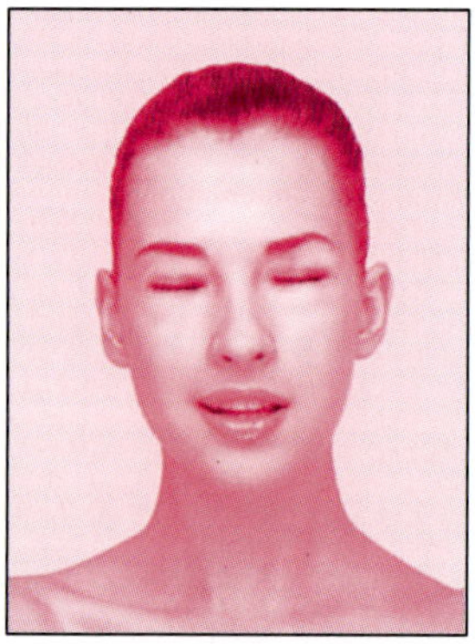	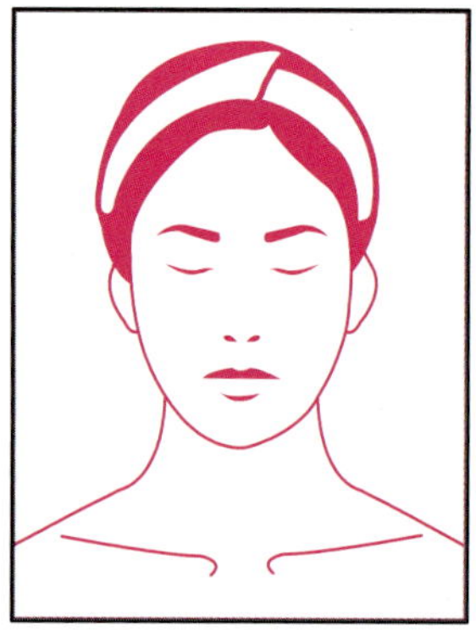
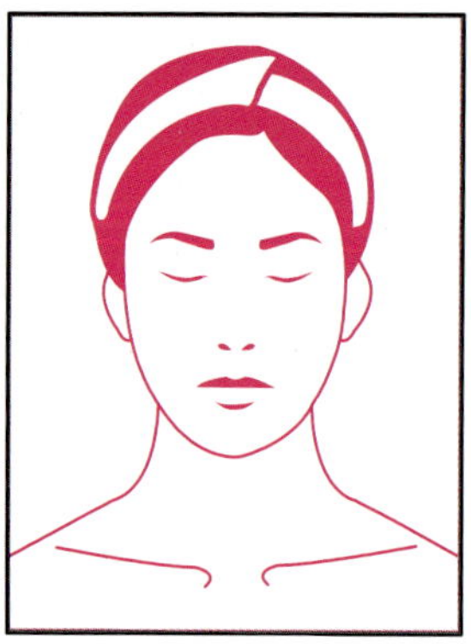	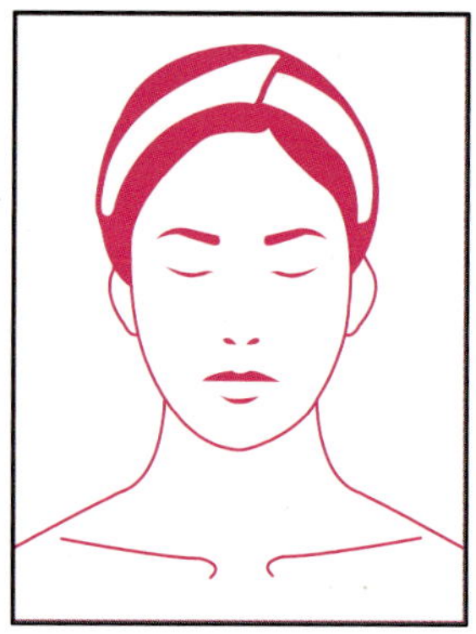
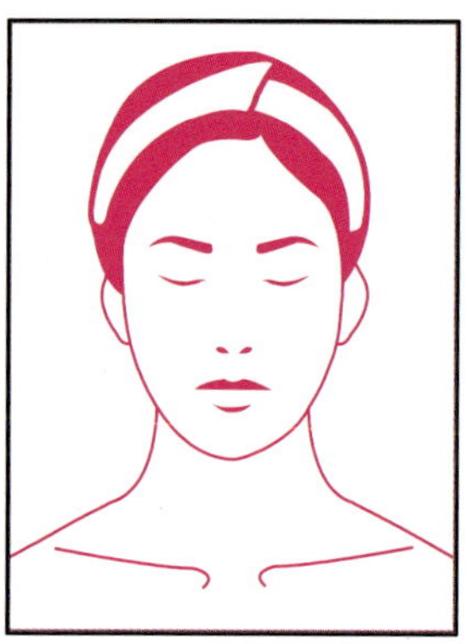	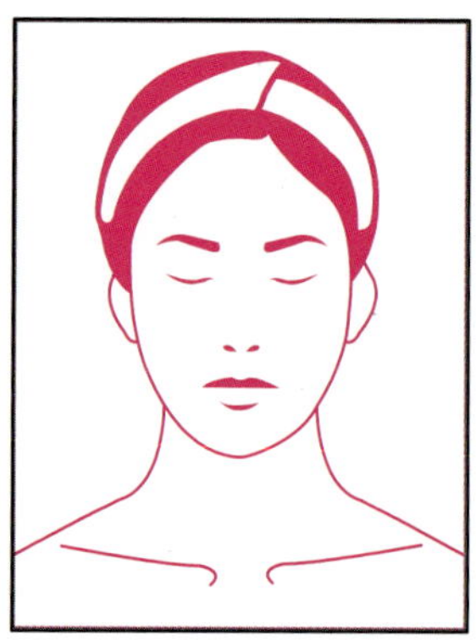

(5) 토너사용

동작	부과설명
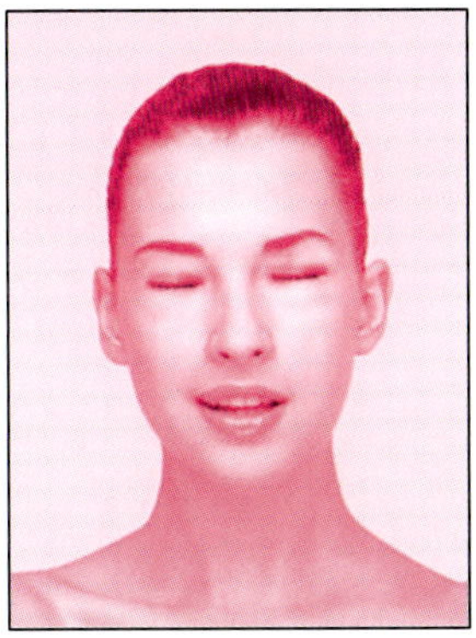	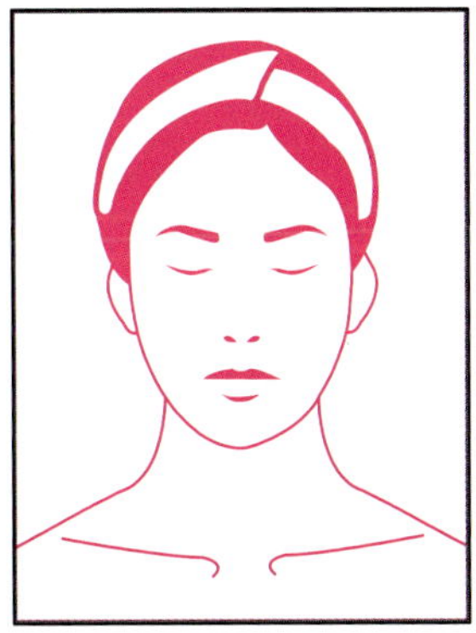
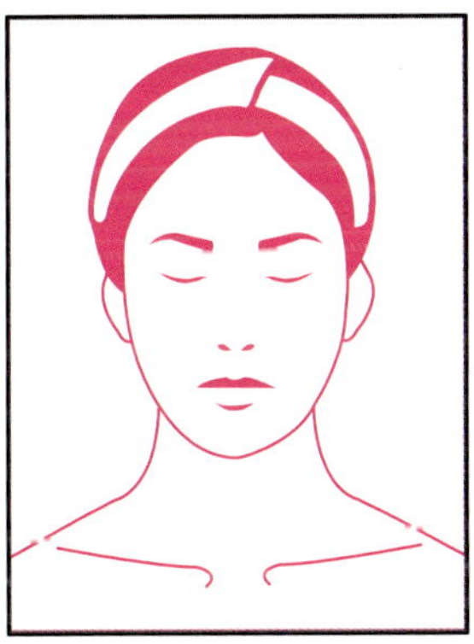	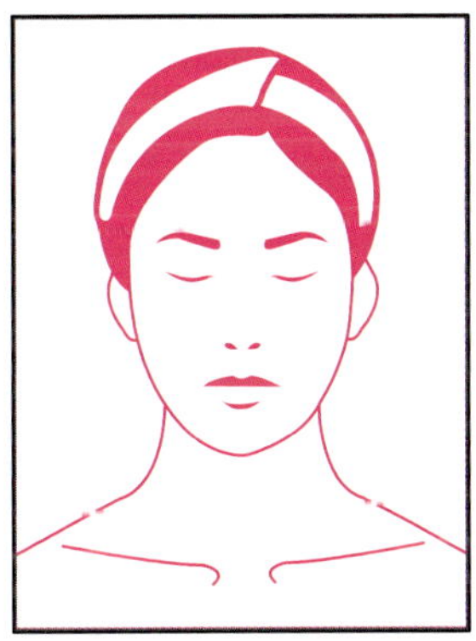
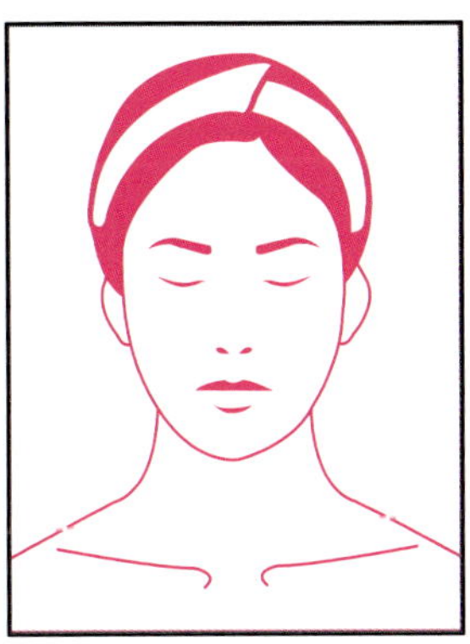	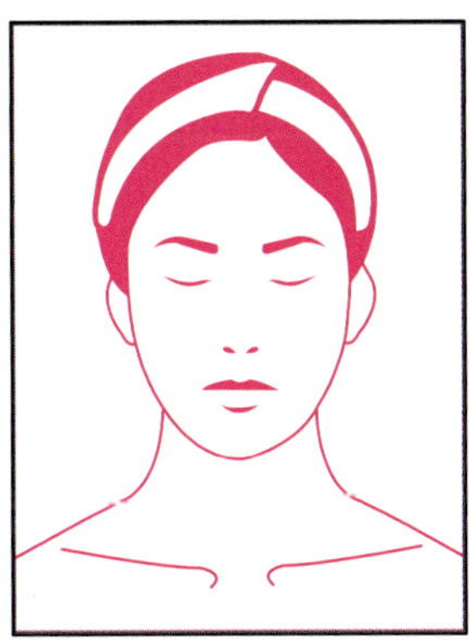

동작	부과설명
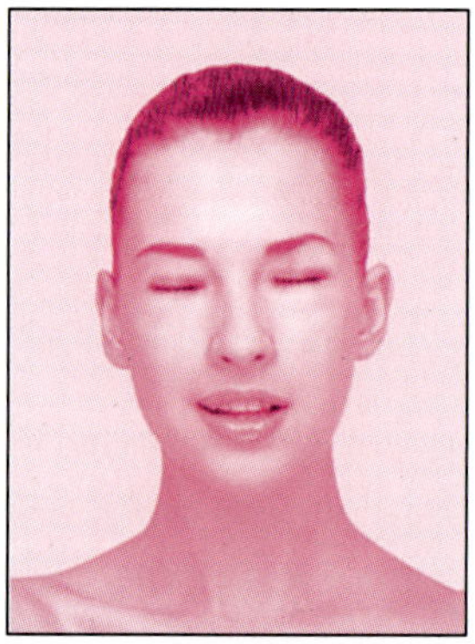	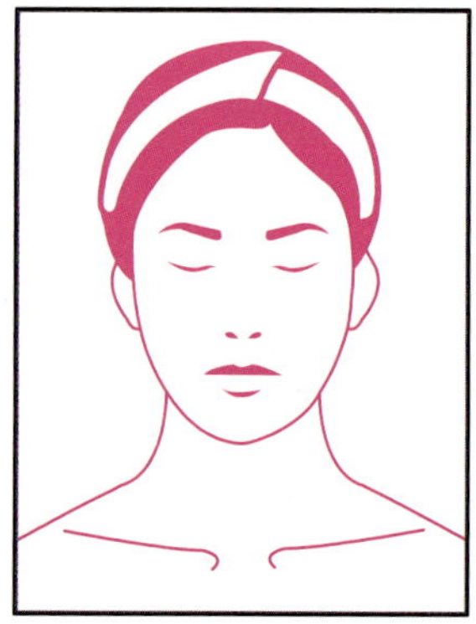
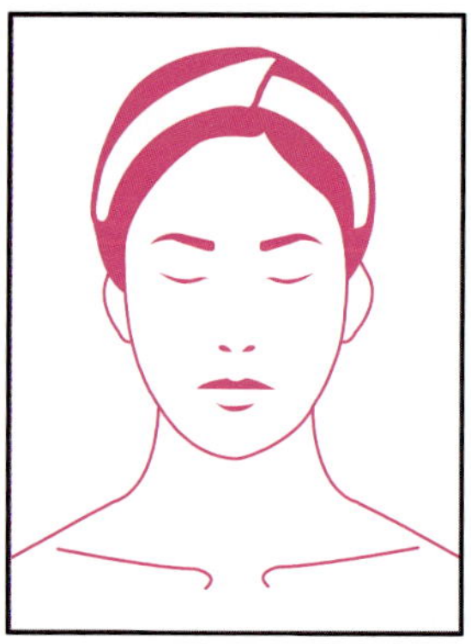	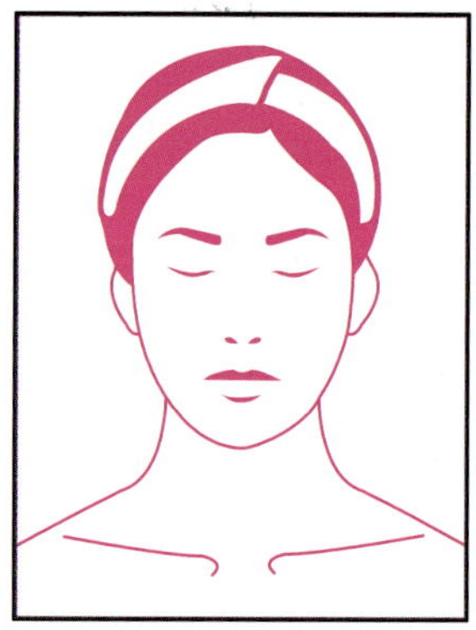
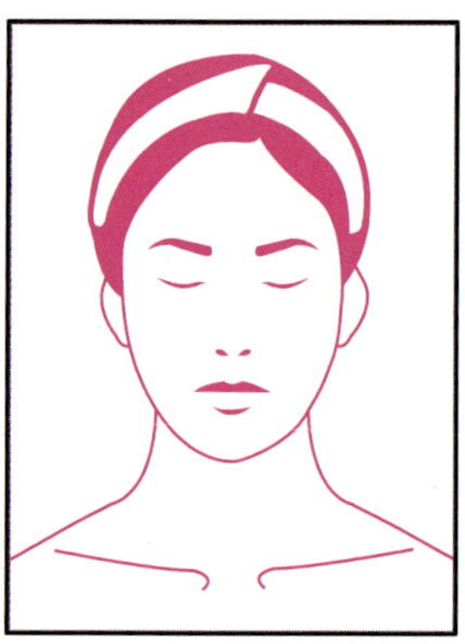	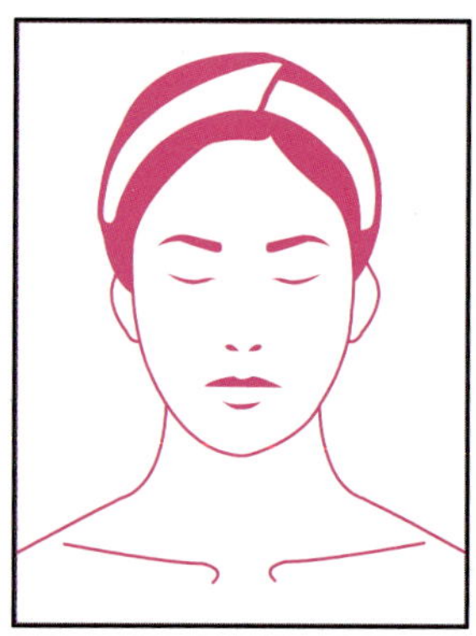

동작	부과설명
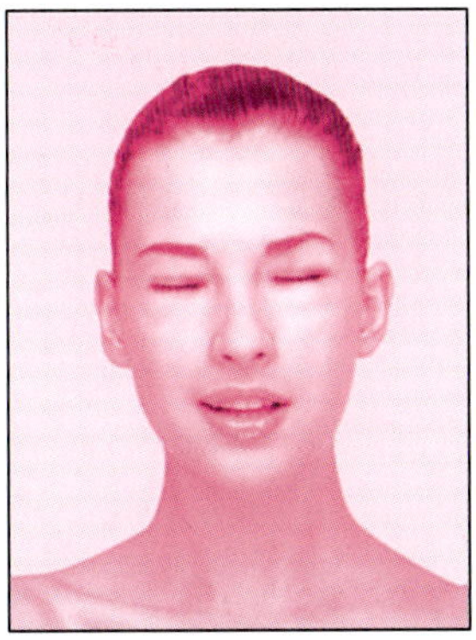	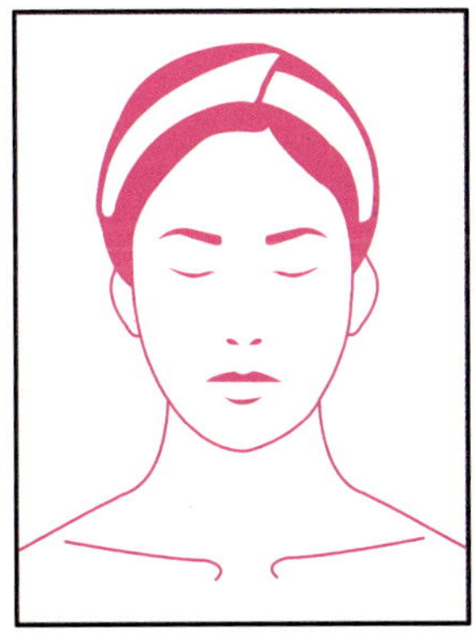
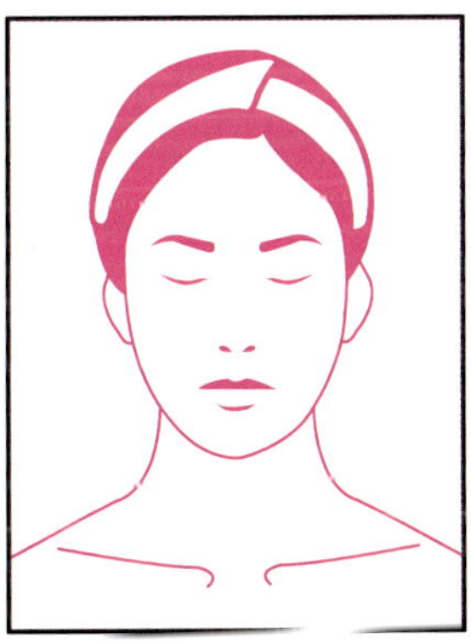	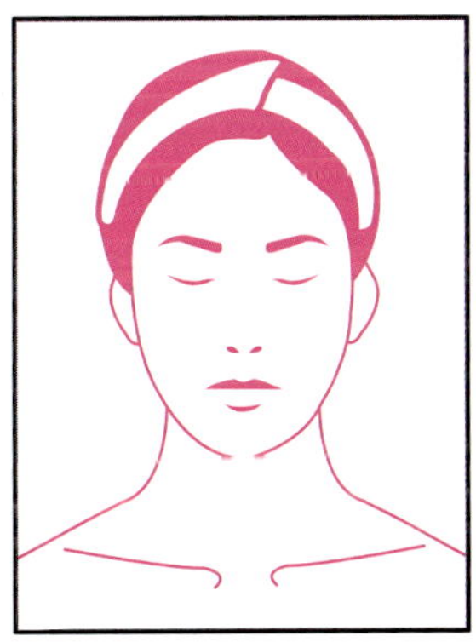
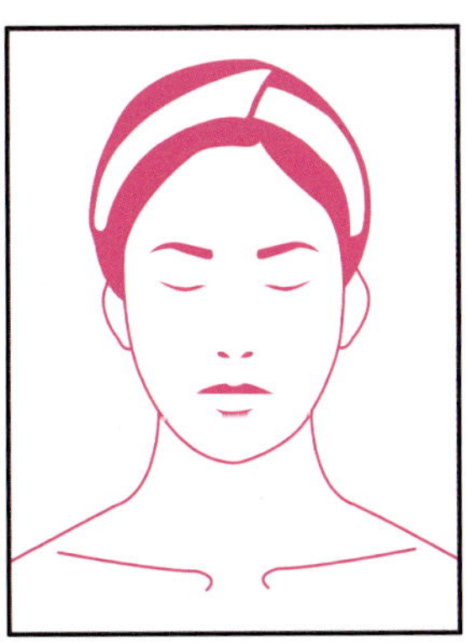	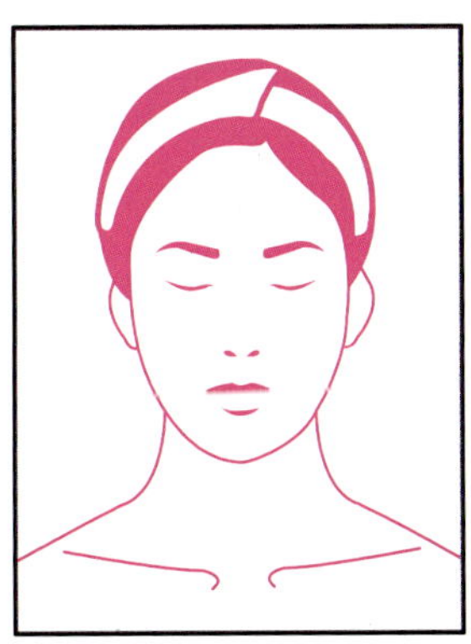

2 딥클렌징

1) 목적

표피의 각질세포들이 28일을 주기로 기저층에서부터 각질층을 향해 이동하다가 자연탈락 되는 현상을 각화현상이라고 부른다.

그런데 다양한 요인들에 의해 각화현상의 주기가 빨라지거나 지나치게 늦어져서 각질세포의 자연탈락이 힘들게 되면 다양한 피부 질환 혹은 가벼운 트러블을 일으키게 된다.

그러므로 피부 관리 영역에서는 딥클린징의 의미는 주기적인 각질세포의 제거를 도와주어 피부의 건강 및 아름다움을 유지 및 증진시키는데 있다.

또한 피부 관리 과정에서 피부의 방어막인 각질세포를 일시적으로 열어주어 화장품의 유효성분의 침투를 상승시키기도 한다.

2) 딥클렌징의 종류 및 특징

(1) 물리적 방법

① 스크럽

스크럽은 시술자의 손으로 미세한 알갱이를 사용하여 각질층의 일부를 제거하는 방법으로 예민하거나 화농성 여드름의 경우를 제외하고는 사용이 가능하다.

이 때 사용하는 미세한 알갱이의 종류로는 호호바 씨앗, 살구씨, 흑설탕, 소금, 숯 등의 자연재료를 잘게 부수어 사용하거나, 폴리에틸렌류의 미세 알갱이를 인공적으로 제조하여 사용하기도 한다.

사용방법은 얼굴과 목에 도포 후 자연스레 클렌징 동작하듯이 근육결 방향대로 핸들링 하면 된다. 이때 환자의 반응을 지켜보는데 얼굴 중에서도 예민한 뺨이라던 눈 가주변은 핸들링을 가볍게 하거나, 따가워 할 경우 그 부위는 제외한다.

주의점은 스크럽 제거시 젖은 해면과 습포를 사용하여 스크럽 알갱이가 조금이라도 남아있지 않게 한다. 여분이 조금 이라도 남아있으면 매뉴얼 테크닉단계에서 환자의 얼굴에 계속 무리를 줄 수 있으므로 주의를 요한다.

② 고마쥐

고마쥐의 경우 크림타입의 효소 제품으로 동물과 식물성 단백질 분해 효소가 함유되어 있다.

사용방법은 붓으로 고마쥐를 얼굴에 도포 후 건조되기를 기다린 후 조금 덜 마른 상태에서 사용범위를 선정한다. 그리고 피부표면을 손가락으로 섬세하게 문지르면서 서서히 각질을 제거하면 된다.

이 때 유의할 점은 지나치게 고마쥐가 건조된 후 핸들링을 하면 환자는 통증이나 불편감을 야기 할 수 있으므로 제거 타이밍을 잘 잡는게 중요하다.

또한 제거시 각질세포와 제품이 융합되어 베드주변 등이 지저분해 질 수 있으므로 준비를 철저히 한다. 먼저 환자터번에 티슈를 덧대어 고마쥐 크림이 머리카락에 묻지 않게 하며, 귀를 막아주어 귀안으로 침투를 방지하며, 목뒤 쪽으로 티슈를 대어 제거시 나오는 찌꺼기로부터 베드 주변이 더러워지는 것을 막는다.

(2) 화학적 방법

① 효소

단백질을 분해하는 효소를 이용하여 표피의 각질층의 일부를 제거하는 딥클렌징법이다. 이 때 파파야, 바나나 등에서 추출해낸 효소를 사용한다.

통상 파우더 타입의 제품을 가장 많이 사용하며 효소의 가장 큰 장점은 모든 피부에 무난하게 사용할 수 있으며 특히 예민한 피부에서 적절히 응용해 사용이 가능하다.

단 피부 표면에 적합한 온도와 수분이 지속적으로 필요하므로 온습포나 스티머의 사용은 필수적이다.

사용방법은 정제수에 효소 알갱이를 용해 시켜 사용한다. 이때 효소는 꼭 붓이아닌 스파출라로 저어서 용해시켜야 적절한 효과를 얻을 수 있다.

용해된 효소를 붓을 사용하여 얼굴전체에 펴 바른 후 스티머나 온습포 혹은 스프레이를 사용하여 피부타입과 상태에 따라 5-10여분을 기다린 후 제거한다.

② AHA (Alpha Hydroxcy Acid)

AHA는 과일 등의 천연물질에서 얻어지는 산을 합하여 말한다.

AHA 중 글라이콜릭 에시드를 의료미용 영역에서 가장 흔하게 사용하며 농도와 시간, pH에 따라 강도를 결정된다. 통상 10%미만은 일반 피부미용 영역이나 화장품에 사용하기도 한다.

사용 전 아이패드를 사용하여 반드시 눈을 가리며, 팩붓을 사용하여 각질층이 가장 두꺼운 이마, 코, 인중은 건너 띄고 턱순으로 바른다. 그리고 얼굴가장자리, 볼이 예민한 사람의 경우 소량만 붓 끝에 묻혀 뺨을 바른 후 새로 붓에 용액을 묻히지 않고 인중을 터치한다.

환자의 차트를 참조하여 기존 치료시 AHA의 농도와 시간을 참고한다.

필히 타이머를 사용하여 계획된 시간에서 넘어가지 않게 한 후 해면과 냉습포를 사용하여 제거한다.

번호	이름	출처
1	GA (glycolic acid); 글라이콜릭 에시드	사탕수수
2	라틱산 (lactic acid), 젖산	우유
3	시트릭산 (citric acid) 구연산	과일중에서 오렌지, 귤 계열
4	말릭산 (malic acid): 능금산	사과
5	타르타르산 (tartar acid); 주석산	포도

③ 의학적 필링

의료미용 영역에서 사용하는 필링으로 단순히 각질층의 일부를 제거하는 시술에서 진피 망상층의 일부까지 박피하는 다양한 영역이 존재한다.

종류로는 스킨스케일링 혹은 런치필이라 불리는 GA부터, 페놀, TCA, 레틴산, BHA까지 다양한 물질 농도와 양에 따라 적합한 환자의 피부상태에 맞춰 의사에 의해 시행된다.

적응증으로는 여드름, 기미, 주근깨 등의 색소성 질환과 노화방지, 잔주름, 거친 피부, 모공 각화증까지 다양하며 환자의 상태에 따라 적합한 물질과 농도,양이 결정된다.

주의사항으로는 항상 환자의 차트를 확인하며, 지난 치료시의 사용했던 필링 용액, 농도, 시간에 대해 주지하고 있어야 하며 재생, 진정관리를 주기적으로 받게 스케줄 조절에도 신경을 쓴다.

그리고 필링 후 진정관리 시행 시 피부에 보이는 단순 홍반이 아닌 수포나 각질분리 등의 이상증세에 대해 상급자에게 보고 하여 올바른 처치에 들어갈 수 있게 신경 쓴다.

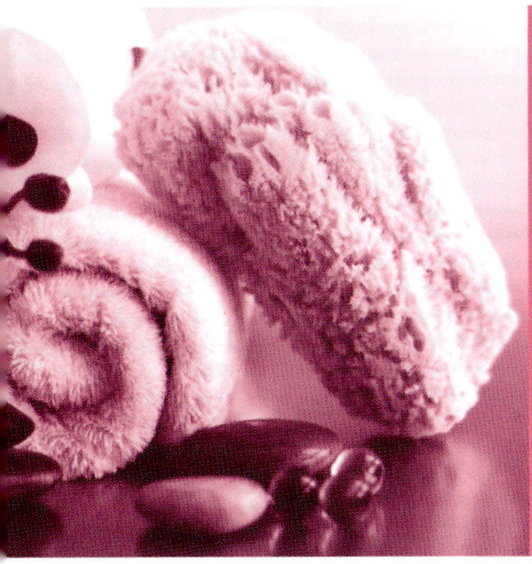

CHAPTER 05 고객 상담 및 피부분석

1 고객 상담

1) 상담의 필요성과 목적

상담이란 피부의 문제점에 있어서 도움을 필요로 하는 사람이 전문적인 지식을 갖추고 훈련을 받은 사람과 대면하여 고민을 해결하는 과정이다.

현대 사회는 고객의 지식수준이 높아져 고객의 욕구 또한 다양화, 전문화되어 있다. 그러므로 고객의 욕구를 충족시키기 위해서는 성실성과 정확한 지식을 바탕으로 전문화된 상담 기술로 고객의 신뢰를 받을 수 있어야 한다.

상담 시 고객의 생활환경, 습관, 기호식품, 건강 상태 등을 조사하여 피부문제의 원인을 찾는다. 고객의 피부 상태와 원인에 대하여 설명하고 여러 가지 여건들을 고려하여 피부문제를 효율적으로 해결할 수 있는 관리방법을 제시한다. 또한 가정에서의 피부 관리 방법에 대한 조언을 해준다.

고객이 관리과정에 대하여 문의를 하게 될 때 관리사는 관리과정을 제시하고 관리에 대한 정확한 정보를 제공해야 한다.

2) 상담의 방법

고객 상담의 방법은 주로 방문을 통한 직접면접과 전화나 인터넷 등을 통한 상담방법으로 이루어지며 피부 관리에 대한 전문지식이 풍부할수록 정확하고 원활한 상담업무를 수행할 수 있다.

상담은 가능한 독립된 공간에서 이뤄져야 하며 공간이 불충분할 시 안락하고 적합한 실내 환경을 조성하여 고객이 편안한 분위기에서 상담할 수 있어야 한다.

(1) 마중 인사

인사는 인간관계에서 필수적인 요소로 인사 하나로 사람의 평가가 달라진다. 인사는 그 중요성이 매우 큰데 상대를 인정하며 존중하고 반가운 마음을 표현을 하면서 인간관계를 원만히 해주는 인간 교류의 방법이다.

첫인상이 그 무엇보다 중요한 만큼 정중한 인사는 고객에게 긍정적인 첫인상과 신뢰를 줄 수 있다. 감사의 마음을 가지고 상대방과 눈을 맞추고 미소를 보낸 후 밝은 목소리로 명랑하게 인사를 한다.

(2) 배웅 인사

고개만 까딱 하는 인사는 성의도 없고, 가벼운 사람처럼 보이며 표정 없이 무뚝뚝한 인사는 고객을 오히려 기분 나쁘게 만들기도 한다. 또한 급히 뛰면서 하는 인사는 예의에 어긋나므로 고객이 되돌아 갈 때는 바쁘더라도 웃는 얼굴로 입구까지 배웅하도록 하며 감사의 인사와 함께 다음 예약 날짜를 분명히 말하고 공손하게 인사한다.

3) 상담자의 태도

① 고객이 무엇을 원하고 어떤 관리를 원하는지를 파악한다.
② 칭찬을 하여 고객의 장점을 부각시키고 친근감이 가도록 한다.
③ 고객의 잘못된 습관을 납득할 수 있도록 전문지식을 바탕으로 성의 있게 상담한다.
④ 고객이 하는 말에 공감대를 형성할 수 있도록 한다.
⑤ 대면할 때 항상 친절하게 대하고 고객의 입장이 되어 상담에 임한다.
⑥ 청결하고 조용한 이미지를 주도록 노력하며, 대화 시에는 낮은 목소리로 한다.
⑦ 고객의 이름을 기억하고 존칭을 사용한다.
⑧ 고객의 사생활 보호에 유의한다.
⑨ 전문가로서 자신감, 자상함이 느껴지는 눈빛으로 고객을 대하고 절도있는 행동

으로 동작이나 자세는 차분하고 침착하게 한다.

⑩ 고객에게 믿음을 주기 위해서 경청하고 올바른 지식을 전달한다.

【대화 시 주의해야 하는 언어】

사용해서는 안 되는 언어	올바른 언어
저기요	고객님
잠깐 기다려요	실례지만 잠시만 기다려주십시오
알겠어요	잘 알겠습니다
미안해요	대단히 죄송합니다
잘 모르겠는데요	죄송합니다만 잘 이해가 가지 않습니다
전해줄게요	전해드리겠습니다
아이	자제분
같이 온 사람	함께 오신 분
누구	어느 분
그래요	그렇습니다

2 상담 및 예약 카드 작성

1) 전화 메모 카드

관리실에 전화가 왔을 경우, 대상자가 부재중일 경우에는 누가, 언제, 누구에게, 어떤 내용으로, 처리방법 등을 메모 카드에 준비하여 사용한다.

전화 메모 카드

담당자 : ____________________

To : ____________________	From : ____________________
Date : ____________________	Time : ____________________
Tel : ____________________	Message : ____________________

2) 전화 상담 카드

피부 미용을 받고자 하는 고객에게 전화가 왔을 경우 이름, 연락처, 상담 내용 등을 적은 카드를 사용한다.

전화 상담 카드 : ____________________

일 시 : ____________________

이름		나이	
주소			
전화번호		키/ 체중	
관리 희망 부위		관리 희망 금액	
기존 관리 여부		기존 관리 실패 이유	
본인의 문제점			
상담 내용			
의견			
상담 예약		상담 관리사	

3) 물품 입고 및 재고 카드

관리에 필요한 모든 물품을 구입하는 즉시 제품명, 용량, 개수, 가격, 회사명 등을 카드에 정리하고 재고량을 체크하여 정확한 물품 현황을 체크한다.

물품 입고 카드

고유번호	제품명	용량	개수	단가	소비자가	회사명	비고

재고 정리 카드

고유번호	제품명	용량	개수	단가	소비자가	회사명	비고

4) 고객 예약카드

피부미용사 시간						
09:00						
09:30						
10:00						
10:30						
11:00						
11:30						
12:00						
12:30						
13:00						
13:30						
14:00						
14:30						
15:00						
15:30						
16:00						
16:30						
17:00						
17:30						
18:00						
18:30						
19:00						
19:30						
20:00						

	예약 가능 시간		관리가 끝난 고객
	예약 가능 시간	DNA	관리가 끝난 고객
C	예약 취소		관리가 끝난 고객

3 고객카드 작성방법

1) 상담 시 고객카드 작성

상담은 가장 먼저 이루어지는 피부분석 과정으로 올바른 상담을 위해서 서로에게 반드시 필요한 기초자료로서 고객과 자연스럽게 친해질 수 있는 계기가 될 수 있다. 상담 전에 자연스러운 분위기로 대화를 유도하여 고객카드를 작성하는 것이 좋으며 작성방법은 관리사가 질문을 해서 고객의 답변을 유도하는 방법으로 하고 가능한 함께 일하는 관리사도 볼 수 있게 용어의 통일, 빠르고 정확한 기록, 전문용어와 영어로 표기하는 것이 좋다.

관리사는 카드를 작성하며 고객의 성명, 나이, 직업, 피부유형, 약물복용, 병력사항, 사용제품 등의 상태를 정확하게 파악하고 최상의 관리프로그램을 수행할 수 있는 계획을 수립하여야 한다. 상담과 동시에 전체 관리 계획을 구상할 수 있으며 상담은 관리사의 원활한 업무수행과 관리의 효과성 증진을 위해 세밀하고 정확하게 수행되어야 한다.

(1) 고객카드에 작성되어야 하는 사항

① 성명

고객의 이름을 기억하고 존칭을 사용하여 부르도록 한다.

② 생년월일

고객관리 차원에서 생일이나 기념일, 축하일 등을 알아보기 위함이며 실제나이와 현재 피부상태를 비교해 보기 위함이다.

③ 주소

멀리서 오신 고객에게는 고마움을 표하는 것이 좋으며 주거지역에 따른 빈부 정도도 파악할 수 있다.

④ 전화번호

예약 확인 및 예약 변경, 관리 결과 확인 등의 안부 인사를 하기 위함이다.

⑤ 식생활, 운동

규칙적이고 균형 잡힌 식생활과 운동은 피부와 밀접한 관계를 가지므로 식사 방법, 섭취음식 등의 식습관과 운동 여부를 기록한다.

⑥ 직업

피부는 직업 생활환경에 따라서 변화하므로 피부와의 관계 파악에 배우 중요하다.

⑦ 유전적인 요인

여드름이나 과색소 침착 등 문제성 피부인 경우 유전적인 부분을 고려하여 상담할 수 있다.

⑧ 피임약 복용

여드름이나 기미를 발생시키는 기전이 되므로 미리 확인한다.

⑨ 알레르기 여부

제품 사용 등에 영향을 미치므로 알레르기의 원인이 되는 항원에 대하여 기록하고 체크한다.

⑩ 병력

피부 질환이나 피부 이상 상태 및 과거의 수술 경험, 복용중인 약의 종류, 또는 기타 병력을 체크한다.

⑪ 콘택트렌즈 유.무

콘택트렌즈를 사용하는 고객이라면 관리 전 렌즈 케이스와 식염수를 준비하여 렌즈를 제거하고 관리에 임하도록 한다 .

⑫ 처음 방문한 날짜

고객관리 차원에서 필요하며 관리 후 처음 방문시와 비교하여 상담할 수 있다.

⑬ 방문 경로

홍보 및 광고 기획시 참고 자료로 이용한다.

⑭ 방문 동기

고객의 방문 목적이 일반 피부 관리인지 문제를 개선하고자 하는 목적인지 등을 정확히 파악한다.

⑮ 기호식품

피부에 부정적인 영향을 미칠 수 있는 기호식품에 대하여 체크한다.

⑯ 스트레스

피부에 영향을 미칠 수 있는 심리적인 요소를 파악한다.

⑰ 고객평가

피지 분비량에 따른 피부 타입 및 피부 보습도, 모공의 크기, 색소침착, 노화정도, 민감성의 여부, 근육의 긴장상태 등을 평가한다.

⑱ 관리계획 수립

고객의 피부타입 및 상태에 따른 계획으로 지성의 경우 피지조절, 건성의 경우 보습관리 등 근본적인 문제점을 해결하여 피부를 개선시키고자 하는 계획이다.

⑲ 홈케어 조언

가정에서의 클렌저, 보습제, 딥클렌저, 팩의 선택 방법과 관리법을 정확하게 설명하여 피부관리의 목표를 수월하게 달성할 수 있도록 한다.

4 피부분석카드

1) 피부 유형 분석의 이유

피부유형을 분석하는 목적은 고객의 피부 상태를 정확하게 판단하여 부분적인 문제점이나 고민 등을 파악하고 고객의 피부에 대한 정확한 분석을 할 수 있으며, 안면관리를 실시하기 피부 타입을 파악하여 정확한 피부 관리 계획을 수립하는데 중요한 요소가 된다.

정확한 피부 타입 측정은 올바른 피부 관리를 위한 필수조건으로 피부 타입의 기본이 되는 피부 건성도와 유. 수분도, 민감 여부, 모공의 크기, 피지 분비 정도를 파악하여 올바른 관리를 해주는 것이 피부 분석의 목적이며 그에 따른 적절한 관리가 이루어질 수 있도록 한다. 즉 정확하게 피부 유형을 판별하는 것이 성공적인 피부 관리를 위한 포인트라고 볼 수 으며 고객의 피부 유형이 불명확한 경우 적절한 제품 선택 또한 불가하다.

또한 관리 전에는 항상 피부 유형과 상태 등을 판단하여 고객 카드에 기재하는 것이 중요한데 피부 유형은 수시로 변화하기 때문에 한 번의 측정으로 이루어질 수 없기 때문이다. 결과적으로 고객의 욕구를 만족시키기 위해서는 과학적이고 합리적인 피부 관리 방법이 제시되어야 한다.

2) 피부 분석 방법

① 문진

문진은 고객에게 질문과 응답을 통해 피부 타입을 알아보는 방법으로 질문을 할 때 취재하는 어투나 권위적인 행동은 삼가야 한다. 주로 피부미용에 간련한 세부사항으로 개인의 직업 등 신상내용과 알레르기, 약물복용 여부, 질병, 기호식품, 식습관, 홈케어 방법, 다이어트 여부, 근육의 통증 부위, 병력, 가족력, 연령, 가족관계, 주변환경과 심리적 상태 등에 관한 질문을 통해 문제점을 파악하고 피부 유형과 피부 상태와의 관련성을 유추한다.

고객에게 직접 피부상태와 관련된 세부사항들을 대답을 통해 알아보고 판별할 수 있는 방법으로 결과는 상세하고 정확하게 기록한다.

② 시진

시진은 육안으로 피부를 판별할 수 있는 방법을 말하며 견진법이라고도 한다. 직접 보거나 피부분석기기, 확대경, 우드램프 등을 통하여 피부를 들여다보며 판독하는 방법으로 피부의 조직, 모공의 크기, 여드름의 발전단계, 주름의 정도, 혈액순환 정도, 피부결의 상태, 과색소 침착, 모세혈관 확장, 홍터나 염증 후 자국정도, 피부질환의 발생 등을 파악할 수 있다.

③ 촉진

촉진은 고객의 피부를 직접 손으로 만져봄으로써 피부를 판별하는 방법으로 너무 무리한 터치로 불편을 주지 않는 정도로 측정한다. 촉감을 통해 이루어지는 피부진단 사항은 주로 피부의 탄력성 정도, 피부의 두께, 유. 수분의 함량, 긴장 상태, 각질의 상태, 민감성, 셀룰라이트의 상태와 분포도 등을 알 수 있다.

3) 기기를 이용한 피부 분석 방법

다양한 기기를 통하여 정확한 피부유형을 진단할 수 있는데 피부진단은 피부관리의 기본조건으로 이는 과학적이고 체계적이며 효과적인 관리를 하는데 필수적인 요소이다.

① 확대경

확대경은 피부관리실에 우선적으로 필요한 피부진단기기이며 피부분석과 여드름 압출 시 안전하게 피지를 제거하는데 효과적으로 사용할 수 있다. 사용방법이 간편하여 널리 사용되고 있고 육안으로 관찰할 수 있는 피부표면의 특징을 3.5~5배 비율로 확대하여 볼 수 있는 피부 진단기이다. 육안으로 구분하기 어려운 잔주름, 색소침착, 면포 등의 미세한 결함을 발견하기 쉽도록 밝은 빛의 형광램프와 물체를 확대해서 보여준다.

램프가 부착되어 있어 어두운 실내에서도 사용이 가능하며 클렌징을 깨끗이 한 상태에서 실시하고 관찰시 아이패드를 사용하여야 한다. 확대경의 조명이 고객의 얼굴에 닿지 않도록 하기 위하여 조명과 고객의 얼굴 사이에 일정한 거리를 둔다. 고객의 피부를 좀 더 정확하게 분석하여 적절한 트리트먼트를 받을 수 있다는 믿음을 줄 수 있다.

② 우드램프

우드램프는 파장 365nm 이상의 자외선과 가시관성을 방출하는 형광램프 유리에 산화니켈을 포함시켜 눈에 보이지 않는 장파장의 자외선과 청백색의 가시광선 스펙트럼 일부만을 선택적으로 발산되도록 만든 등이다. Robert Wiliam Wood에 의하여 처음 개발되었으며 특수광선을 이용하여 백선과 같은 곰팡이균의 관찰에 사용되어왔으나 최근에는 피부 관리 전 피부 상태의 정확한 진단에 도움을 주는 기기로 사용된다.

우드램프 밑에서 피부표면에 나타난 피부색으로 피부상태를 파악할 수 있는 피부분석기로 널리 사용되고 있다. 우드램프 기기의 자외선 램프를 통해 피부 상태에 따라 서로 다른 색깔을 내는 원리를 이용하여 육안으로 보기 힘든 피지, 민감도, 색소침착, 모공의 크기, 트러블, 색소 침착 상태 등을 알 수 있다.

클렌징을 깨끗이 한 상태에서 아이패드를 사용하여 측정시에는 가능한 조명을 어둡게 하고 우드램프로 오랫동안 관찰하지 않는다. 또한 관리사와 고객 모두 빛이 나오는 부위를 직접적으로 바라보지 않는다.

【우드램프 판독법】

피부 상태	측정 반응색
중성 피부	전체적으로 푸른 빛을 띠는 청백색
건성 피부	푸른 보라색, 민감한 부위는 진한 보라색
지성, 여드름성 피부	노란색 또는 오렌지색
과색소 침착 부위	갈색, 진한갈색
각질층 부위	하얀 가루 형태의 빛
염증성의 민감한 부위	짙은 자주색
먼지나 메이크업 노폐물	형광물질로 보임

③ 유분 측정기

유분 측정기는 피부 각질층의 유분 함유량을 계측하는 피부측정기를 말하며 특수 플라스틱 테이프를 피부표면에 닿게 한 후 묻어난 유분을 임의 단위로 수치화하여 측정하는 기기이다.

알코올 성분이 없는 클렌징제품을 이용하여 세안 후 1~2시간 후 측정하는데 적당한 압력을 주어 30초 정도 피부에 밀착시켜 측정한다. 화면에 수치가 표시되면 측정기를 제거한다.

④ 수분 측정기

수분 측정기는 피부 각질층의 수분을 측정하는 기기이며 유리로 만들어진 탐침을 피부에 눌러주면 화면에 수치가 표시되며 표시범위는 0~220까지이다.

알코올 성분이 없는 클렌징 제품으로 세안 후 측정하며 측정기에 적당한 압력을 주어 30초 정도 피부에 밀착한 후 측정한다. 실내온도 20~22, 습도 40~60%의 환경에서 실시하는 것이 좋고 정확한 측정치를 파악하기 위해 수분의 경우 3회 정도 반복적으로 측정하여 평균 수치를 구한다.

⑤ pH 측정기

pH측정기는 피부의 pH를 분석하는 방법이다. 피부의 산성도나 알칼리도를 알아보는 것으로 피부의 예민도 혹은 유분도 등을 pH값으로 알아보기 위함으로 피부 표면의 pH정도를 수치로 나타내는 기기이다.

⑥ 스킨 스코프

60~800가량 확대하여 피부에 나타난 다양한 특징을 영상으로 관찰 할 수 있는 진단기이며 모니터를 통해 고객이 직접 자신의 피부상태를 확인할 수 있어 신뢰감을 준다. 피부표면의 형태적 구조인 피부결, 모공의 크기, 피지량, 각질의 유무, 주름 등 피부관리 전후를 비교하여 피부상태를 파악할 수 있는 장점이 있다.

4) 피부 분석 시 유의사항

① 피부 상태는 내적, 외적인 요인에 따라 다르므로 같은 유형이라도 유의해서 살핀다.
② 전문적인 세안 단계가 끝난 후 피부 분석을 한다.
③ 확대경, 우드램프의 사용 시 세안 후 아이패드로 눈을 보호하고 피부를 분석한다.
④ 피부 표면 관찰시 개인차를 감안하여 세부적으로 관찰한다.

【고객 카드 예시 1】

<table>
<tr><td colspan="3">고객 카드</td></tr>
<tr><td colspan="2">번호</td><td>일자 20 . . .</td></tr>
<tr><td rowspan="2">관리목적
및
기대효과</td><td colspan="2">관리목적 :</td></tr>
<tr><td colspan="2">기대효과 :</td></tr>
<tr><td>클렌징</td><td colspan="2">☐ 오일 ☐ 크림 ☐ 밀크/로션 ☐ 젤</td></tr>
<tr><td>딥클렌징</td><td colspan="2">☐ 고마쥐(gommage) ☐ 효소(enzyme) ☐ AHA ☐ 스크럽</td></tr>
<tr><td>매뉴얼 테크닉 제품 타입</td><td colspan="2">☐ 오일 ☐ 크림</td></tr>
<tr><td>손을 이용한 관리형태</td><td colspan="2">☐ 일반</td></tr>
<tr><td rowspan="3">팩</td><td colspan="2">T 존 : ☐ 건성타입 팩 ☐ 정상타입 팩 ☐ 지성타입 팩</td></tr>
<tr><td colspan="2">U 존 : ☐ 건성타입 팩 ☐ 정상타입 팩 ☐ 지성타입 팩</td></tr>
<tr><td colspan="2">목부위 : ☐ 건성타입 팩 ☐ 정상타입 팩 ☐ 지성타입 팩</td></tr>
<tr><td rowspan="4">고객 관리
계획</td><td colspan="2">1주 :</td></tr>
<tr><td colspan="2">2주 :</td></tr>
<tr><td colspan="2">3주 :</td></tr>
<tr><td colspan="2">4주 :</td></tr>
<tr><td rowspan="2">자가관리
조언
(홈케어)</td><td colspan="2">제품을 사용한 관리 :</td></tr>
<tr><td colspan="2">기타 :</td></tr>
</table>

【고객 카드 예시 2】

1) 고객카드 작성

<table>
<tr><td colspan="6">고객카드</td></tr>
<tr><td colspan="3">성명</td><td colspan="3">생년월일</td></tr>
<tr><td colspan="3">직업</td><td colspan="3">방문일자</td></tr>
<tr><td colspan="3">주소</td><td colspan="3">전화번호</td></tr>
<tr><td>병력사항</td><td colspan="2">알레르기</td><td colspan="2">렌즈착용여부</td><td>생리주기</td></tr>
<tr><td colspan="6">피부분석</td></tr>
<tr><td colspan="3">세부 항목별 사항</td><td colspan="3">특이사항</td></tr>
<tr><td colspan="3"></td><td colspan="3"></td></tr>
<tr><td colspan="6">피부유형</td></tr>
<tr><td colspan="2">구분</td><td colspan="2">세부내용</td><td colspan="2">비고</td></tr>
<tr><td colspan="2">중성 피부</td><td colspan="2"></td><td colspan="2"></td></tr>
<tr><td colspan="2">건성 피부</td><td colspan="2"></td><td colspan="2"></td></tr>
<tr><td colspan="2">지성 피부</td><td colspan="2"></td><td colspan="2"></td></tr>
<tr><td colspan="2">복합성 피부</td><td colspan="2"></td><td colspan="2"></td></tr>
<tr><td colspan="2">예민 피부</td><td colspan="2"></td><td colspan="2"></td></tr>
<tr><td colspan="2">문제성피부</td><td colspan="2"></td><td colspan="2"></td></tr>
<tr><td colspan="6">피부 상태</td></tr>
<tr><td colspan="2">구분</td><td colspan="2">세부내용</td><td colspan="2">피부분석기기명</td></tr>
<tr><td colspan="2">피부결</td><td colspan="2"></td><td colspan="2"></td></tr>
<tr><td colspan="2">피부 유. 수분량</td><td colspan="2"></td><td colspan="2"></td></tr>
<tr><td colspan="2">모공크기</td><td colspan="2"></td><td colspan="2"></td></tr>
<tr><td colspan="2">민감성 여부</td><td colspan="2"></td><td colspan="2"></td></tr>
<tr><td colspan="2">흉터</td><td colspan="2"></td><td colspan="2"></td></tr>
<tr><td colspan="2">탄력성</td><td colspan="2"></td><td colspan="2"></td></tr>
<tr><td colspan="2">색소침착 여부</td><td colspan="2"></td><td colspan="2"></td></tr>
<tr><td colspan="2">피지분비량</td><td colspan="2"></td><td colspan="2"></td></tr>
<tr><td colspan="2">피부 안색</td><td colspan="2"></td><td colspan="2"></td></tr>
<tr><td colspan="2">자외선 민감도</td><td colspan="2"></td><td colspan="2"></td></tr>
<tr><td colspan="2">주름정도</td><td colspan="2"></td><td colspan="2"></td></tr>
</table>

2) 관리방법 예시

번호	날짜	클렌징	딥클렌징	화장수& 앰플	마사지	1차 마스크	2차 마스크	기기적용	비고
주 관리 목적									
관리 계획									
기타 관리									

3) 홈케어 제품

제품 종류	사용법	비고
각질제거& 세안제품		
화장수		
보습에센스& 기능성제품		
데이&나이트크림		
아이크림		
자외선 차단 제품		
바디제품		
두피관리제품		

【고객 카드 예시 3】

관리자 성명 날짜 관리 횟수

고객성명 직업
생년월일 연락처

과거 병력 및 관리 금기사항

☐ 심장병 ☐ 혈압이상 ☐ 체내 금속삽입 ☐ 당뇨병
☐ 간질 ☐ 피부질환 ☐ 알레르기 ☐ 기타

현재 복용하는 약물

관리경험

관리목적 및 기대효과

클렌징 ☐ 오일 ☐ 크림 ☐ 밀크로션 ☐ 젤
딥클렌징 ☐ 고마쥐(gommage) ☐ 효소(enzyme) ☐ AHA ☐ 스크럽
매뉴얼 테크닉 제품 타입 ☐ 오일 ☐ 크림 ☐ 앰플
손을 이용한 관리 형태 ☐ 일반 ☐ 아로마 ☐ 림프
팩 T존 : ☐ 건성 타입 팩 ☐ 정상 타입 팩 ☐ 지성 타입 팩
U존 : ☐ 건성 타입 팩 ☐ 정상 타입 팩 ☐ 지성 타입 팩
목부위 : ☐ 건성 타입 팩 ☐ 정상 타입 팩 ☐ 지성 타입 팩

고객관리계획

홈케어 조언

낮	밤	주당횟수	주성분

클렌징
아이/ 립클렌저
클렌징 타입(제품 타입)
친수성 오일
토너/ 로션

필링

모이스춰라이저
얼굴
눈
목
스페셜 크림

마스크
얼굴
눈

【고객 카드 예시 4】

<table>
<tr><td colspan="3">관리 챠트(Care Chart)</td></tr>
<tr><td colspan="2">이름 :</td><td>일자 : . . .</td></tr>
<tr><td rowspan="2">1</td><td rowspan="2">관리목적
및
기대효과</td><td>관리목적:</td></tr>
<tr><td>기대효과:</td></tr>
<tr><td>2</td><td>클렌징</td><td>☐ 오일 ☐ 크림 ☐ 밀크/ 로션 ☐ 젤</td></tr>
<tr><td>3</td><td>딥클렌징</td><td>☐ 고마쥐 ☐ 효소 ☐AHA ☐ 스크럽</td></tr>
<tr><td>4</td><td>매뉴얼 테크닉
제품 타입</td><td>☐ 오일 ☐ 크림</td></tr>
<tr><td>5</td><td>손을 이용한
관리형태</td><td>☐ 일반 ☐ 림프</td></tr>
<tr><td rowspan="3">6</td><td rowspan="3">팩</td><td>T존 : ☐ 건성 타입팩 ☐ 정상 타입팩 ☐ 지성 타입팩</td></tr>
<tr><td>U존 : ☐ 건성 타입팩 ☐ 정상 타입팩 ☐ 지성 타입팩</td></tr>
<tr><td>목부위 : ☐ 건성 타입팩 ☐ 정상 타입팩 ☐ 지성 타입팩</td></tr>
<tr><td rowspan="4">7</td><td rowspan="4">월별
관리계획</td><td>1주차 :</td></tr>
<tr><td>2주차 :</td></tr>
<tr><td>3주차 :</td></tr>
<tr><td>4주차 :</td></tr>
<tr><td rowspan="2">8</td><td rowspan="2">자가
관리조언</td><td>제품을 이용한 관리:</td></tr>
<tr><td>기타 관리:</td></tr>
</table>

【고객 카드 예시 5】

1. 고객정보

성명		생년월일	
직업		직업	
전화번호		주소	
휴대폰		직장	
결혼여부	☐ Yes ☐ No		
관리실 이용 동기	☐ 잡지광고 ☐ 소개 (소개하신 분:) ☐ 매장 ☐ DM ☐ 카달로그		

2. 개선하고 싶은 피부의 문제점은 무엇입니까? (복수응답 가능)

☐ 기미/ 검버섯 ☐ 예민한 피부 ☐ 블랙헤드
☐ 잔주름 ☐ 깊은 주름 ☐ 심한 건성
☐ 피부 각질 ☐ 눈가의 주름 ☐ 여드름 뾰루지
☐ 늘어진 모공 ☐ 탄력 없음 ☐ 칙칙한 피부
☐ 눈에 띄는 모세혈관 ☐ 심한 지성 ☐ 건조하여 갈라진 팔꿈치/ 무릎
☐ 셀룰라이트 ☐ 등/ 가슴의 여드름 ☐ 푸석푸석하고 부은 피부

3. 마사지 시 어느 정도의 강도를 원하십니까?

☐ 강함 ☐ 중간 ☐ 약함

4. 현재 사용하고 있는 제품은 어떤 브랜드입니까?

5. 피부 관리를 받은 적이 있습니까? ☐ Yes ☐ No

6. 어떤 종류의 피부 관리를 받으셨습니까?

7. 기타

1) 렌즈를 착용하십니까? ☐ Yes ☐ No
2) 알레르기가 있습니까? ☐ No ☐ Yes (알레르기 종류 :)
3) 현복용 중인 약이 있습니까? ☐ No ☐ Yes (종류 :)
4) 피부 관리 시 주의해야 할 사항이 있다면 적어 주십시오.

【고객 카드 예시 6】

1) 고객 신상 카드

성명	성별 남 여
생년월일	(세)
주소	전화
직업	직장전화
기타	
체형타입 1. 메마른형(Laptosom) 2. 스포츠형(Athletiker) 3. 여성형(Pykniker)	

2) 고객의 피부 유형 진단 카드

	기능 저하	정상 기능	기능 증가
피지의 분비			
수분 보유량			
각질의 상태			
모공의 크기			
피부의 두께			
탄력 상태			
예민 상태			
혈액 순환			
기타			
종 합 의 견			

3) 고객 피부 관리 기록

날짜	클렌징	필링	앰플	마사지	팩	가정관리	관리사

【고객 카드 예시 7】

1) 피부분석카드

고객 번호 No	관리사 :
고객 성명	성별 : 남, 여 생년월일: 년 월 일
주소	
연락처	핸드폰

방문동기	광고 □ 아는 사람 소개로 □ 기타 □			
개선시키고 싶은 피부 문제점	건성 □ 지성 □ 모세혈관 확장증 □ 노화/ 검버섯 □ 화이트헤드 □ 블렉헤드 □ 잔주름/ 진한주름 □ 여드름 □ 예민 □ 기타 □			
병력	알레르기 □ 피부병 □ 당뇨병 □ 고혈압 □ 천식 □ 밀실공포증 □ 심장기능부전 □ 켈로이드 □ 기타 □			
생리주기		콘텍트렌즈 사용여부		임신여부
현재 복용약	항생제 □ 항히스타민제 □ 호르몬제 □ 피임약 □ 이뇨제 □ 변비약 □ 기타 □			
이전 피부관리	필링 □ 레틴 A □ 피부암수술 □ 성형수술 □ 기타 □			
생활습관	운동여부 □ 다이어트 □ 음주 (번/ week) □ 흡연 □ 수면시간 (시간/ day) □			
피부결	얇다(fine) □ 정상(normal) □ 거칠다(thick) □			
모공의 크기	거의 보이지 않음 □ 약간 보임 □ 크게 보임 □			
피지 분비	건성 □ 중성 □ 지성 □ 화농된 여드름 □ 작은 여드름 □ 질식된 피부 □			
여드름	화이트 헤드 □ 블랙 헤드 □ 구진 □ 농포 □ 결절 □ 낭종 □			
수분상태	피부표면의 수분부족 □ 진피층의 수분부족 □			
혈액순환	홍반 □ 모세혈관 확장증 □ 주사비 □			
예민도	정상 □ 예민 □ 과민 □			
색소	주근깨 □ 기미 □ 검버섯 □ 저색소침착 □			
탄력도	좋음 □ 보통 □ 나쁨 □			
주름	깊은 주름 □ 잔주름 □			
사용 화장품(브랜드명과 타입)				
클렌징				
토너				
딥 클렌징				
팩				
세럼, 에센스, 앰플				
영양크림				
썬 프로텍션				
아이크림				
화운데이션				
기타				

2) 피부 관리 카드

관리 일자 :	관리횟수 :				관리사 :			
다음 관리 날짜								
관리 목적								
관리 계획								
패치 테스트								
관리 단계	사용 제품				사용 기기 및 비품			
	제품명	함유 성분	방법	시간	기기명	목적	방법	시간
포인트 메이크업 클렌징								
클렌징								
딥 클렌징								
필링								
여드름 추출								
앰플								
마사지								
1차 마스크/팩								
2차 마사크/팩								
특수관리								
썬 프로텍션								
관리 후 소견								
홈 케어 어드바이스								
관리 후 피부 변화 상태	피부 외관상의 변화□ 투명감□ 감촉□ 탄력감□ 화장 상태□ 가려움증□ 홍반□ 각질발생□ 피지분비 증가□ 염증 발생□ 건조함□ 색소 침착□ 피지 분비 상태□							
판매 제품								

【고객 카드 예시 8】

Skin Care Clinic Chart

Name	Date of Birth
Address	
Tel(H)	(B)
Married Status	Sex

Referred by		Publication
Date of first Visiting		. . .
General Information		
Family Physician		

Contact Lens	Birth Control Pill
Skin Allergies	
Skin Coment	
Cosmetic Prescription	

Date	Cosmetic Recomend	Price	Remark

【고객 카드 예시 9】

No. :

성명	
주소	
Tel.	
생년월일	
직업	
Medical history & contra-idications	심장병( ) 고혈압( ) 임신( ) 성형수술( ) 당뇨병( ) 저혈압( ) 금속물질존재( ) 안면신경통증( ) 간질( ) 알레르기( ) 신경질환( ) 다한증( ) 기타 질환( ) 내복약 복용 실태( )
지금까지 관리 현황	
Home Care	
Skin type	N: Normal, D: Dry, O: Oily, C: Combination 이마:( ) 코:( ) 볼:( ) 턱:( ) 목:( )
Skin moisture content	L( ) A( ) H( )
Skin blood circulation	L( ) A( ) H( )
Skin sensitivity	L( ) A( ) H( )
모공 상태	S( ) A( ) L( )
Skin tone	Y( ) R( ) B( ) W( )
Lines	표면( ) 표정( ) Wrinklcs( )
UV sensitivity	L( ) A( ) H( )
체형(type)	날씬( ) 허약( ) 건강( ) 비만( )
Home care advice	

【고객 카드 예시 10】

고객관리번호		첫방문일자		상담자	
고객성명	(남.여)	생년월일	(음.양)	결혼	유.무
주소		핸드폰번호		직업	
전화번호		E-mail			
방문하시게 된 동기	광고매체(신문□ 잡지□ 전단지□ 지인의 소개□ 기타:)				

Basic Health Prescription	
개선시키고자 하는 부위	건성□ 모세혈관 확장□ 여드름□ 예민□ 지성□ 비만□ 착색□ 기타□
가족병력(피부관련)	부모□ 형제□ 자매□ 여드름□ 착색□ 예민□ 기타□ 모세혈관 확장증□
고객병력	위장병□ 고혈압□ 심부전□ 부종□ 변비□ 설사□ 생리통□ 알레르기□ 간질화□ 수술경험□ 기타□
복용중인 약물	항히스타민□ 항생제□ 호르몬제□ 변비약□ 피임약□ 기타□
알레르기	온.냉□ 금속□ 음식□ 화장품□ 햇빛□ 기타□
콘택트렌즈 착용	유□(사용기간:) 무□ 기타□
피부관리경험	일반피부관리□ 비만관리□ 피부과□ 기타□
생활습관	규칙적인 운동□ 다이어트□ 흡연□ 주기적 음주□
기타사항	

Skin Assessment	
피부유형	건성□ 지성□ 여드름□ 복합성□ 정상□
피부상태	노화□ 각질□ 수분부족□ 예민□ 착색□ 쿠퍼로즈□
예민성정도	예민하지 않음□ 예민함□ 아주예민함□
모공의 크기, 상태	정상□ 크다고 느낌□ 작다고 느낌□ 화이트헤드□ 블랙헤드□ 확장성 여드름□
수분정도	피부당김: 심함□ 보통□ 적은편□ 각질: 많은편□ 보통□ 적은편□
노화정도	피부처짐: 심한편□ 보통□ 적은편□
과색소	기미□ 모반□ 갈색반점□ 주근깨□ 기타□ 눈주위착색□
사용중이신 화장품	Day care: Night Care:
기타사항	

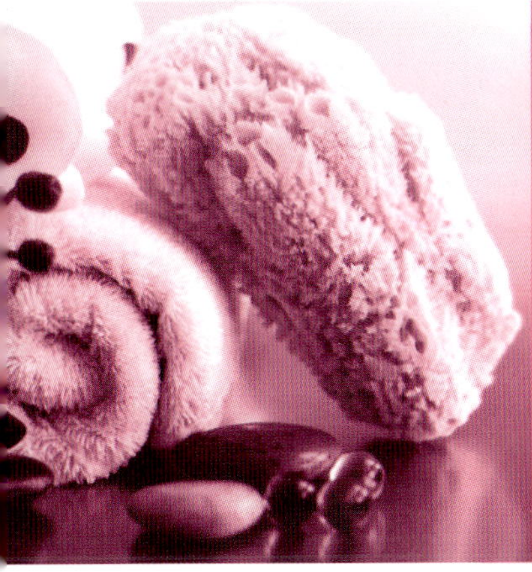

CHAPTER 06 피부유형별 관리

피부미용이란 개인의 피부타입에 따라서 미용상의 외적인 아름다움과 건강한 피부를 유지하는 내적인 아름다움을 관리하는데 그 목적이 있다. 올바른 피부유형을 분석하는 것은 고객의 피부 상태를 정확하게 판단하여 적절한 관리가 필요하기 때문이다. 피부유형은 피부표면의 수분량, 피지분비 정도, 혈액순환상태, 피부의 두께, 피부색에 따라 달라진다.

피부는 예민한 감각세포로 되어 있기 때문에 외부의 자극이나 계절의 변화 등에 따라 민감하게 반응한다. 정상적인 피부나 건성피부, 노화피부 등의 피부상태에 따라 손질법이 달라져야 한다. 일반적인 피부타입을 구별하면 정상피부, 건성피부, 지성피부, 복합성 피부로 나뉠 수 있다.

정상 피부는 가장 건강한 피부로 분류되고 건성 피부의 경우는 일반 건성 피부와 표피 건성 피부, 진피 건성 피부로 구분할 수 있다.

1 일반 피부관리

1) 정상피부

정상 피부란 피부조직의 모든 상태뿐만 아니라 피지선과 한선 등 피부의 생리기능이 정상적으로 활동하는 가장 이상적인 정상 피부로서 20대 초반 정도까지 많이 볼 수 있다. 피부미용에 있어서 궁극적인 목적은 바로 정상적인 피부상태로 최대한 회복시키는 것이다.

피지선의 분비기능이 원활하여 피지가 적절하게 분비되고 피부보습 상태가 지속적으로 촉촉함을 유지하여 피부표면의 천연보호막으로 작용한다. 또한 세균 및 각종 먼지로부터 피부보호와 수분증발의 장비가 되므로 부드럽고 탄력이 있는 피부결을 볼 수 있다.

정상 피부는 피부유형 중 관리법이 가장 단순한 피부유형이며 특징은 피부의 촉감이 매끄럽고 부드러우며 피부결이 섬세하고 눈으로 보아 윤기와 광택이 있다. 특히 수분함량이 12%이상으로 건조함이 없어 일정하게 촉촉한 보습상태를 유지한다. 또한 정상피부의 경우 염증이나 색소침착이 쉽게 발생되지 않는다.

(1) 정상 피부의 특징

피지선의 기능이 정상적으로 가장 이상적인 건강한 피부이며 정상 피부의 관리는 피부 상태를 그대로 유지시키기 위한 꾸준한 노력이 필요하다.

① 유·수분의 분비가 균형을 이루고 있다.
② 모공이 섬세하여 피부결이 외관상 부드럽게 보인다.
③ 세안 후 피부당김 현상이 별로 없다.
④ 당김이 있거나 번들거리지 않고 피지 분비상태가 정상적이다.
⑤ 기미, 주근깨 등의 색소침착도 없고 여드름도 없는 상태이다.
⑥ 각질층의 수분 함량이 10~20%로 유지된다.
⑦ 표피세포의 신진대사가 정상적이며 혈액순환이 원활하다.
⑧ 피지의 분비 상태가 정상적으로 적당한 피지가 분비되어 윤기가 나며 수분증발을 방지한다.
⑨ 피부결의 형태는 소구가 얇고 종횡으로 정밀하게 분포되어 있다.
⑩ 모세혈관을 통해 영양소를 공급받아 탄력있고 건강한 혈색이 나타난다.
⑪ 피부표면의 산성막으로 세균 및 자외선으로부터 저항력이 강하다.
⑫ 화장이 잘 받으며 쉽게 지워지지 않는다.
⑬ 지성 피부와 건성피부의 느낌처럼 끈적이거나 당기는 느낌이 없다.
⑭ 여드름은 거의 없으나 코에 약간의 면포가 발생되기도 한다.
⑮ 약간 홍조를 띠고 안정된 피부색이며 정상적인 피지 분비로 티존 부위는 약간

번들거린다.

⑯ 건강하고 아름다운 피부를 말한다.

(2) 정상 피부의 관리방법

정상 피부는 세안 + 정돈 + 보호의 3단계에 주력한다.

피부는 지속적으로 변화되므로 개개인의 생활습관에 따라 피부노화 상태가 결정된다. 건강하고 아름다운 피부를 위해서는 긍정적이고 건전한 규칙적인 생활태도가 중요하다.

2) 건성 피부

수분의 부족은 모든 피부에서 나타날 수 있는 피부특징으로 신체의 내적. 외적인 요인으로 발생되며 수분과 피지의 분비가 부족하여 거칠어진 피부 유형을 말한다. 건성 피부는 유. 수분의 밸런스가 정상적이지 못한 기전으로 일반 건성, 노화진행정도에 따라 노화초기에 나타나는 표피 건성 피부와 진피 건성 피부로 나눌 수 있다.

건성 피부는 피부 각질층의 수분함량이 10%이하인 상태를 말하며 외부적인 요인으로는 기후, 온도, 습도, 대기오염, 강한 자외선이나 일광욕, 냉. 난방 또는 바람으로 인하여 수분이 손실되었을 때 경우, 잘못된 세안으로 강한 세안용품이나 알칼리 비누를 사용했을 경우, 무리한 다이어트, 뜨거운 물로 잦은 목욕이나 알코올 성분이 많은 화장품의 사용 등이다. 내부적인 요인으로는 생활습관, 건강상태, 유전적으로 피지선의 기능이 원활하지 못하거나 영양, 비타민 A의 부족, 호르몬의 불균형, 신경과민 등이 있다.

나이가 들어서 나타나는 건성피부는 피부세포의 생리적 기능이 저하되고 피부노화가 진행된 상태를 말한다. 표피층에 분포한 세포간지질의 감소와 분비샘에서의 분비물질의 감소를 보이며 피부가 지속적인 건조함이나 탈수현상을 반복한다. 따라서 피부가 쉽게 당기고 거칠음과 건조함을 호소하게 된다.

(1) 건성 피부의 특징

① 일반 건성 피부

일반 건성 피부는 선천적으로 피부 조직이 얇아서 대체로 피지선과 한성의 기능이 원활하지 못하여 피부 보호막의 불안으로 발생되는 내적인 원인에 기인한다. 유전적으로 또는 후천적으로 각질층의 수분 함량이 10%이하로 부족한 상태이며 이러한 요인들로 인하여 피부의 수화능력과 피지분비기능의 조화를 이루지 못해 천연보호막이 형성되지 않는 피부를 말한다. 갑작스러운 체중 감량이나 한냉에 노출 되었을 때, 잦은 면도, 심한 일광욕, 강한 알칼리 비누의 사용 등으로 인하여 나타날 수 있다.

- 세안 후 피부의 당김 현상이 심하다.
- 피부가 늘 건조해 보인다.
- 피부결이 얇고 잔주름이 많고 표정주름이 깊다.
- 피부결은 섬세하고 모공이 작아 눈에 보이지 않는다.
- 메이크업이 들뜨고 잘 받지 않는다.
- 계절 변화를 빨리 느낀다.
- 피부 탄력성이 떨어지고 피부 노화 속도가 빠르다.
- 외부의 자극에 대하여 저항력이 약하고 염증이나 홍반이 생길 수 있다.
- 일반 건성 피부는 주로 유전적이며 남성호르몬의 분비부족 등을 들 수 있다.

② 표피 건성 피부

표피 건성 피부는 피부의 표피층에 건성화가 나타나는 현상으로 피부의 수화기능이나 피지선의 기능 등은 정상이나 외부 환경적인 요소에 의해서 건성 피부로 변화된다는 점에서 일반 건성 피부와는 다르다.

피부 조직 내에서 수화기능의 요소는 콜라겐이 있는데 피부 영양학적 기전에 약간의 문제라도 발생하면 섬유아세포의 콜라겐 생성활동이 저하되어 피부조직 자체가 본래의 수화기능을 포기하는 상황에까지 이른다.

- 모공이 클 수도 있으며 예민하고 각질탈락, 소양감이 심하다.
- 피부의 건성화가 피부 표면에서 일어난다.
- 피부조직이 얇게 보이지 않는다.
- 표정주름이 잘 나타나지 않는다.
- 표피 건성이 진피 건성으로 진행되면 피부 당김과 늘어짐이 급격하게 나타난다.

③ 진피 건성 피부

진피 건성 피부는 섬유아세포가 제 기능을 발휘하지 못함으로써 발생되는 내부적인 요인에 기인하며 건성 피부유형 중 가장 심각한 상태로 진피의 구성물질인 엘라스틴, 콜라겐, 히아루론산의 보습력 저하시에 나타난다.

진피 건성 피부 상태가 되면 지속적인 피부관리를 하더라도 정상 피부상태로의 회복은 불가능하며 피부노화 현상이 급격하게 나타난다.

진피 건성 피부 또한 처음부터 진행되는 것이 아니라 지속적인 표피 건성화로 콜라겐과 결합조직의 파괴에서 비롯된다.

- 피부 표면이 거칠어 보이고 피부 당김이 심하게 나타난다.
- 깊은 주름이 나타난다.
- 피부의 견고성이 상실되어 눈꺼풀, 눈 밑, 뺨, 입, 턱 등의 피부가 늘어난다.
- 색소침착이 형성되어 기미가 나타난다.
- 화장이 잘 받지 않는다.

(2) 건성 피부의 관리방법

건성 피부는 집중 관리가 이루어져야 한다. 건성 피부는 세안의 온도가 중요한데 20℃의 미온수로 악갈리싱의 강한 비누사용을 금지하고 유분이 무리하게 제거되지 않는 세안제를 사용한다. 알콜이 함유되지 않는 화장수를 사용하고 보습효과가 뛰어난 에센스나 크림을 건조하기 쉬운 곳에 자주 바른다. 외출할 때는 반드시 화장을 함으로서 유. 수분의 밸런스를 유지하고 혈액순환과 신진대사 기능을 촉진시키기 위한 마사지를 한다.

30세 이후에는 건성화가 급속히 진행되므로 꼼꼼하게 관리하는 습관을 들이고 겨울에는 낮에도 지용성 제품을 사용하는 것이 좋으며 습도가 높은 여름에는 수용성 제품을 사용한다. 건성 피부를 위한 크림에는 콜라겐, NMF, 비타민 A, E등이 효과적이다. 수분은 하루에 1리터 이상을 섭취하노록 한다.

3) 지성 피부

지성피부는 건성피부와는 반대로 피지선의 기능적 장애에 의해 피지 분비가 과잉

상태로 주로 젊은 층이나 남성들에게 많은 유형이다.

지성피부의 문제점은 피지의 과잉분비로 인하여 많은 양의 피지가 밖으로 배출되지 못하고 모공 속에 노폐물로 쌓이게 된다. 이로 인해 모공은 점차 넓어지고 감염이 유발되어 여드름을 생성한다는 점이다. 또한 많은 양의 피지가 피부 표면을 덮고 있으므로 외관상 지저분해 보이고 두꺼워진 각질층과 어두운 안색으로 깔끔한 인상을 주지 못한다. 유분의 분비가 지나치게 많아 번들거리고 화장이 쉽게 지저분해지기 쉬운 피부유형이다.

지성피부는 한 가지 특정원인이 아니라 여러 가지 복합적인 요인에 의해 기인되며 그 요인에 따라 분류된다. 지성피부의 원인으로는 보통의 태아가 9주 정도에 피지선이 형성되므로 유전적인 영향을 들 수 있고 스트레스로 인한 호르몬 분비로 피지선을 자극, 사춘기 성호르몬의 불균형과 뇌하수체와 갑상선 등의 기능 장애로 피지분비가 과도하게 배출, 기온이 상승하는 여름철에 피지 분비가 더욱 촉진된다.

위산과다와 변비를 동반하는 경우에도 나타나며 식습관으로는 지방과 탄수화물의 과다섭취 시, 담배나 커피 같은 기호식품의 과잉섭취, 향신료, 비타민 결핍 시에도 나타난다.

그러나 과다한 양의 피지가 햇빛이나 바람에 보호력을 지니고 있는 피부이므로 적절한 관리가 이루어질 경우 다른 피부 타입보다 피부 노화가 천천히 진행되는 긍정적인 효과도 있다.

(1) 지성 피부의 특징

① 각질층의 수분은 적당하나 피지분비량이 과다하여 각질층이 두껍다.
② 피지분비가 과다하여 끈적거리고 피부 표면에 많은 유분기가 느껴지며 번들거린다.
③ 모공이 확대되어 있어 크고 불규칙하며 열려있는 상태이다.
④ 콧망울 주위에 피지로 인해 블랙헤드가 나타난다.
⑤ T존 부위는 매끄럽지 못하며 부분적으로 코메도가 나타날 수 있다.
⑥ 메이크업이 쉽게 지워지며 시간이 지나면 칙칙해 보인다.
⑦ 다른 피부 타입에 비해 피부 조직이 두꺼우므로 잔주름이나 표정 주름이 잘 눈에 띄지 않지만 주름이 생기기 시작하면 깊고 굵게 생길 수 있다.
⑧ 다른 피부에 비하여 외부 자극에 대한 저항력이 비교적 강하다.
⑨ 피부 표면에 불순물의 용이한 흡착으로 세균이 번식하기 좋은 조건이므로 여드

름이나 염증이 발생하기 쉽다.

(2) 지성 피부의 관리방법

① 과다한 피지제거를 위해 이중세안을 하고 딥클렌징을 한다.
② 38℃ 정도의 따뜻한 물로 세안을 하여 피지를 제거하고 마지막 단계에서 찬물로 헹구어 모공을 수축시킨다.
③ 스티머나 스팀타월을 이용하여 모공을 확장시킨 후 모공에 박혀있는 피지를 제거한다.
④ 피부 표면의 불순물과 모공 속이나 묵은 각질을 제거하기 위해 규칙적인 필링을 해준다.
⑤ 클렌징 로션이나 피지를 녹일 수 있는 지성용 전문 클렌징 제품으로 피부를 세정하고 소염 화장수로 정리한다.
⑥ 청결에 주력하고 팩은 T존을 중심으로 피지를 흡수하는 머드팩, 맥반석, 클레이, 달걀 흰자 팩이나 수렴마스크를 한다.
⑦ 수렴화장수를 사용하여 피지를 제거하고 모공을 수축시킨다.
⑧ 당분과 지방의 섭취를 피하고 비타민과 과일, 야채를 섭취한다.
⑨ 정신적인 긴장, 스트레스, 변비, 수면 부족 등은 피지선을 자극하기도 하므로 주의한다.

4) 복합성 피부

복합성 피부는 피지 분비량의 불균형으로 인하여 얼굴의 부위에 따라서 두 가지 이상의 피부타입이 복합적으로 나타나는 형태이다. 복합성 피부는 T존부위는 지성피부와 같이 번들거리고 눈가, 입가, 볼부분 등은 건성 피부와 같이 건조하고 겨울에는 볼부위가 건조하여 당김 현상이 심하다. 대체적으로 피부색 및 피부상태가 고르지 못해 밝고 깨끗한 인상을 주지 못한다.

일반적인 요인으로 유전, 잘못된 세안방법이나 메이크업 방법, 처음으로 메이크업을 시작하는 시기나 기후. 온도 변화가 심한 곳, 음식물의 영향, 연령에 의해 피부가 균형을 잃게 되면 복합성 피부가 나타날 수 있다.

복합성 피부는 피부의 느낌이 불안정하고 부분적인 버짐이나 각질 증상이 나타난다. 또한 예민함이 동반되기도 하므로 화장품의 선택에 주의를 기울여야 한다.

(1) 복합성 피부의 특징

① T존 부위에 여드름이나 면포가 생긴다.
② 피지분비가 많은 곳에는 모공이 크고 피부결이 거칠다.
③ 피곤하거나 과다한 스트레스를 받으면 여드름이 발생될 수 있다.
④ 피지분비가 많은 부위를 제외한 다른 부위는 세안 후 심하게 당긴다.
⑤ 화장품에 의한 영향을 받는다.
⑥ 피부에 맞는 화장품의 선택이 어려우며 화장이 고르게 받지 않는다.
⑦ 광대뼈 부위에 색소침착이 잘된다.
⑧ 유 · 수분의 밸런스가 맞지 않는다.
⑨ T존은 지성으로 모공이 크고 여드름을 동반하며 볼 부위와 U존은 피지 분비가 적고 보습 함유량이 적어 세안 후 피부가 당기는 느낌이 들고 다소 붉고 예민하거나 건성이다.

(2) 복합성 피부의 관리방법

① 복합성 피부 관리의 주목적은 피지분비를 정상화시키고 유. 수분의 균형을 회복하는 것이다.
② T존은 주1~2회 딥클렌징하고, 나머지 민감한 부위는 2주에 1회 정도 실시한다.
③ 볼처럼 건조하고 예민한 부위와 같이 부분적으로 건조한 부위는 보습제가 많이 함유된 수분에센스, 모이스춰 크림, 진정함유제 등을 사용하고 T존 부위는 깨끗하게 해주는 딥클렌징의 스크럽, 진흙팩, 정화팩을 규칙적으로 해준다.
④ 피부부위별 증상에 따라 T존과 U존 부위에 따라 적당한 화장품을 사용해야 한다.
⑤ 적당한 수분과 유분의 균형을 유지하기 위해 화장수나 유액, 크림을 사용할 때도 번들거리는 곳은 양을 적당량 조절한다.
⑥ 무리한 다이어트는 피부에 악영향을 미치므로 바른 영양 섭취로 신체 균형을 유지한다.
⑦ 복합성 피부는 유. 수분의 밸런스가 매우 중요하며 피지분비 정상화, 피부정화에 노력한다.

2 문제성 피부관리

문제성 피부는 안면에 복합적으로 나타날 수 있는 노화피부의 특징과 피부병변의 피부상태를 말한다. 문제성 피부는 피지선이나 한선의 기능이상으로 인한 여드름, 멜라닌 색소의 피부 침착 또는 감소로 인한 과색소침착, 백반증, 백색증과 모세혈관 확장, 민감성, 피부노화 등은 전문가의 관리가 필요하다.

인체 내부와 피부의 건강은 서로 연결되어 있으므로 규칙적인 생활습관과 건강한 식습관, 정신건강이 중요하다.

1) 여드름 피부

여드름은 심상성 좌창 또는 면포라고도 한다. 남성 호르몬의 영향을 받아 피지분비가 과잉되어 각질이 모공 입구에 쌓여 모공이 좁아져 피지가 밖으로 배출되지 못하고 모공 속에 남아있어 피지와 노폐물이 섞여 모낭에 검고 흰 물질인 면포를 만든다. 이때 세균 및 박테리아에 의하여 산화되고 여드름균이 번식되어 농포가 발생한다.

얼굴, 볼, 이마에 많이 발생하는 모낭 염증인 사춘기 시절의 여드름은 가슴이나 등에 생기는 경우도 있고 성호르몬의 영향으로 일시적으로 피지분비가 증가되어 생성되었다가 자연스럽게 사라진다.

여드름은 다양한 원인들이 존재하는데 유전적인 원인에 기인하며 83%가 유전이라는 임상적 통계가 있다. 여드름을 유발시키는 중요한 요인 중의 하나로 호르몬을 들 수 있다. 남성호르몬의 과잉분비나 여성호르몬의 균형이 이뤄지지 않았을 때 발생하며 이는 피지의 분비량이 정상인보다 많다는 결과이다. 또한 성호르몬, 부신피질 호르몬, 뇌하수체 호르몬 등 여러 가지 호르몬이 피지선의 분비에 깊이 작용한다.

(1) 여드름 피부의 특징

① 여드름의 부위별 발생 원인

- 이마 : 모발자극, 스트레스, 호르몬의 불균형
- 볼 : 변비, 위장장애, 간기능 저하, 지방의 과잉섭취
- 입 : 생리전, 냉증, 위장장애

- 턱 : 생리전후, 빈혈, 칼슘부족
- 목 : 향수로 인한 자극, 호르몬 불균형
- 등, 가슴: 호르몬의 불균형

② 여드름의 종류

- 면포 : 피지의 과잉분비로 피지막이 정상보다 두꺼워져 모공이 막히기 직전의 단계이다. 피지, 각질세포, 퇴화된 털, 박테리아가 서로 엉켜서 모공을 통해 밖으로 나오지 못하고 정체되어 있다.
- 화이트헤드(white-head) : 모공이 폐쇄되어 있는 면포로 피부 표면을 살펴보면 하얀 알갱이처럼 보이고 이 부분을 짜면 하얀 피지가 나온다.
- 블랙헤드(Black-head) : 개방성 면포로 화이트 헤드가 점점 커지면서 압력에 의해 모공이 개방되고 밖으로 나와 산화되어서 블랙헤드를 유발한다.
- 구진(papule) : 흔히 뾰루지라고 불리며 아픈 여드름으로 모공 안에 있는 화이트헤드가 밖으로 배출되지 못하고 염증으로 전환되어 피부의 표면으로 솟은 농을 포함한 직경 1mm의 작은 융기이다. 백혈구의 공격으로 초기단계가 되어 붉은색을 띄며 크기는 다양하고 장기적으로 지속되며 딱딱하게 부어 통증이 있는 경미한 염증이다.
- 농포(pustule) : 구진 여드름이 2~3일 정도 지나면 고름이 보인다. 만지면 통증을 느끼며 붉게 염증이 생겨 화농된 상태로 피와 고름이 섞여서 나오는데 모낭벽이 파괴되고 진피내로 고름이 들어간 상태이다.
- 결절(nodule) : 세포속의 피지선이 터져 주변 조직으로 확산되어 표면이 거무스름하다. 여드름 흉터로 남을 수 있고 구진과 비슷한 상태이나 구진보다 더 크고 단단하며 피부 깊숙이 위치한다. 모낭 아래 부분이 파열되어 화농이 심부 깊이까지 달하고 화농균에 의해 피부조직에 해를 받고 아프고 가려움증을 수반한다.
- 낭종(cyst) : 여드름이 번진 상태로 피지선의 염증이 뭉쳐 낭종을 형성하고 있다. 모낭의 염증이 진피에서 파괴되어 넓고 깊게 부풀어 오르면서 딱딱하고 단단한 덩어리를 형성한다. 심한 화농으로 통증을 수반하고 피부 세포 파괴로 영구적인 흉터가 생길 수 있으며 진피층에 위치한다.

③ 여드름의 등급별 분류

- 1등급(Grage 1) : 보통 사춘기 때 발생하는 면포성 초기 여드름으로 화이트헤드

와 블랙헤드만 있는 경우이며 이마, 코, 볼에서 블랙헤드와 화이트헤드가 나타난다.

- 2등급(Grage 2) : 화이트 헤드가 블랙헤드보다 더 많이 나타나 얼굴 전체로 번진다. 짜거나 만지는 경우 면포성 여드름이 세균에 감염되면서 구진이나 농포가 발생할 수 있다.
- 3등급(Grage 3) : 면포와 화농성 여드름이 얼굴 전체에 분포하며 염증과 통증을 수반한다.
- 4등급(Grage 4) : 심한 염증을 일으키며 진피층까지 자리잡고 있으므로 상처가 남을 수 있는 가능성이 매우 크다.

(2) 여드름 피부의 관리방법

① 내부질환인 변비, 위장장애 등의 관리를 우선한다.
② 화장품류는 산뜻하고 가벼운 액상타입을 선택한다.
③ 피지 제거를 위한 너무 잦은 세안은 피부의 보호막을 파괴하여 민감하게 하고 건조하게 할 수 있으므로 유의한다.
④ 소염 효과가 있는 제품을 사용하여 피부를 진정시킨다.
⑤ 당류, 지방, 자극성이 있는 음식물의 섭취는 피한다.
⑥ 초기 단계에서는 정기적인 마사지와 팩에 주력하여 수렴화장수로 마스크한다.
⑦ 여드름은 순환장애로도 발생되므로 원활한 신진대사를 위해 등 마사지를 실시한다.
⑧ 유분기가 많은 크림 타입의 클렌징 제품은 여드름을 악화시킬 수 있으므로 밀크타입이나 젤 타입을 선택하여 클렌징한다.
⑨ 자극이 적은 효소나 가벼운 스크럽 등을 이용하여 딥클렌징을 하여 모공 입구를 청결히 해준다.
⑩ 각질 제거 및 박테리아 활동 억제를 위해 적정농도의 AHA, 살리실산, 산화아연, 황 등의 성분이 함유된 제품을 사용한다.

2) 노화 피부

노화피부란 인체의 노화와 더불어 피부에 나타나는 변화를 말하며 인체의 노화현상은 인간에게 자연스럽게 나타나는 과정으로 노화피부의 초기 증상은 피부의 건조함에서 비롯된다.

인체의 세포들은 성장과 퇴화를 거듭하다 20세 전후 성장이 멈추게 되며 이때부터 근본적인 노화가 시작된다. 노화가 진행됨에 따라 피지선과 한선의 기능이 저하되어 세포내 보습량과 탄력성이 감소한다. 또한 신체의 신진대사 활동의 저하로 피부의 혈액순환 역시 나빠진다.

노화 피부는 진행속도에 따라서 표피노화와 진피노화로 구분되며 표피노화는 피부의 탄력이 저하되어 모공이 커 보이며 진피노화는 콜라겐과 엘라스틴의 수가 감소하고 변성되어 외피가 얇아지고 주름이 생긴다. 노화에 미치는 요인에 따라 내적, 외적인 요인을 들 수 있다. 이러한 이론은 여러 가지 학설에 의해서 구분되는데 체세포 돌연변이설, DNA프로그램설, 가교설, 섬유화설, 자가면역설, 유리기설 등의 학설이 있으나 현재 의학계에서 가장 유력한 설은 유리기설이다.

한번 노화된 피부는 젊은 피부와 같이 회복될 수는 없지만 꾸준한 관리로 좀 더 나은 피부로의 개선이 궁극적인 목적이다.

(1) 노화피부의 특징

① 표피층의 수분 결핍으로 피부가 얇아지므로 보호기능이 저하되어 자극에 약하다.
② 진피층의 콜라겐과 엘라스틴의 저하로 피부 탄력이 감소하고 주름이 쉽게 형성된다.
③ 랑게르한스 세포의 숫자가 감소하므로 면역력이 떨어져 세균감염의 확률이 높아진다.
④ 피지분비가 현저히 감소하고 세포재생이 느리다.
⑤ 이미 생성된 멜라닌의 탈락이 원활히 이뤄지지 않아 검버섯 및 색소침착이 잘된다.
⑥ 죽은 각질세포들이 떨어져 나가지 못하고 정체되어 있다.
⑦ 땀샘기능의 저하로 땀 분비가 감소되어 체온조절 기능이 약화된다.

(2) 노화 피부의 관리방법

① 중성화장수로 차가운 스프레이를 분사하여 피부를 긴장시킨다.
② 메이크업 상태에 따라 클렌징 제품을 사용한다.
③ 피부가 얇거나 모세혈관이 확장된 피부는 브러쉬 사용을 금한다.
④ 피부탄력과 근육이완을 위해 규칙적인 마사지와 팩을 시행한다.
⑤ 콜라겐과 각종 비타민이 함유된 영양제품 및 히알루론산과 같은 고보습 성분이

함유된 제품을 사용하여 보습과 영양 관리에 중점을 둔다.

⑥ 자외선 차단제를 꼼꼼하게 바르고 심신의 안정을 취하여 스트레스를 잘 관리한다.

⑦ 불규칙한 생활습관을 개선하고 규칙적인 운동과 바른 식습관을 갖는다.

⑧ 수분 공급을 위해 하루 8잔 이상의 물을 섭취한다.

⑨ 노화피부 관리를 위한 기능성 제품을 사용하고 유. 수분이 많이 함유된 화장품 사용과 기초손질을 충분히 한다.

3) 민감성 피부

민감성 피부는 피부 조직의 이상이나 유전적인 이유로 피부의 각화과정이 정상 상태보다 빨라서 각질층의 각화현상이 28일 이내에 일어나서 피부의 조직이 얇아진 형태이다. 주기가 빨라지는 원인은 표피 지질의 성분의 부족으로 세포들이 쉽게 탈락되고 인체 내 생체전기의 이온분포가 불균형을 이루어 각질세포의 결합력이 약화되는 경우와 세포의 과영양화로 세포의 빠른 성장속도로 인해 빠른 박리가 이뤄지는 경우이다.

민감성 피부는 물리적, 화학적인 자극에 큰 반응을 나타내며 여러 가지 원인으로 인하여 어떤 특정한 상황에서 트러블이나 스트레스 등에 저항력이 약한 피부이다. 대체로 피지분비량은 일정하나 피부자체가 얇기 때문에 외부 자극이나 화장품과 같은 자극에도 민감하게 반응한다. 피부가 얇아 붉어지거나 알레르기 발생 및 염증을 일으키거나 각종 피부 트러블을 동반하는 경우가 많다. 외관상 피부결은 깨끗해 보이나 피부에 탄력이 없고 피부 조직이 얇아 외부 자극에 민감하며 온도 변화에도 불안정하다.

(1) 민감성 피부의 특징

① 피부는 얇고 탄력성이 없으며 모세혈관이 피부표면에 비쳐 청색을 띈다.

② 표피층은 외관상 실핏줄이 보이기도 한다.

③ 피부 조직이 섬세하여 모공이 거의 보이지 않고 피부 당김이 심하다.

④ 피부가 조그마한 자극에도 붉어지거나 따가움을 느낀다.

⑤ 외부에 대한 저항력이 약하다.

⑥ 색소침착이 잘 생길 수 있다.

⑦ 온도변화에 민감하게 반응하여 주로 볼 부분이 빨개진다.
⑧ 신체가 예민한 상태이거나 알레르기 체질인 경우 많이 발생한다.
⑨ 표정에 의한 표정주름이 잘 생긴다.
⑩ 환경과 계절의 변화에 민감하여 소양증을 나타낸다.
⑪ 생리전후나 출산전후, 갱년기 여성에게서 두드러지게 나타난다.

(2) 민감성 피부의 관리방법

① 세안시 적정 물의 온도는 30~35℃ 정도의 미온수가 적절하다.
② 부드러운 밀크타입의 클렌징 제품을 사용한다.
③ 진정효과와 보습효과가 있는 앰플을 사용한다.
④ 화장품의 선택시 pH 밸런스와 보습에 중점을 두고 무색소, 무향, 무자극 화장품을 선택한다.
⑤ 지나친 유분제품은 피부에 자극을 줄 수 있으므로 피한다.
⑥ 면역력을 강화시켜주는 가벼운 림프 마사지로 피부에 자극을 주지 않는다 .
⑦ 스트레스는 피부의 저항력을 감소시키므로 스트레스나 과로를 금하며 균형있는 영양섭취를 한다.
⑧ 냉・난방, 사우나, 스팀타월과 같은 급격한 온도 변화를 피한다.

4) 색소침착 피부

색소침착 피부는 색소침착은 생체 내에 색소가 비정상적으로 나타나서 불규칙한 형태의 갈색 색소가 증식되거나 피부에 침착되는 현상이다. 피부 표면이 깔끔하지 못하고 멜라닌 색소가 표피층 가까이 위치할수록 흑갈색을 띈다.

멜라닌은 표피와 진피의 경계부위인 기저세포들 사이에서 만들어져 표피층에서 멜라닌세포 주위의 각질형성세포로 이동되면서 분해되어 체외로 배출된다. 표피상층부에서 멜라닌이 부분적으로 증가되어 불규칙하게 남아 있게 되면 과색소 침착으로 나타나며 멜라닌이 결핍되어 있을 때는 저색소 침착으로 나타난다.

멜라닌의 생성 과정은 멜라노사이트에 있는 티로신이라는 아미노산이 티로시나아제라는 효소의 작용으로 도파(DOPA)라는 물질로 바뀌고 도파는 도파옥시다아제라는 효소에 의해 도파퀴논(DOPA-quinone)이라는 과정을 거쳐 멜라닌이 된다.

자외선의 영향으로 멜라닌 세포의 활성이 강해지는데 멜라닌 색소가 케라티노사이트에 정상 이상으로 분포하므로 케라티노사이트 고유의 보습성이 저하되어 표피 건조가 유발된다. 즉 멜라닌 입자를 많이 함유한 피부 세포는 자외선을 흡수하거나 산란시켜 에너지가 피부 내부로 침투하는 것을 막아 피부를 보호하는데 이때 성장 과정과 신진대사가 평상시보다 빨라지게 된다. 그러므로 각질층이 빠른 속도로 피부 표면에서 떨어져 나가게 되어 건성 피부 유형이 많게 되는 것이다.

인공 태닝이 색소침착의 원인이 되기도 하며 난소 기능의 저하나 성호르몬의 불균형이 나타났을 때 발생하며 경구용 피임약은 에스트로겐이 멜라노사이트를 자극하고, 황체호르몬인 프로게스테론은 피부색소를 주변을 번지게 함으로서 기미를 형성한다.

자신의 피부와 맞지 않은 화장품을 사용하거나 향수나 아로마 제품들도 원인이 되며 시트러스 계열인 베르가못이나 레몬 등은 감광성이 있으므로 사용에 주의한다.

또한 접촉성 피부염을 일으키면 피부염이 치유되는 과정에서 자외선의 영향을 받으면 기미가 발생할 수 있고 자외선이 강하지 않은 겨울철에도 색소침착이 나타나는 경우는 호르몬의 기능이 나빠졌거나 간 기능의 장애로 피부 색소침착이 일어나기 쉽다.

(1) 색소침착 피부의 특징

기미는 만성적이며 자외선에 의한 긴장상태에서 생성되고 스트레스나 신체 질환도 원인이 되지만 주근깨는 유전적인 요인이 크며 스트레스나 신체 질환으로 생성이 촉진되지는 않는다. 또한 기미는 여성 호르몬의 영향으로 임신 전후에 나타나기도 하나 주근깨는 호르몬의 영향을 받지 않는다.

① 기미

기미는 '간반'이라고도 하며 30~40대 중년 여성에게 많이 나타나는 증상으로 봄, 여름에 많이 발생한다. 연한 갈색 또는 흑갈색으로 다양한 크기와 불규칙한 형태이지만 좌. 우 대칭으로 경계가 명확하게 구분되어 나타난다. 기미는 한번 발생하면 관리가 힘들고 재발이 잘되며 많은 시간과 노력 및 정신적인 스트레스에도 작용하므로 예방에 중점을 둔다.

주로 임신 중의 여성에게 많이 나타나며 볼 부위, 이마, 턱, 코, 목 부위 등 노출 부위에 많이 발생한다.

② 주근깨

주근깨는 '작난반', '하일반'이라고 부르며 가렵거나 아프지 않은 일종의 피부병이다. 주로 5~6세의 소아기에 발생하며 사춘기 전후 눈에 띄게 나타나다가 나이가 증가함에 따라 감소하는 경향이 있다. 자외선에 많이 노출될수록 색이 진해지며 노출이 적어짐에 따라 색상이 연해지는 특징이 있다.

눈 주변에서 볼 부분으로 좁쌀이나 쌀알 크기 정도의 담갈색 또는 갈색의 색소반점이 무리지어 생긴다.

(2) 색소침착 피부의 관리방법

① 색소침착이 생기지 않도록 자외선의 노출을 피하여 피부를 철저하게 보호한다.
② 미백기능이 있는 고기능성 화이트닝 에센스나 크림으로 수분공급을 해준다.
③ 정상적으로 각질이 탈락하지 못하면 피부의 신진대사를 방해하고 다른 화장품의 유효성분의 흡수를 방해하므로 딥클렌징을 한다.
④ 10~15분 정도 스팀을 쐬면서 충분히 연화시킨 뒤 가벼운 필링이 효과적이다.
⑤ 재생앰플, 비타민 C원액을 침투시킨다.
⑥ 정기적인 피부 관리로 신진대사를 높이고 모세혈관의 활동을 활발하게 한다.

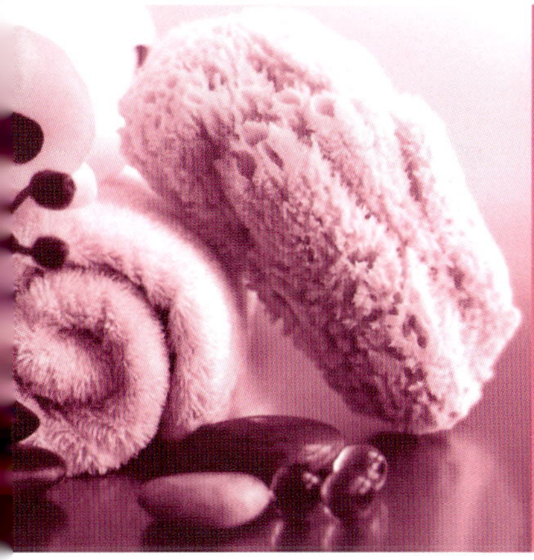

CHAPTER 07

마사지(Massage)

마사지는 근육 조직을 손을 사용하여 쓰다듬기, 문지르기, 두드리거나 주무르는 행위로서 근육의 긴장을 완화시켜 효과적인 피부 관리를 가능하게 한다. 마사지는 피부에 유연성과 탄력성을 줄 수 있으며 주로 부드럽게 행해지므로 조직을 과도하게 당기거나 지나친 자극은 피해야 한다.

1 마사지의 정의와 목적

1) 마사지의 정의

마사지의 어원은 부드럽게 누른다 또는 어루만지다라는 뜻의 아랍어 'massa', 손이라는 뜻의 라틴어 'manus', 반죽하다, 주무르다, 쓰다듬다를 뜻하는 그리스어 'masso'에서 유래되었다. 마사지는 의술이 발달되지 않았던 초기 문명시대 이래 수세기 동안 시행되어 왔으며 치료효과로서 인체 조직의 기능을 회복시켜 신체에 활력을 주고, 통증을 완화시켜주며 미적인 아름다움에 도움을 주는 기능이 있다.

오늘날의 마사지라는 용어는 치료와 운동 수행력 향상을 목적으로 행하는 지압, 안마 등의 수기요법을 통칭하여 사용되고 있다.

의술이 발달되지 않았던 시대부터 인간은 몸에 통증을 느낄 때 무의식중에 만지고 주무르는 두드리는 등 마찰을 하는데 이는 고통과 불편을 완화시키고 부드럽게 하여 진정시키는 본능적인 행동이라 할 수 있다.

마사지에 대한 기록은 중국, 인도와 이집트, 그리스, 로마 등에서 찾아볼 수 있다. 고대 중국의 의학 서적이었던 황제 내경에는 '인체는 긴장을 느끼면 신경과 혈관이 막혀 마비를 초래하나 그곳은 안마로 치료된다.' 라고 하는 마사지 치료법을 기술하고 있고 마사지를 할 때에 매개채로 신체에 기름이나 아로마 오일을 사용했다는 사실은 성경과 코란에도 기록되어 있다.

2) 마사지의 목적

마사지의 목적은 인체의 혈액순환과 신진대사 원활하게 하여 전신의 피로 해소 및 정신적인 스트레스를 제거하여 심리적 안정을 도모하는데 있다.

① 세정의 효과와 노화된 각질제거 효과
② 혈액 및 림프 순환 촉진
③ 근의 이완 및 통증완화
④ 컨디션의 조절
⑤ 결체조직 섬유의 탄력을 증진
⑥ 심리적 안정과 대사 증진

2 마사지의 종류와 방법

1) 마사지의 종류

① 스웨디쉬 마사지

스웨디쉬 마사지는 인체해부학을 근거로 하는 전통적인 마사지로 모든 마사지의 기본적이 되는 마사지이다. 안면과 전신에 적용되며 제품을 피부에 도포한 후 피부표면을 쓰다듬고, 문지르고, 마찰하고 두드리고 진동하는 동작으로 기본동작을 전신에 적용하는 마사지이다. 피부와 근육의 긴장을 이완시키고, 피부에 탄력성을 부여하며 혈액순환을 촉진시키는 효과가 있다.

현재 이용되는 마사지 방법 중 가장 최초로 현대적 마사지로 정립되었고 근육과 건 및 신경계통에 영향을 주어 근육이완효과와 혈액순환의 촉진으로 인한 신진대사 활성화의 효과가 있다. 반죽하고 주무르는 테크닉으로 면포와 피지를 제거할 수 있으며 결합조직에 긴장감을 상승시켜 피부 탄력 강화와 마찰을 통해 제품의 유효 성분 흡수를 용이하게 한다.

② 경락 마사지

경락마사지는 음과 양의 평형상태를 유지하여 신체 에너지의 조화를 이루고 건강을 도모하기 위해서 경락을 압박하는 수기요법으로 정체된 신체 부위의 기본 수법 중 하나이다. 인체에는 종으로 흐르는 경맥과 횡으로 흐르는 낙맥이 있는데 이들은 눈으로 볼 수는 없지만 서로 밀접하게 연결되어 기와 혈의 흐름을 원활하게 소통시켜 에너지의 흐름을 정상화시킨다.

경락선에는 수많은 경혈이 있어 정체된 신체 부위의 경락을 자극하여 혈액의 흐름을 원활히 소통시키고 오장육부와 연결되어 기능이 저하된 곳에 활력을 주며 유기적으로 조절해준다. 즉, 경락마사지는 음양의 평형상태를 유지하여 인체의 내적 요인을 개선시켜 근육을 이완하고 육체적인 건강과 아름다움을 유지시켜주는 방법이다.

경락마사지시 수기요법이나 도구를 이용, 혹은 경락기기를 사용하여 자극을 함으로 인체의 에너지인 '기'와 혈액의 순환에 주가 되는 '혈'의 순환을 도와 소통과 흐름을 용이하게 함으로서 건강을 유지 및 증진시키는 마사지 요법이다.

③ 림프 마사지

림프 마사지는 1930년대 덴마크의 물리치료사 에밀 보더 박사 부부에 의해 최초로 창안되었고 1936년 프랑스 파리에서 처음으로 발표되었다.

림프 마사지는 림프 흐름의 정체를 완화시키고 이로 인해 올 수 있는 질병을 예방하고 치료하는 데 도움을 준다. 순환을 촉진시켜 혈관을 건강하게 하고 독소를 제거하고 림프의 흐름 향상은 림프구의 생산이 증가되도록 자극을 주어 면역기능을 강화시켜 준다. 림프의 원활한 흐름을 통해 인체에 유해한 물질들은 조직에서 제거되고 림프절에서 중화된다. 림프마사지는 결체조직의 노폐물과 과잉 수분을 제거하여 부종을 해결하고 림프의 흐름을 향상시켜주는 테크닉으로 림프 흐름의 향상은 결과적으로 인체의 면역기능을 향상에 도움을 준다.

림프 마사지는 모세혈관으로부터 흡수된 조직액의 일부를 다시 림프계로 배출되게 도와주는 동시에 림프계로 배출되었지만 정체되어 있는 림프액의 흐름에 도움을 준다.

모세혈관 확장 등 예민 피부에 적용되며 여드름 피부, 아토피, 성형수술 후 재생관리에 많이 이용되며 일반적인 부종이나 생리나 임신으로 인한 유방의 통증, 편두통, 스트레스 관리에도 효과적이다.

④ 아로마 마사지

아로마 마사지는 식물의 꽃, 줄기, 열매, 잎, 뿌리 등에서 추출한 에센셜 오일을 사용하여 마사지에 적용시키는 방법으로 아로마 오일은 혈액순환을 통해 전신을 순환하게 되고 면역기능을 강화시키고 치유효과도 기대할 수 있다. 또한 우리의 몸과 마음을 정상적으로 회복시켜주며 미용에서도 높은 효과를 나타낸다. 각 개인별로 인체에 맞는 오일을 선택하여 캐리어 오일과 섞어서 사용하는데 이를 피부에 침투시킴으로서 건강을 유지 또는 증진시킬 수 있다.

아로마 오일의 인체 흡수 경로는 피부와 호흡기를 통해서인데 호흡기를 통해서 에센셜 오일의 입자가 폐를 거쳐 혈관에 들어가 모세혈관을 타고 온몸에 흡수된다. 피부를 통한 방법으로는 지용성인 정유가 지방질속에 녹아서 모공과 한공을 통해 피부에 흡수된다. 아로마 오일은 미세한 분자 구조를 가지고 있어 피부 침투가 용이하며 지방물질에 쉽게 용해되므로 피부의 지질과도 친밀하다.

따라서 피부를 통해 아로마 오일은 모공과 땀샘, 각질층을 통과하여 진피에 침투되고 진피에 침투된 아로마 오일의 성분은 모세혈관과 림프관을 통해 전신을 순환한다. 또한 신경계를 통해 직접적으로 뇌신경을 자극한다. 아로마 마사지는 피부를 통한 흡수의 대표적인 방법으로 마사지를 통한 자극은 아로마 오일의 침투를 더욱 촉진시켜준다. 아로마 마사지는 오일의 피부 흡수와 더불어 향기요법으로 인한 시너지 효과를 줄 수 있는 이점이 있다. 이렇게 해서 체내로 흡수된 에센셜 오일은 일반적으로 인체에 8시간 정도 머물다 소변, 땀, 폐를 통한 호흡 등을 통해 체외로 배출되어 아로마 오일 성분이 체내에 남아있지 않는다.

⑤ 스톤 마사지

스톤 마사지란 고대 치료요법의 하나로 오래 전부터 사용되고 있는데 퇴적작용과 화산작용을 통해 만들어진 다양한 크기의 현무암을 사용하여 다양한 아로마 오일을 이용하여 트리트먼트 하는 것을 말한다.

스톤 마사지는 인체의 균형을 잡아주는 밸런스 효과를 가지고 있는 동시에 독소를 원활히 제거하는 세정작용도 가지고 있고 편안함을 제공하여 마음을 평온한 상태로 이끌어 몸과 마음, 정신이 함께 쉴 수 있도록 돕는다. 스톤에서는 원적외선이 방출되며 이는 몸을 따뜻하게 하고 막혀 있는 기의 순환에 도움을 주어 인체 에너지의 흐름을 좋게 하여 건강하고 아름다운 체형을 만드는데 도움을 준다.

차가운 돌은 대리석을 이용하거나 현무암을 차게 해서 사용한다. 즉각적 염좌와 소염, 충혈 부위에는 차가운 스톤을 사용하는데 대리석이나 현무암을 차게 하여 사용한다.

⑥ 타이 마사지

타이 마사지는 태국의 타이 전통의 고대 치료술인 전통적인 마사지로 적어도 천년 이상 시행되어 왔다. 에너지의 흐름에 막힘이나 불균형은 인체의 통증과 질병을 유발하는데 신체의 중요한 에너지는 '센(sen)'이라고 불리는 기가 흐르는 경로를 다스려 인체의 균형을 맞추어 심신의 건강을 증진시켜 준다. 주로 누르기, 당기기, 밀기, 비틀기 등의 기법이 사용된다.

신체 내부 에너지 흐름과 건강과 치료의 에너지 균형 이론에 근간을 둔 동양 신체 교정의 일종이다.

⑦ 아유르베다 마사지

아유르베다는 인도의 전통의학이자 생활철학이며 과학이며 기원전 1500년경 고대 인도에서 시작된 전통의학으로 인간을 소우주로 생각하고 에테르, 흙, 물, 불, 공기의 5가지 요소로 구성되어 있다고 해석한다. 아유르베다는 다양한 내용을 포함하고 있으나 특히 아유르베다식 체질분류에 근거한 천연오일을 이용한 마사지는 건강관리 효과가 뛰어나고 피부미용 효과가 탁월하다.

아유르베다에 따르면 인간의 생물학적 기질들을 바타(Vata), 피타(Pitta), 카파(Kapha)의 세 가지 기질로 분류하는데 이를 트리도샤라고 하고 이 세가지는 육체를 구성하는 기본적 성분이다. 천연오일을 이용한 아유르베다 마사지는 대상자와 오일을 바타, 피타, 카파 등 고유의 10가지 분류체계에 따라 분류한 다음 각 대상자에게 적합한 오일을 선정하여 오일마사지를 시술함으로써 탁월한 질병 치료 및 건강증진에 도움을 준다. 이들의 균형이 깨지면 질병이 발생한다는 이론을 바탕으로 하여 불균형 상태를 조율해나가는 과정이 아유르베다 마사지이다.

⑪ 반사 마사지

반사마사지는 자연요법의 하나로 경락학설에 근거를 두고 있으며 반사점을 가지고 있는 신체의 모든 부위인 귀, 눈, 손바닥, 발바닥 등의 반사지점을 압박하는 방법이다.

이런 반사점의 압박을 통해 신체의 반사구역의 에너지의 흐름을 원활하게 하고 생리기능을 정상화시켜 건강 증진에 도움을 준다.

⑫ 딥티슈 마사지

딥티슈 마사지는 결합조직과 심부연부조직, 근육, 근막, 건, 인대 등에 적용하는 마사지이다.

경직된 피부를 손이나 팔의 여러 부위를 이용하여 깊고 천천히 하는 마사지 방법으로 근육이완과 피로회복에 도움을 준다.

2) 마사지의 방법

① 경찰법 (쓰다듬기, Effleurage)

경찰법은 마사지의 시작과 마무리에 시행하는 동작으로 손가락과 손목의 힘을 빼고 부드럽게 쓰다듬듯이 피부 표면을 스치듯이 지나가는 느리고, 리드미컬한 동작이다. 마사지를 하는 동안 연결 동작으로 사용하기도 하며 손바닥이나 손가락으로 부드럽고 가벼운 동작으로 손바닥 전체를 이용해 피부와의 접촉을 최대화하여 실시한다. 안면과 전신에 시행하고 마사지의 방향은 근육의 결을 따라 실시한다.

경찰법은 혈액순환을 촉진하고 림프의 순환을 자극하여 흐름을 증가시켜 독소 및 노폐물을 배출하는데 도움을 준다. 또한 모세혈관을 확장시키며 피부와 신경을 진정시키고 긴장 이완의 효과가 크다. 경찰법을 실시함으로서 묵은 각질을 탈락시키는 데 도움을 주며 피부 영양공급과 피부색이 개선될 수 있다.

② 강찰법 (문지르기, Friction)

강찰법은 손끝을 바로 세우거나 손바닥 전체를 사용하여 피부에 접촉시킨 후 원을 그리면서 이동하며 움직이는 동작으로 피부의 신진대사를 활성화시킨다. 볼이나 이마 부위에 실시하며 마찰은 기초조직을 신장시키고 관절 주위의 순환을 촉진시키는 데 목적이 있다.

피부 하부 구조까지 깊게 마찰하는 것으로 기름샘을 자극하여 노폐물 제거에 효과적이며 혈액순환 촉진, 피지선 기능의 활성화, 피부 조직을 유연하게 한다.

③ 유찰법 (반죽하기, Petrissage)

유찰법은 유날법이라고도 하며 엄지와 검지손가락을 이용해 피부를 반죽하듯이 잡았다가 풀어주는 동작과 손가락 마디 관절을 이용하여 주무르거나 들어 올려 마찰하는 동작이다. 피부를 부드럽게 잡고 느리고 리드미컬하게 실시하는 동작으로 경직된 근육을 부드럽게 이완시켜준다.

이러한 동작은 근육조직 깊게 자극을 주어 세포 조직이 가벼운 압력을 받고 혈액순환과 림프 순환 촉진으로 인한 신진대사 활성화, 피지 배출 등의 노폐물 제거효과, 피하조직과 결체조직 강화효과를 준다. 또한 각질을 탈락시키고 영양을 공급해줌으로서 피부색, 조직, 피부의 재생에 도움을 준다.

④ 고타법 (두드리기, Tapotment)

고타법은 마사지 동작 중에서 힘과 충격이 많이 가해지는 마사지 방법으로 가볍게 두드리거나 손바닥이나 손가락 끝으로 살짝 치거나 때리는 동작이다. 어깨 근육이나 대퇴부, 크고 넓은 근육부위에 실시한다.

혈액순환을 촉진시키고 신경을 자극하여 피부 조직에 원기를 회복시키고 피부의 탄력성을 증대시킨다.

⑤ 진동법 (진동하기, Vabration)

진동법은 볼이나 턱 전신에 실시하며 손 전체나 손가락에 힘을 주어 적용 부위를 누르고 두 손을 동시에 움직이며 피부 조직에 균일한 진동자극을 주는 수기법이다. 이 때 팔과 손의 근육이 수축과 이완을 빠르게 반복하여 떨리는 동작을 만들어 내어 이완을 증진시킨다. 섬세한 자극을 주는 동작으로 너무 강하게 진동을 주어 무리가 가지 않도록 한다.

혈액과 림프 순환에 효과적이며 근육을 편안하게 이완시키고 피부의 탄력성을 증대시킨다.

⑧ 압박법 (누르기, Pressure)

압박법은 피부의 국소 부위에 자극을 주는 동작으로 엄지손가락을 겹쳐서 사용하기도 하며 손바닥 전체 등 여러 부분을 사용하기도 하여 마사지 부분을 적당한 압박을 가하는 방법이다. 천천히 계속해서 압박하는 지속압박법과 간헐적으로 압박과 이완을 반복하는 간헐 압박법이 있다.

혈액순환 촉진, 긴장완화와 근육을 이완시켜 근육의 경련을 제거하는데 도움을 주며, 자율신경을 조절한다.

⑨ 신전법 (늘이기, Stretching)

신전법은 근육과 인대를 천천히 늘여주는 동작이다. 늘이고자 하는 근육의 이완을 확인한 후 고객의 표정을 살피면서 부드럽게 신전한다. 급격하게 시행하면 무리가 따르므로 늘이려고 하는 근육을 서서히 누르거나 당겨준다.

손과 발, 어깨, 등, 다리 등 근육의 이완이 필요한 곳에 시행, 근육의 긴장과 이완 효과가 크다.

⑩ 닥터 쟈켓법 (꼬집기, Pinching)

닥터 쟈켓법은 꼬집는 방법으로 볼과 턱, 가슴 부위에 실시한다. 손끝을 이용하여 안면의 근육을 작게 잡아서 끌어올려 꼬집듯이 가볍게 튕겨준다. 민감성 또는 여드름 피부에는 시술하지 않는다.

혈액순환을 촉진시키고 영양공급을 활성화시켜 탄력을 부여한다.

3 마사지의 구성요소

1) 속도와 리듬

속도와 리듬은 마사지를 시행하기 위하여 매우 중요한 요소이며 모든 마사지 시술에 사용되는 주요 요소이다. 마사지는 신경의 진정효과와 근육을 이완시키기 위하여 너무 빠르지 않은 적당한 속도와 리듬감을 주어야 한다.

일반적인 마사지는 처음 시작 시에는 천천히 부드럽게, 점차 빠르고 강하게 진행하며 마지막 단계에서는 다시 부드럽고 느리게 적용한다.

2) 방향

일반적으로 마사지의 방향은 마사지 부위의 근육 결에 따라 고려된다. 마사지의 원칙은 주로 정맥이나 림프 순환을 기본으로 하여 말초부에서 중추부를 향하며 동양마사지는 원심성의 방향으로 실시하는데 각 부위별로 적당히 응용하여 시행한다.

3) 규칙적인 압력

시술하는 부위의 근육, 넓이, 유연성의 정도를 고려하고, 고객의 상태에 따라 안정된 압력의 강도, 시간 등을 관리사의 감각과 경험의 지식으로 정확하게 행할 수 있어야 한다.

일반적으로 마사지의 압력은 처음에는 부드럽게, 점차적으로 깊고 세게, 마지막 정리단계에서는 다시 부드럽게 변화시켜 피부조직에 적용시킨다.

4) 손의 유연성

관리사는 손을 부드러운 상태로 이완하여 유연하게 움직임으로서 보다 좋은 시행효과를 볼 수 있다. 이를 위하여 관리사는 관리 전. 후 자신의 손과 관절을 보호할 수 있는 운동을 충분히 행하고 자주 실시하는 것이 바람직하다.

5) 밀착감

고객이 관리를 받고 있는 동안 동작의 흐름이 멈추거나 정지한 듯한 느낌을 받지 않도록 손을 떼지 말고 밀착시켜 모든 동작이 부드럽게 연결될 수 있도록 노력한다.

4 마사지의 효과

마사지는 피부의 모세혈관 강화와 혈액순환을 증진시키고 근육을 이완시켜 긴장을 완화한다. 피부의 혈액순환이 증진되면 신진대사가 활발해지고 조직의 불필요한 노폐물의 배출에 효과적이다.

피부 세정의 효과와 노화된 각질 제거 효과로 피부의 흡수 능력을 확대시켜 피부에 영양을 공급하여 피부결을 향상시킨다.

세포의 재생을 돕고 근조직의 경직성 완화 및 통증완화 효과를 준다. 결체조직 섬유의 긴장과 탄력 증진시키며 머리를 맑아지게 하고 스트레스를 감소시켜준다.

1) 피부

마사지는 피부의 혈액순환을 자극하고 혈액의 흐름 촉진으로 혈액량이 증가되기 때문에 산소 공급이 활발해지고 신진대사 증진으로 피부가 부드럽고 매끄럽게 된다.

2) 신경

비교적 약한 자극으로 마사지를 행함으로서 기능이 감퇴되어 있는 신경이나 근육에 대하여 조건 반사로 흥분이나 진정을 주고 신경의 신체조직 균형을 조절할 수 있다. 통증 완화 및 교감신경계를 활발하게 하여 기능회복에 도움을 준다.

3) 관절

관절이나 그 주변을 마사지 하여 관절 속의 혈액순환을 좋게 하고 관절 내의 신진대사를 활발하게 하여 관절액의 분비를 촉진시켜 준다. 관절액의 분비로 윤활막이 부드럽게 되고 관절 운동의 유연성을 높여준다.

4) 근육

경직되어 위축된 근육 이완에 도움을 주고 근육 속의 혈액이나 림프의 흐름을 원활하게 하여 노폐물을 배출시킨다.

피부 내 산소와 영양공급으로 신진대사를 활발하게 하여 근육의 수축력과 지속력을 증진시킴으로서 근육의 운동기능을 강화시키고 근육섬유에 탄력성을 부여한다.

5) 골격

혈액순환 촉진 및 혈액에 산소공급을 증가시켜 조혈작용을 도와준다. 관절과 인대의 정상기능을 회복시킨다.

6) 전신의 조절

자율신경계와 내분비계 등을 조절하여 신진대사 조절 효과가 있다.

5 마사지의 유의사항

1) 마사지시 고려해야 할 사항

① 관리실은 너무 밝지 않아야 하고 안정된 분위기를 유지해야 한다.
② 불필요한 대화는 삼간다.
③ 피부미용사의 손톱은 항상 청결하고 짧아야 한다.
④ 피부미용사는 관리 전에 손과 손가락 운동을 하고 자신의 손을 따뜻하게 한다.
⑤ 안면과 목을 제외한 마사지를 하지 않는 부분은 덮어서 보호하도록 한다.
⑥ 고객의 피부반응 상태를 살펴보면서 진행한다.
⑦ 고객에게 관리에 대해 설명하며 진행한다.
⑧ 관리시 제품이 고객의 눈, 코, 입 등에 들어가지 않도록 주의한다.
⑨ 손을 떼지 않고 밀착감을 유지한다.
⑩ 너무 강한 마사지 동작은 림프관과 모세혈관이 파열될 수 있으므로 주의하도록 한다.
⑪ 관리시 동작의 세기, 속도에 따라 효과의 차이가 있으므로 손의 움직임을 너무

빠르게 하지 말고 리드미컬하게 진행한다.

⑫ 관리사는 올바른 태도로 마사지하는 동안 고객에게 최선을 다한다.

⑬ 관리실의 온도는 관리사가 아닌 고객의 온도에 적절하게 유지하여야 한다.

2) 마사지를 실시하면 안되는 경우

① 식사 후 2시간 이내

② 심한 감기몸살

③ 감염성 피부질환

④ 임신 중의 복부마사지

⑤ 아물지 않은 피부 상처

⑥ 수술 직후

⑦ 정맥염

⑧ 혈우병

⑨ 심부정맥 혈전증

⑩ 손상된 뼈와 관절

⑪ 척추 만곡증

⑫ 급성 연부 조직 염증

⑬ 피부암이나 내부 장기의 종양

⑭ 화장품 등의 알레르기 반응이 일어났을 경우

6 유러피안 스타일 페이셜 마사지

동작	부과설명
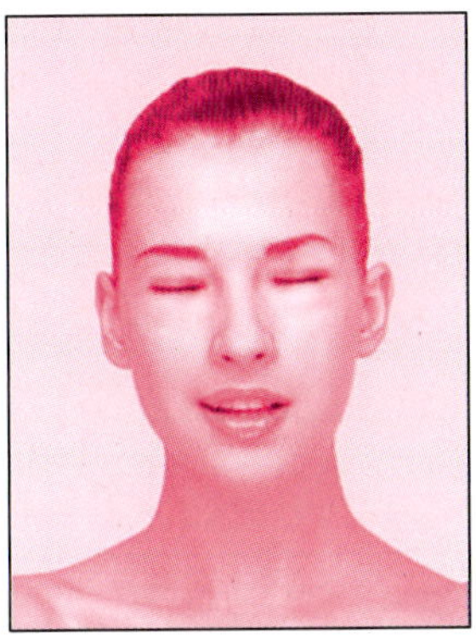	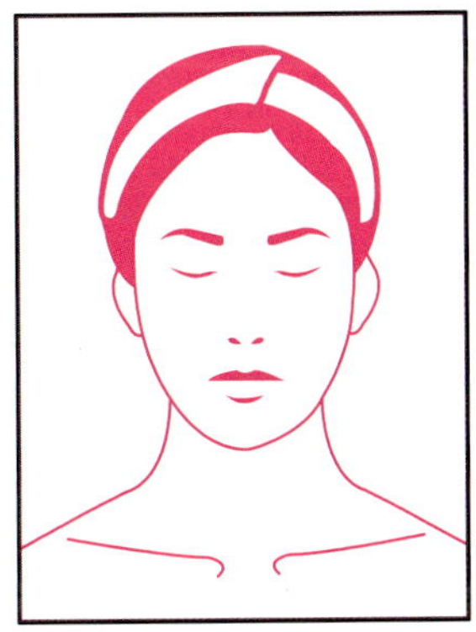
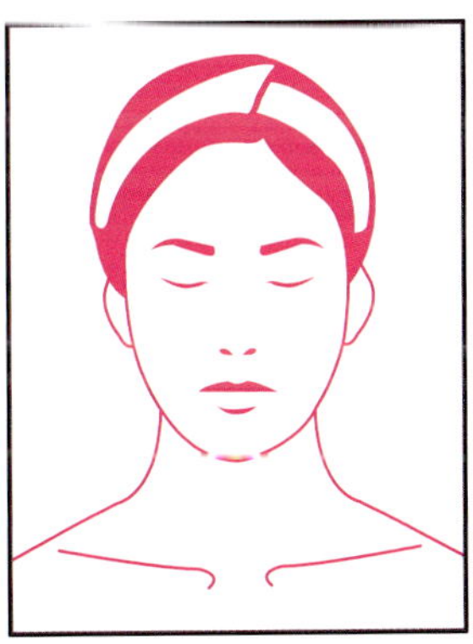	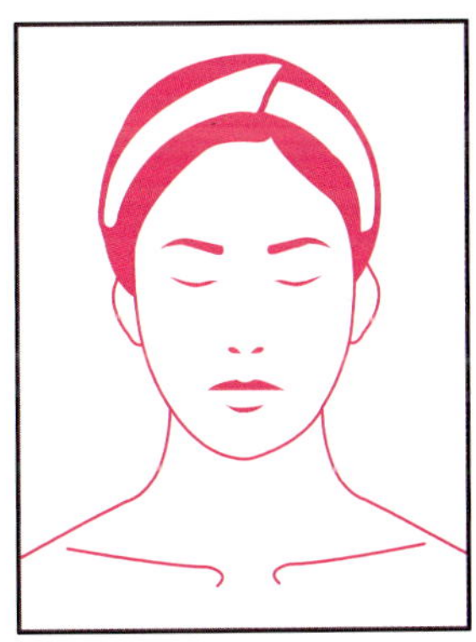
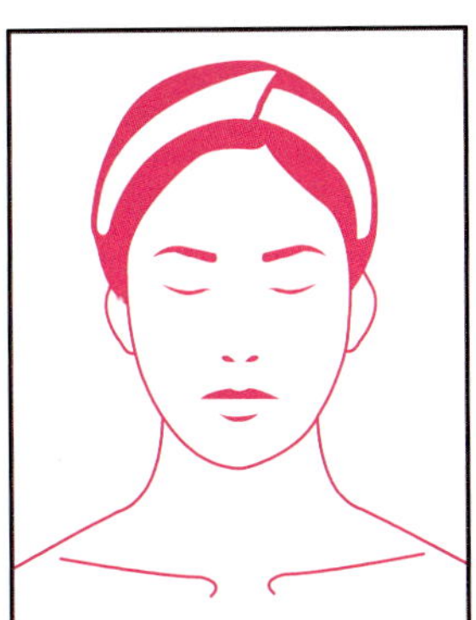	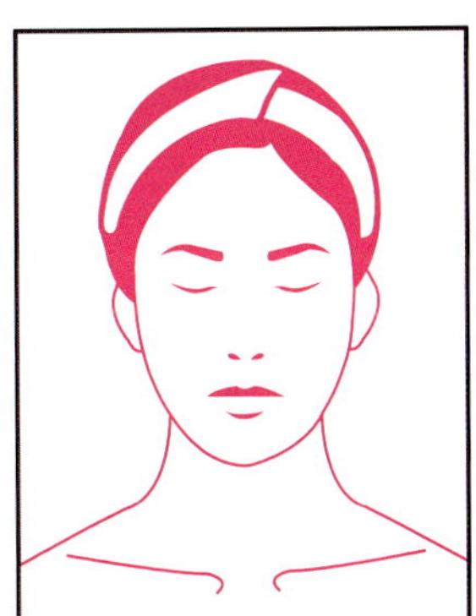

동작	부과설명
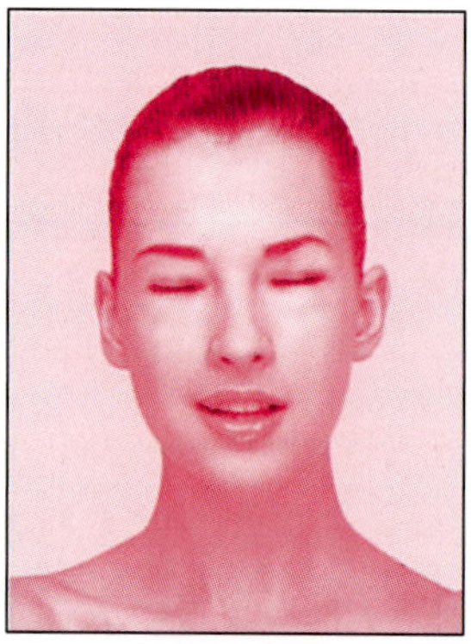	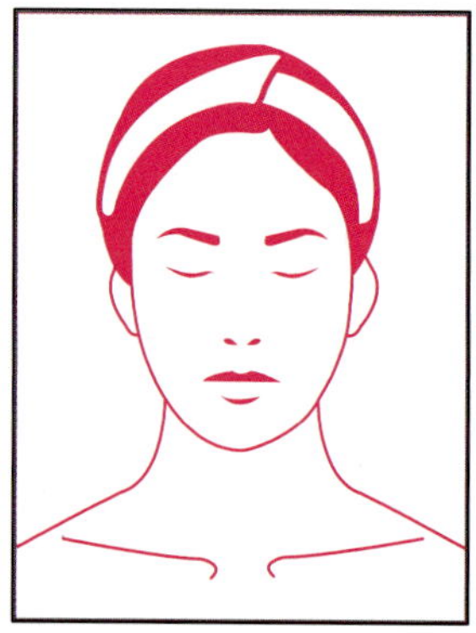
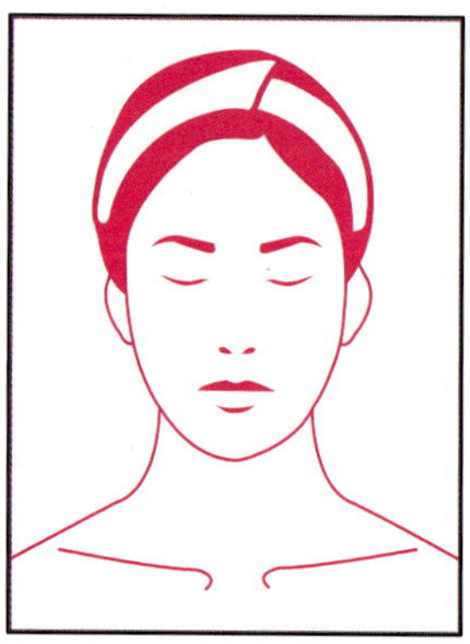	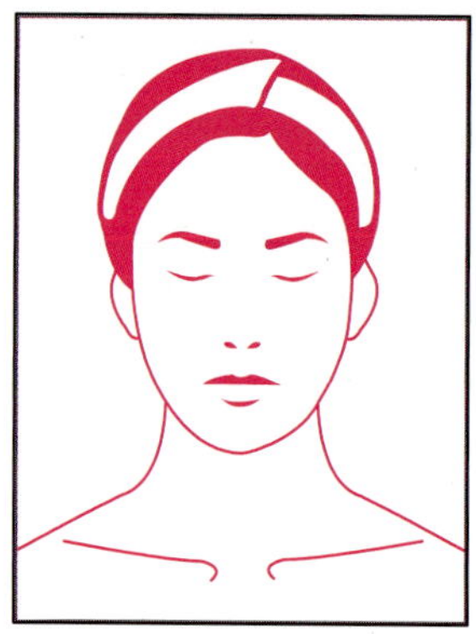
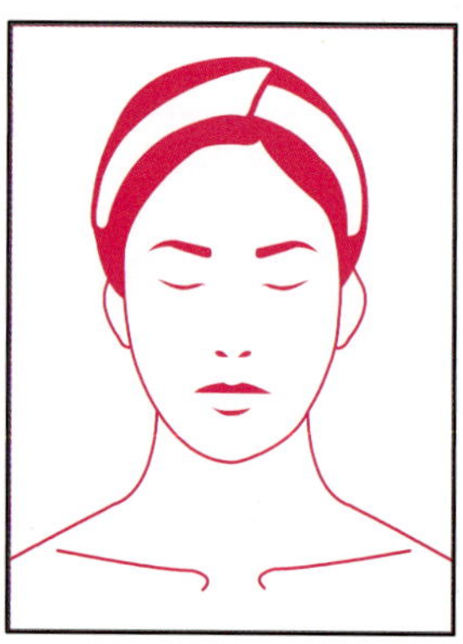	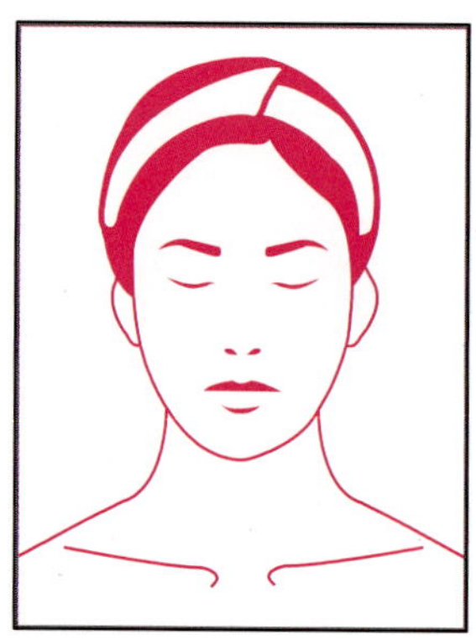

동작	부과설명
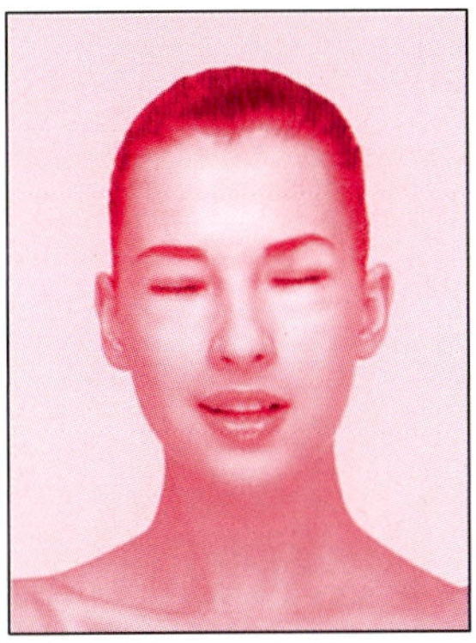	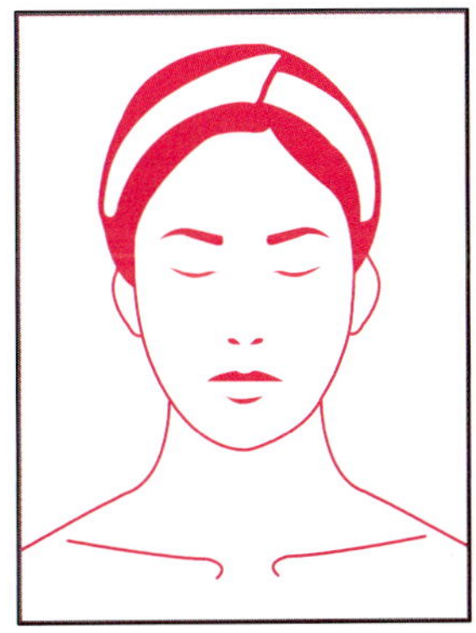
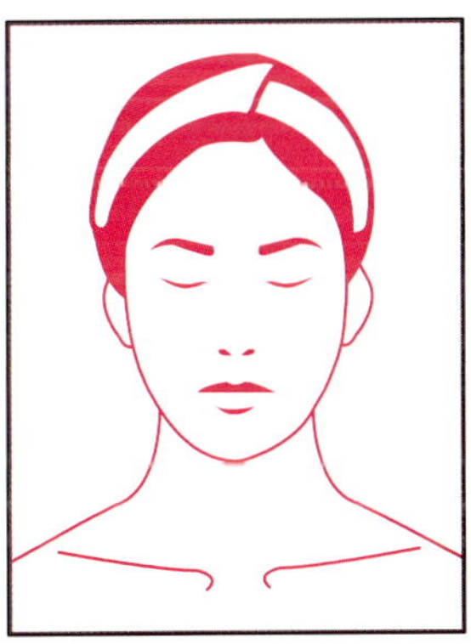	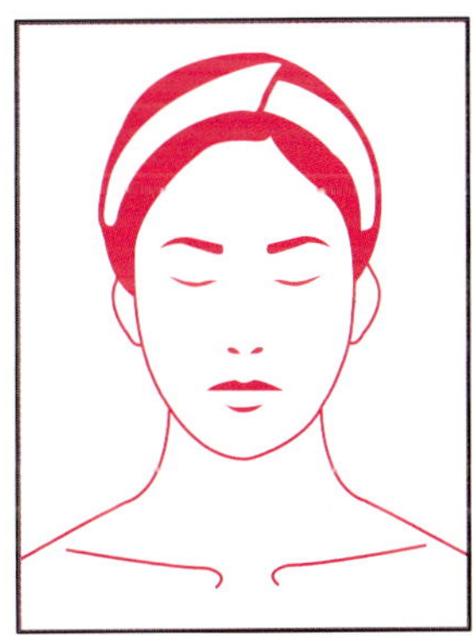
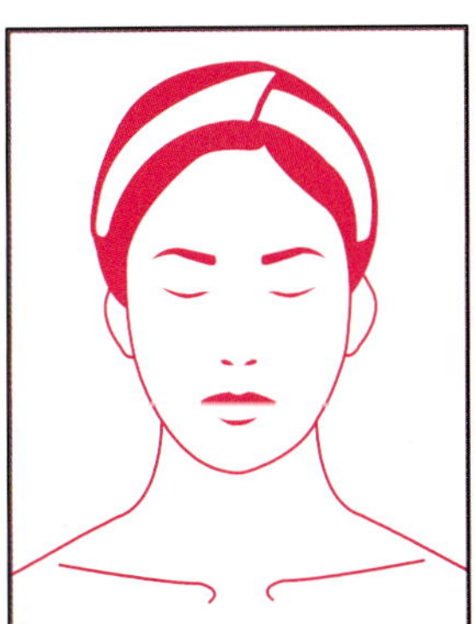	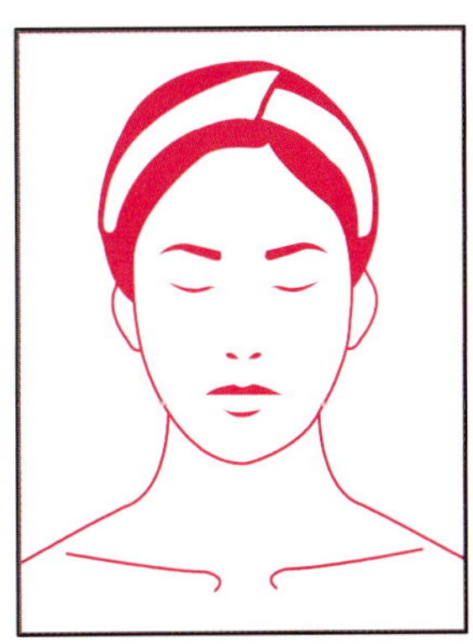

7 팔 마사지

동작	부과설명
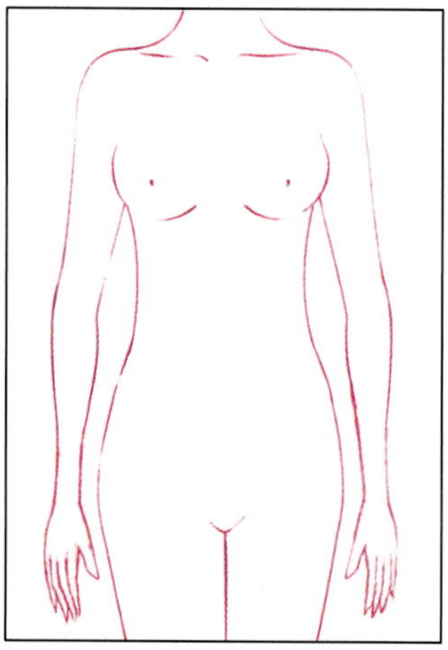	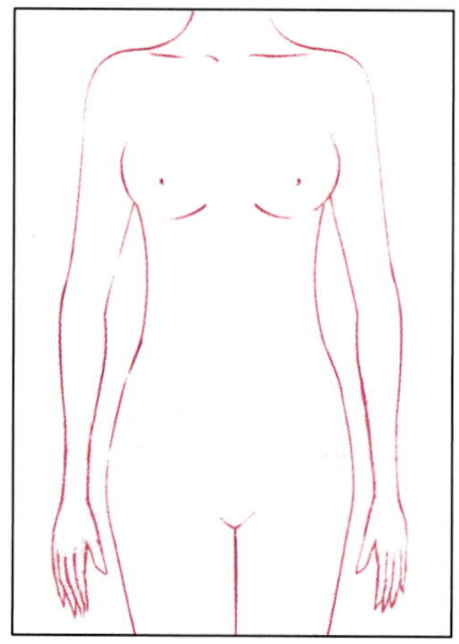
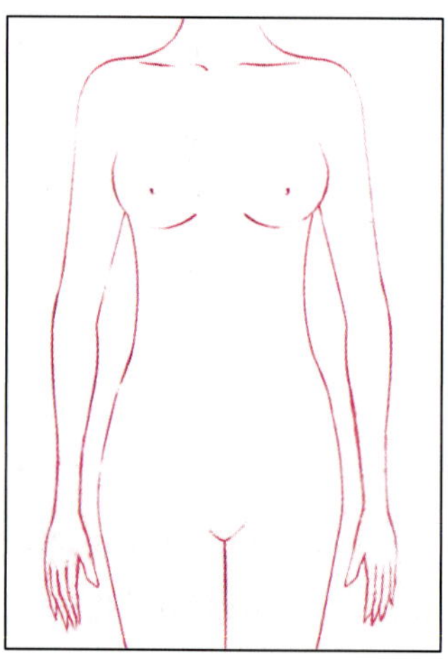	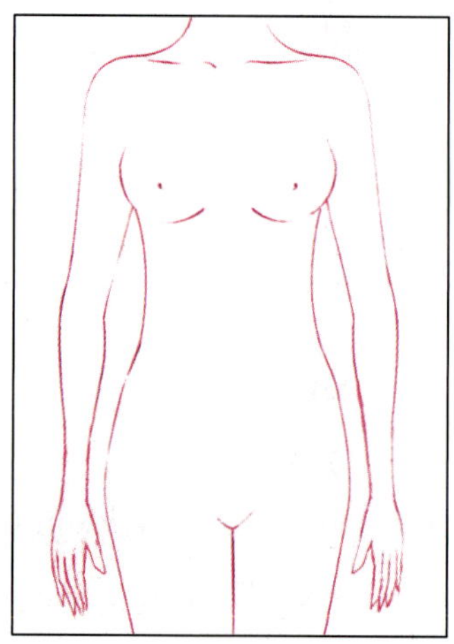

동작	부과설명
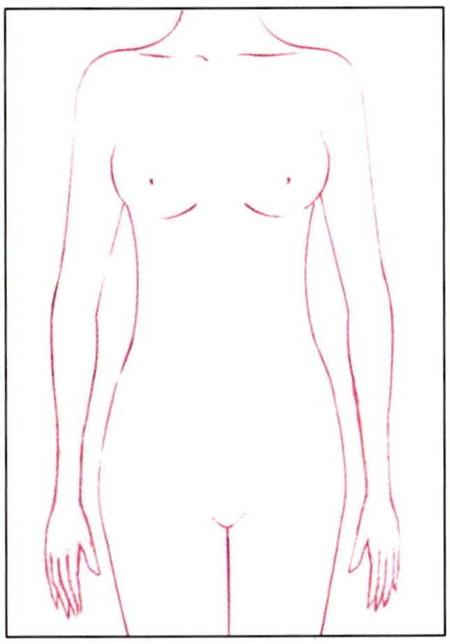	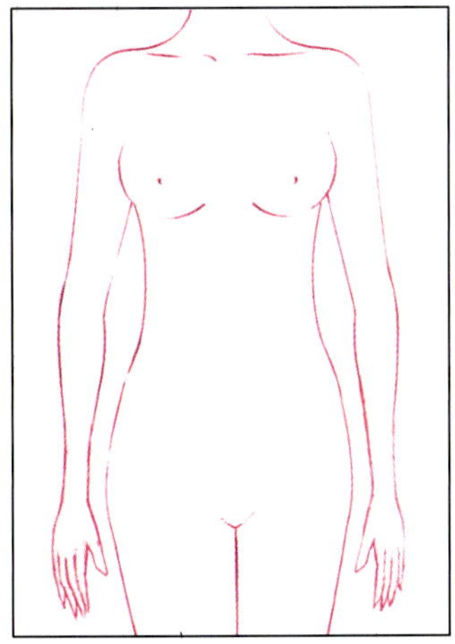
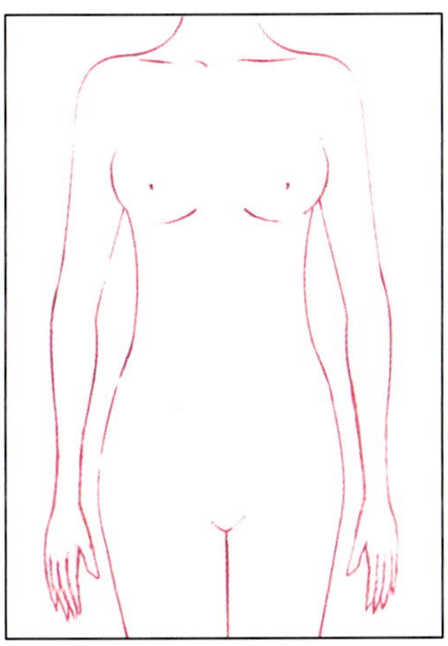	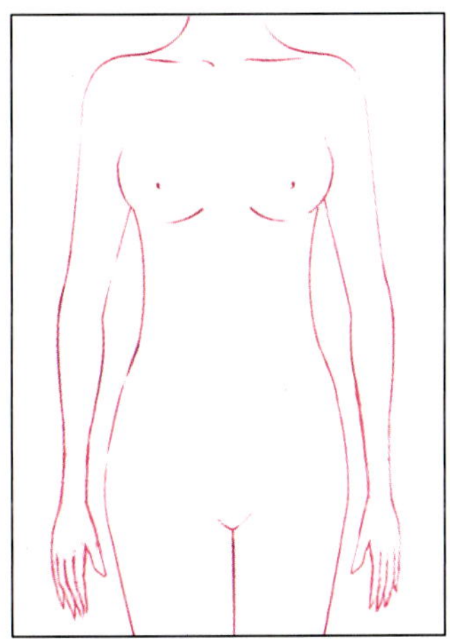
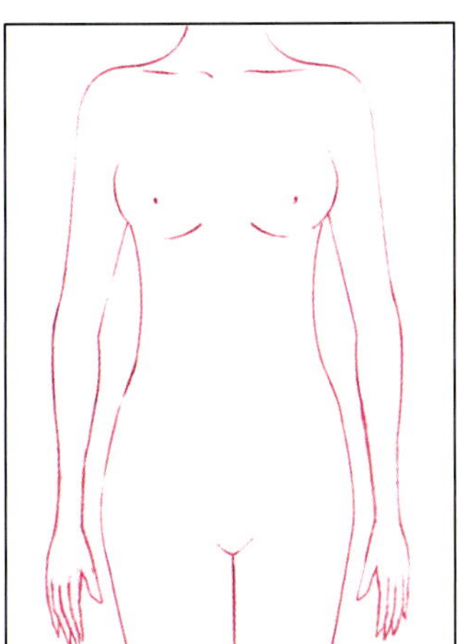	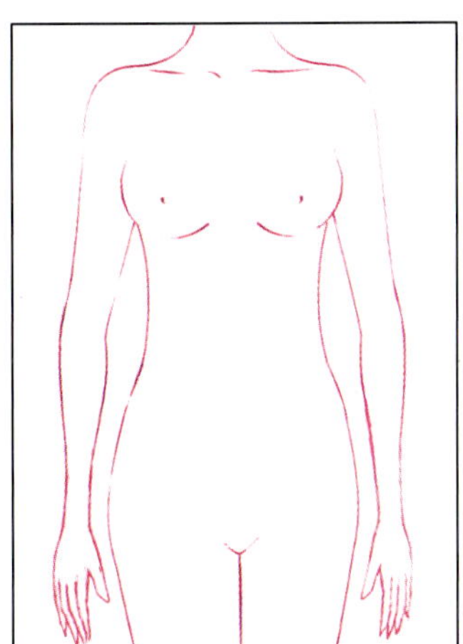

동작	부과설명
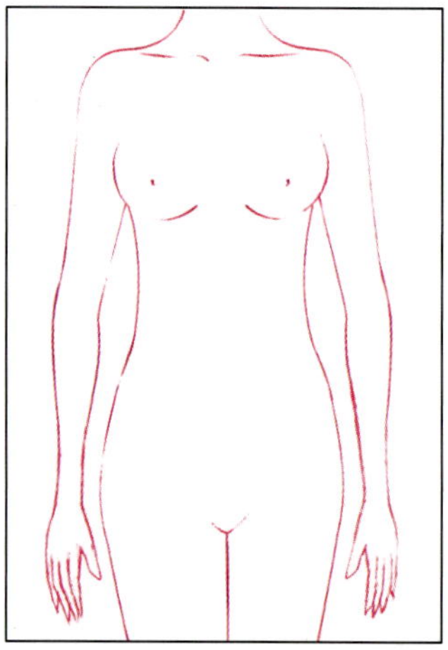	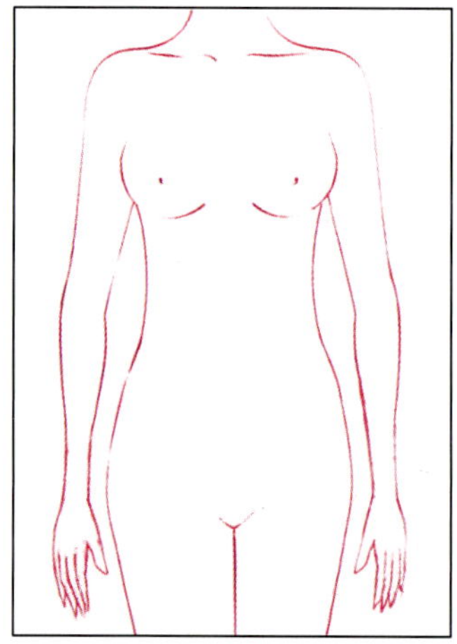
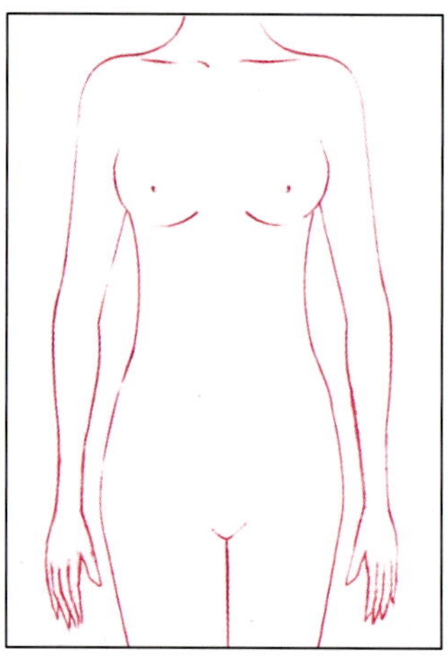	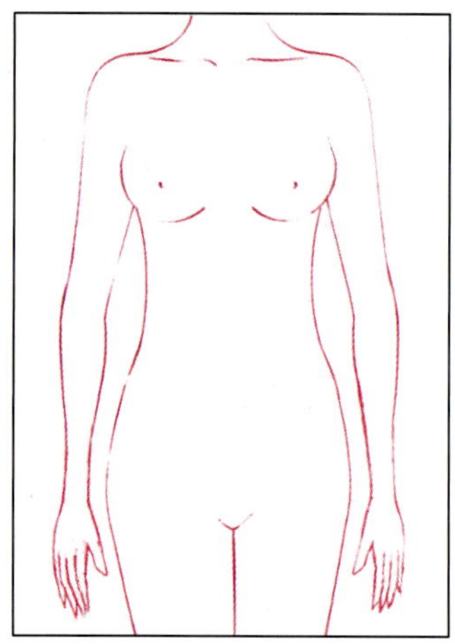
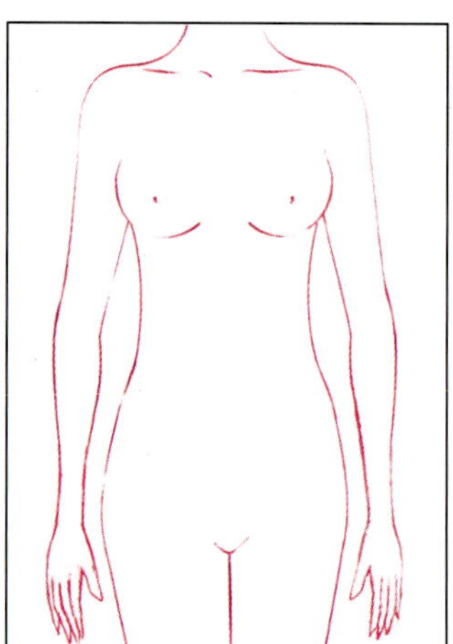	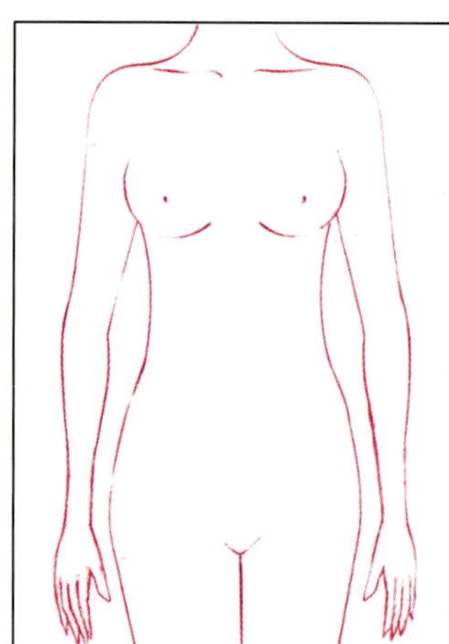

동작	부과설명
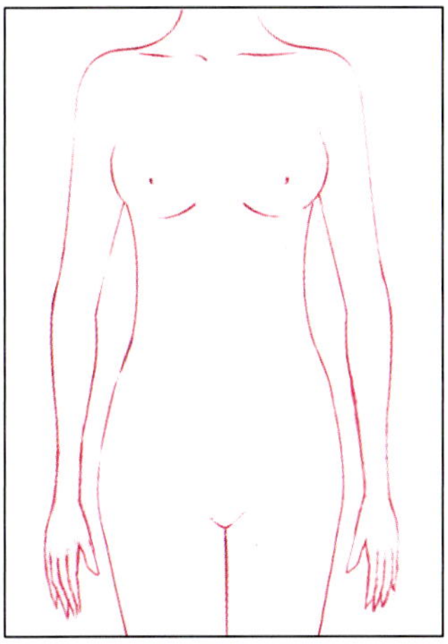	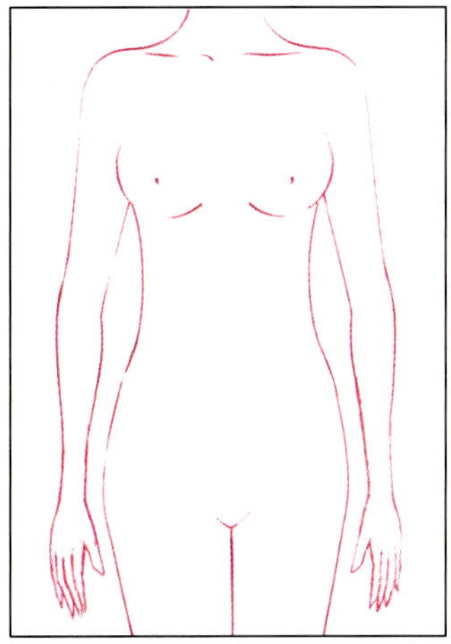
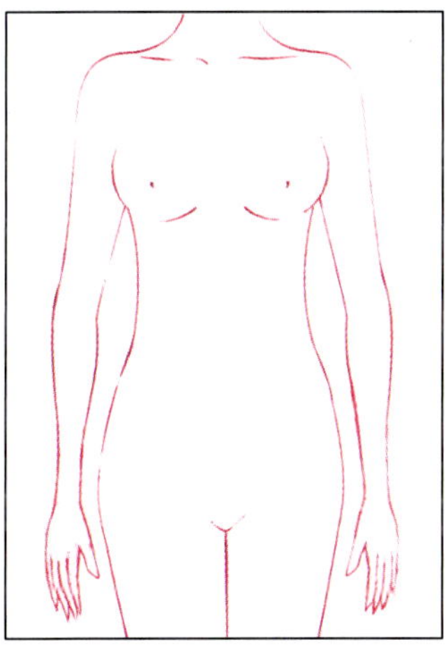	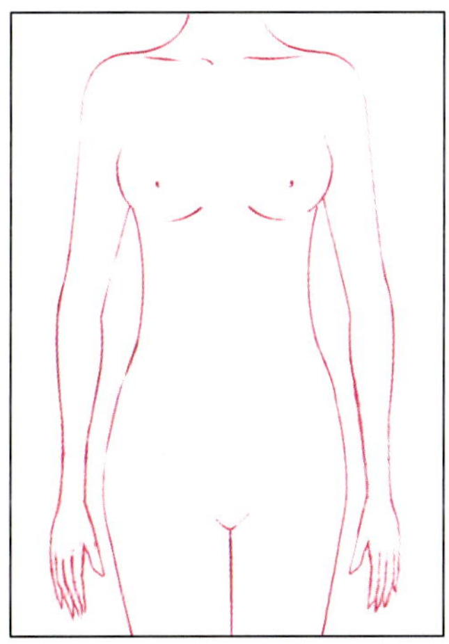
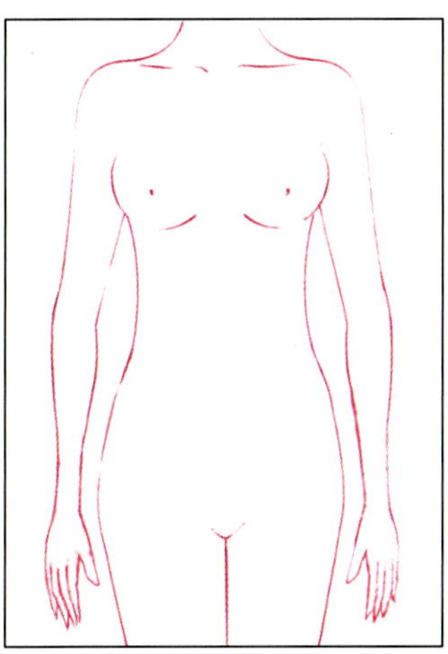	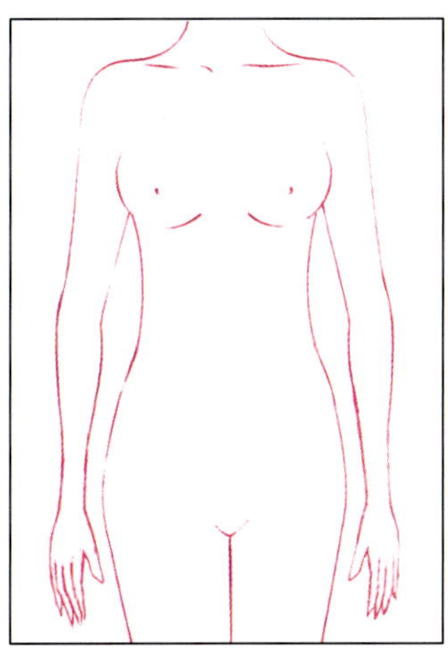

8 등 마사지

동작	부과설명
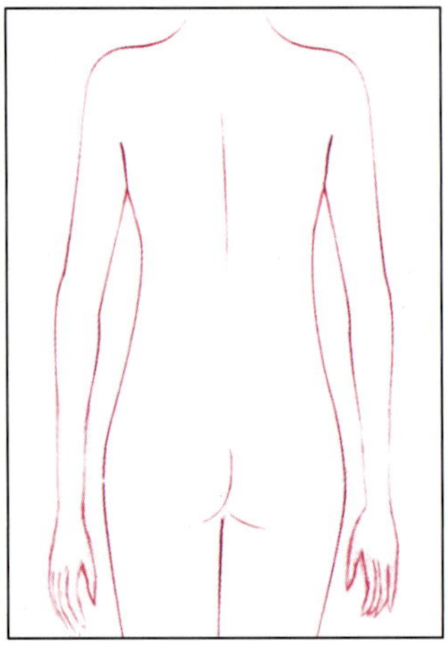	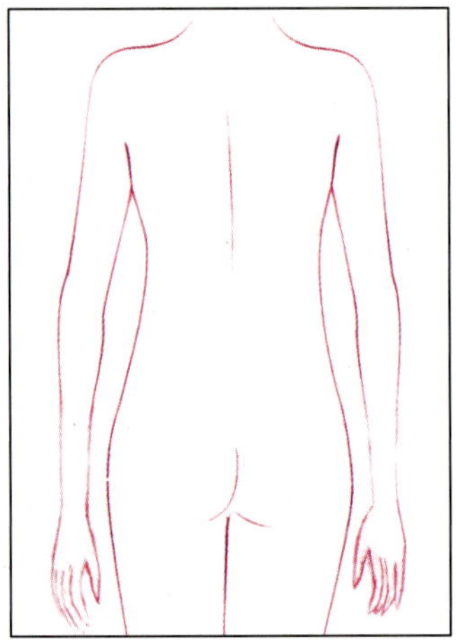
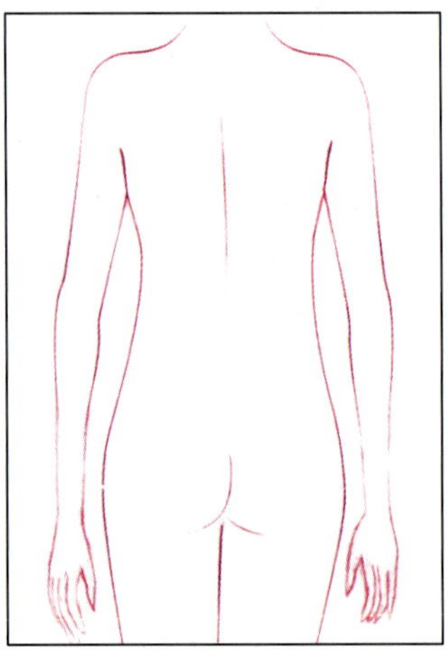	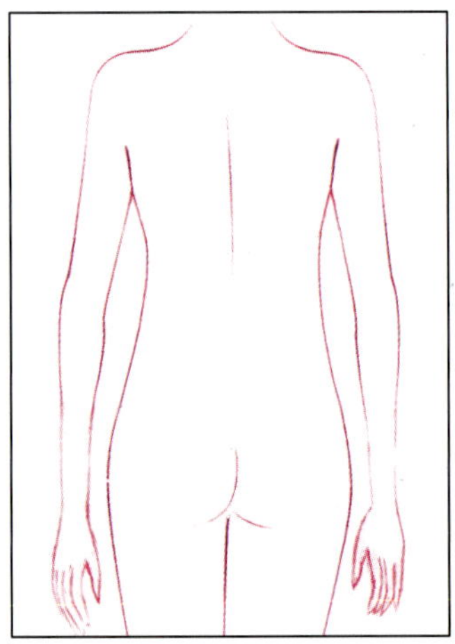

동작	부과설명
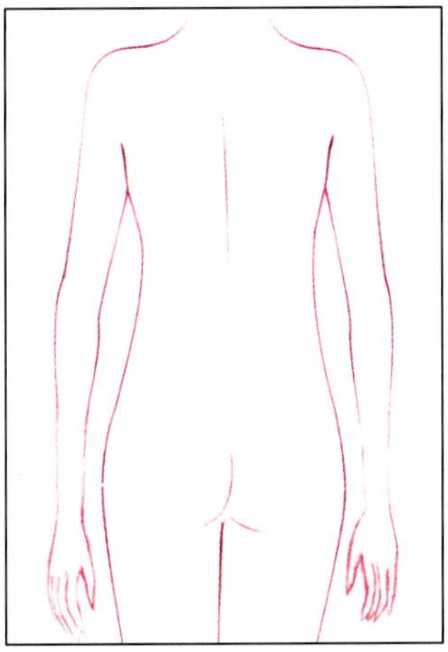	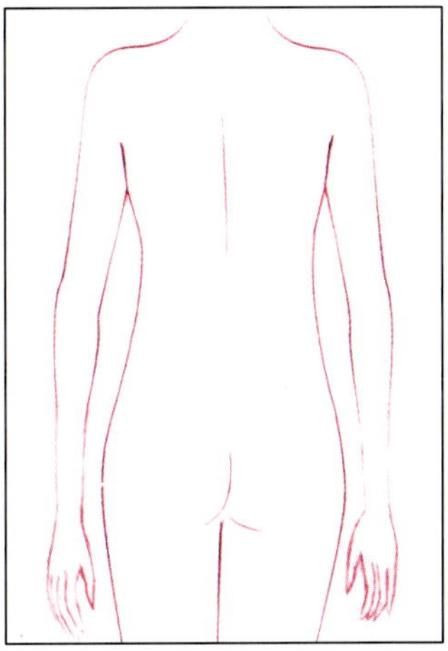
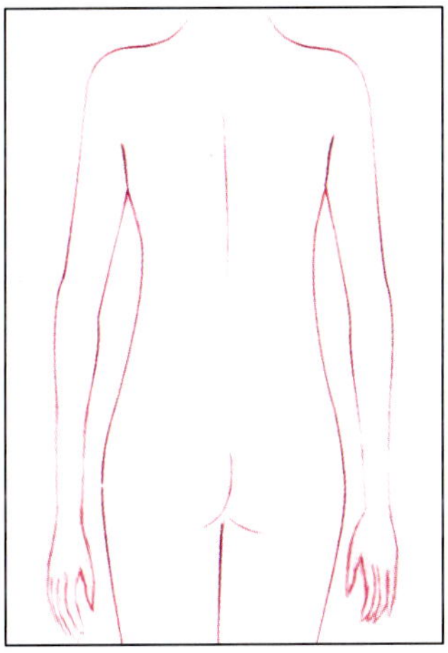	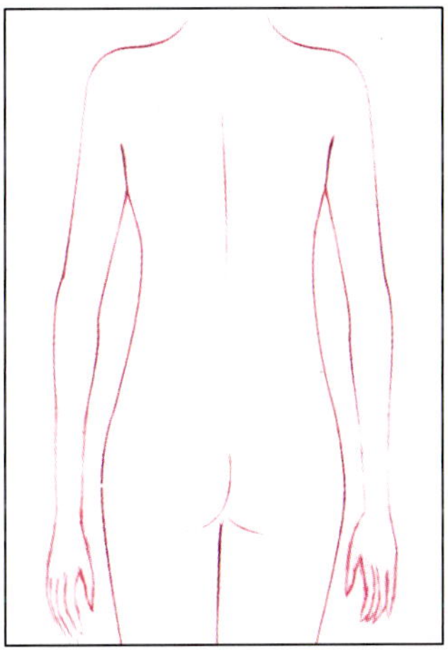
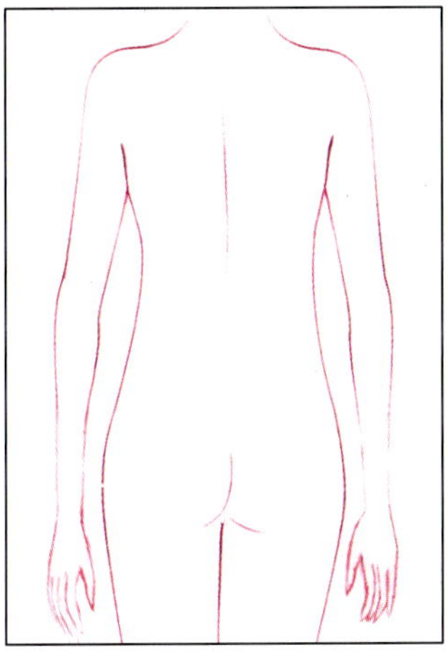	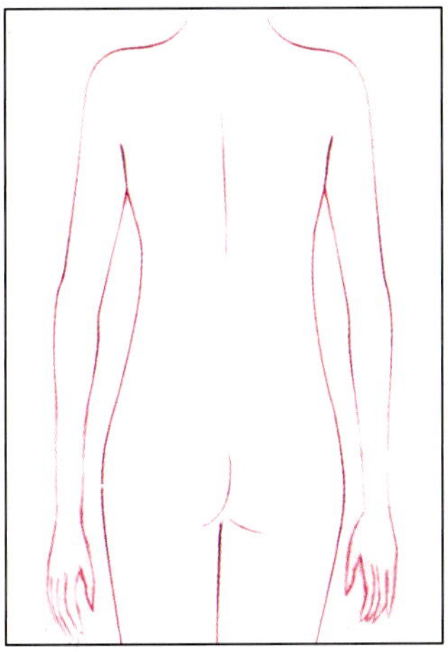

동작	부과설명
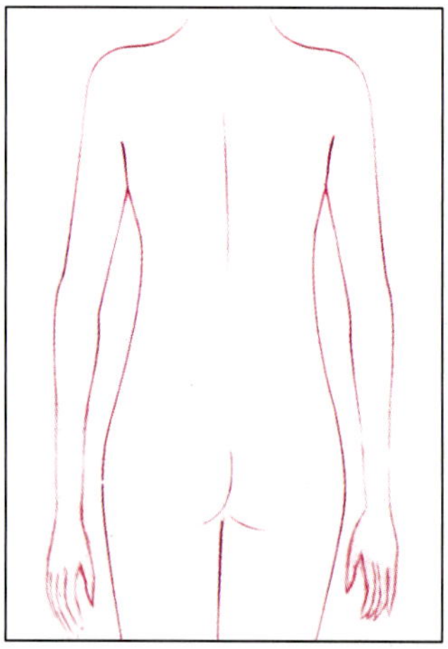	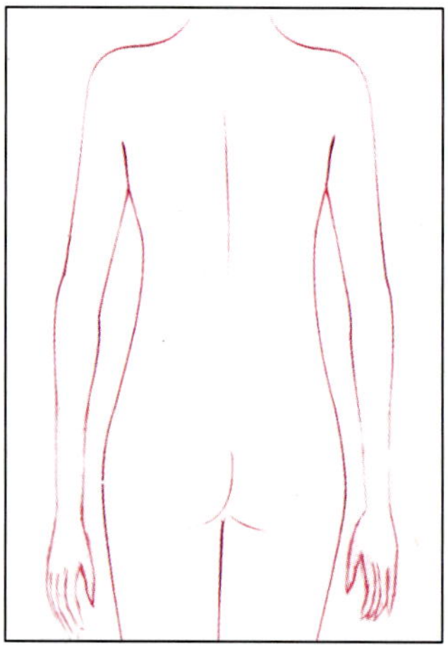
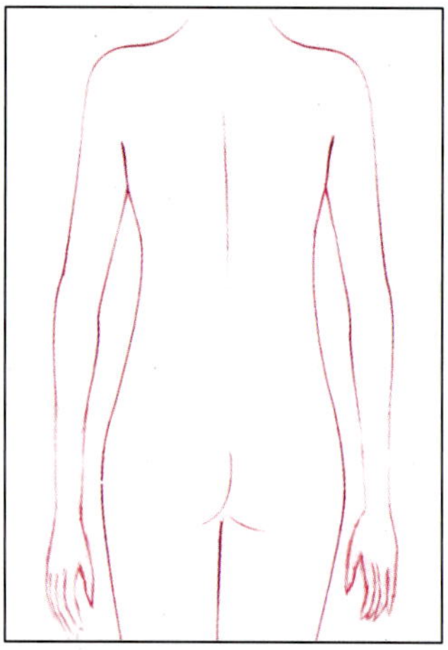	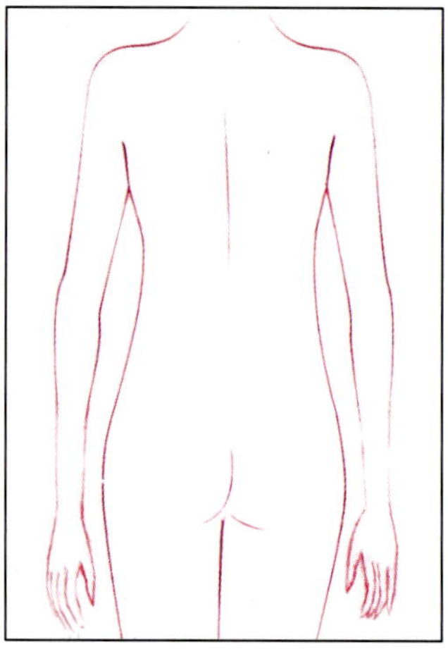
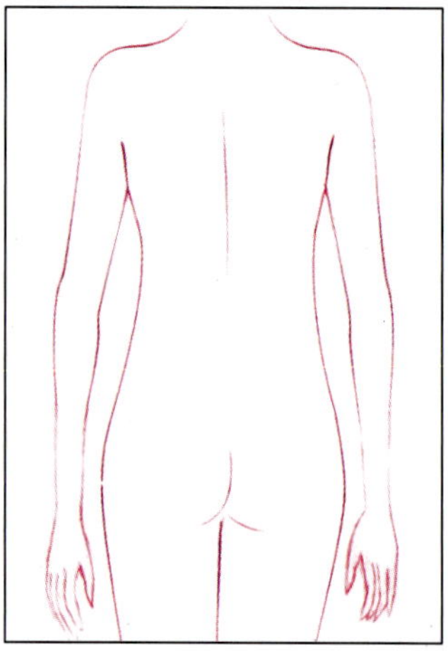	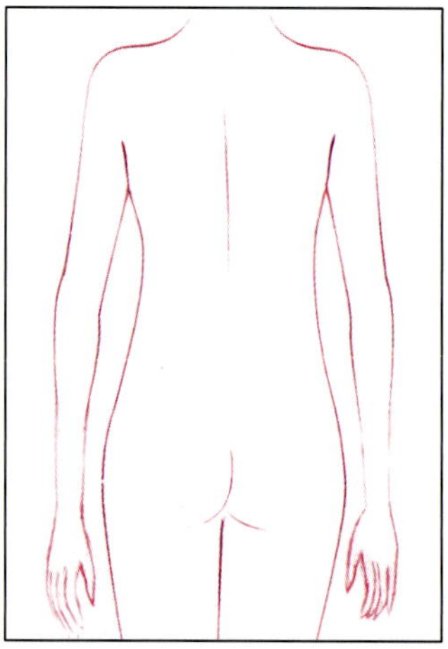

9 복부 마사지

동작	부과설명
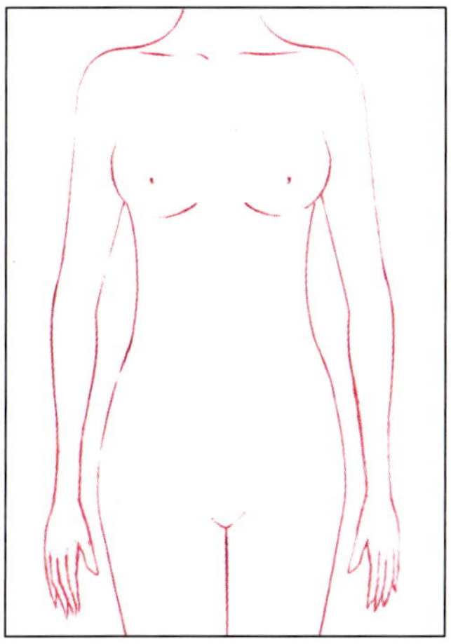	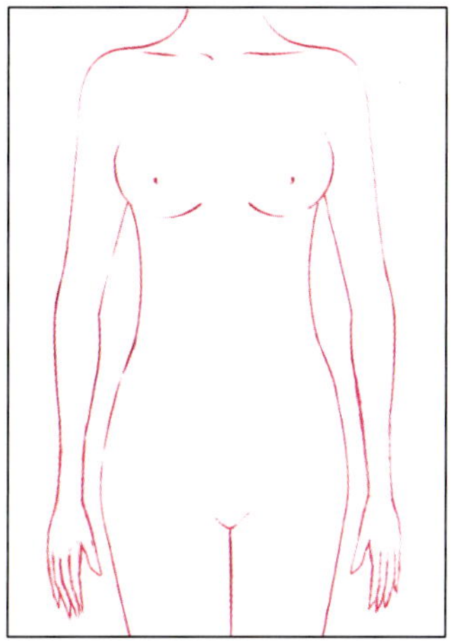
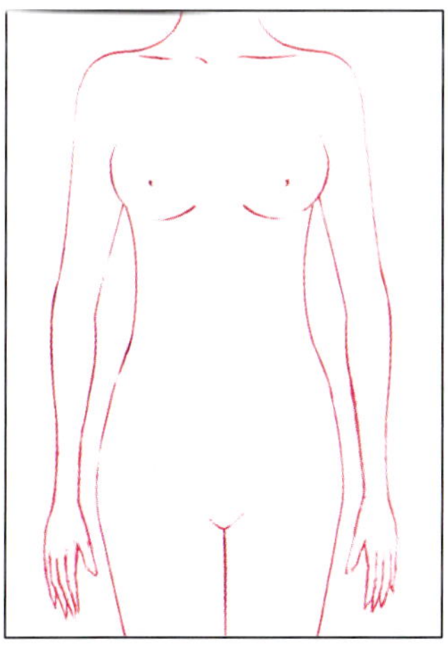	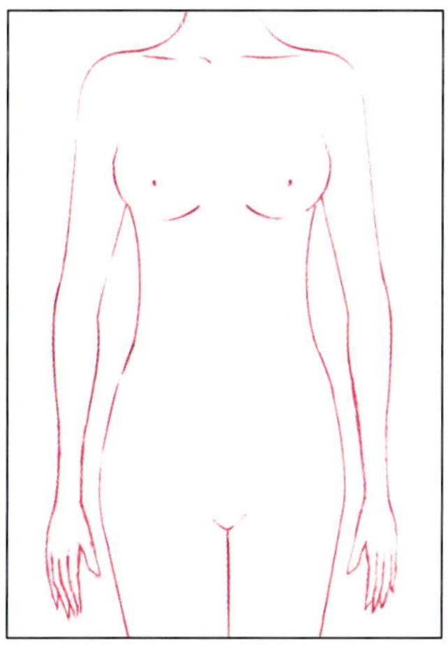

동작	부과설명
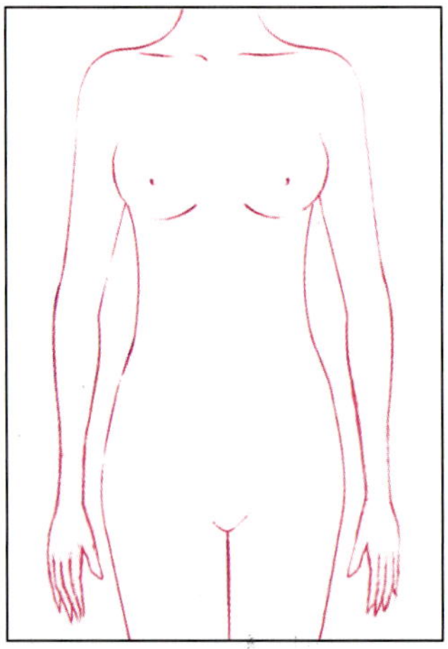	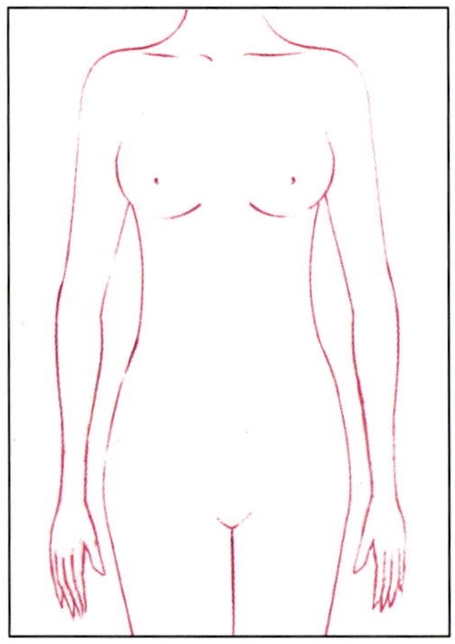
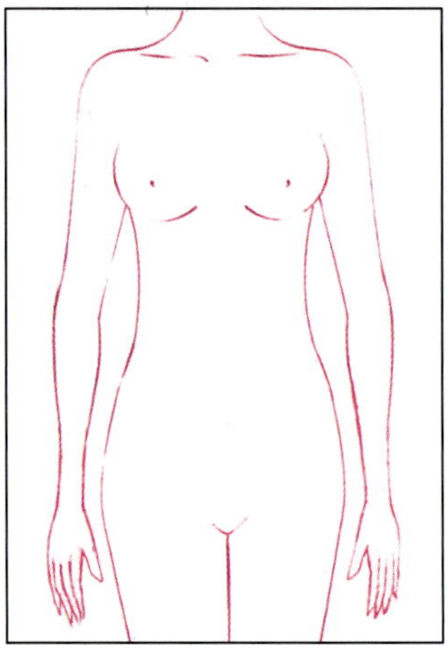	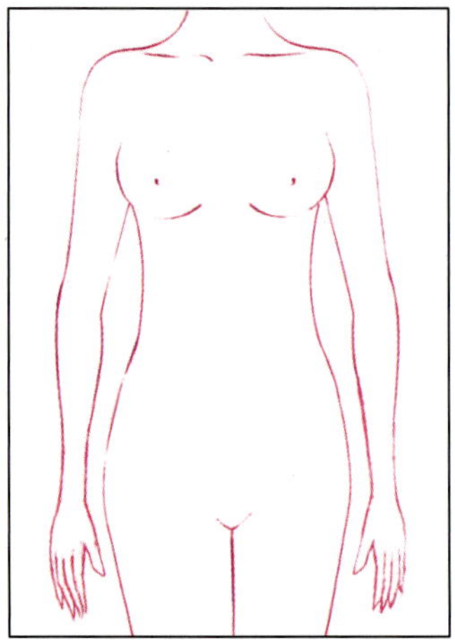
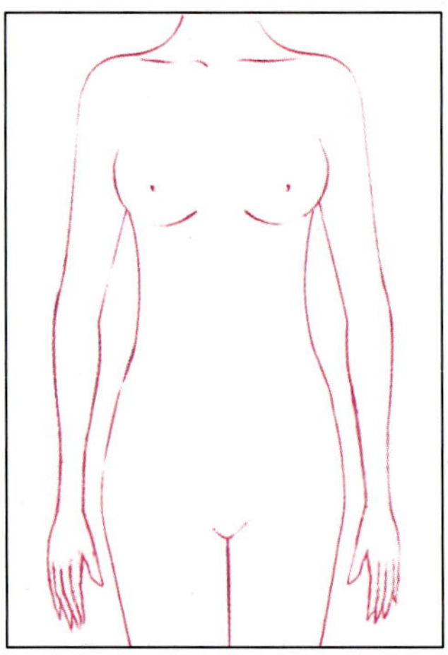	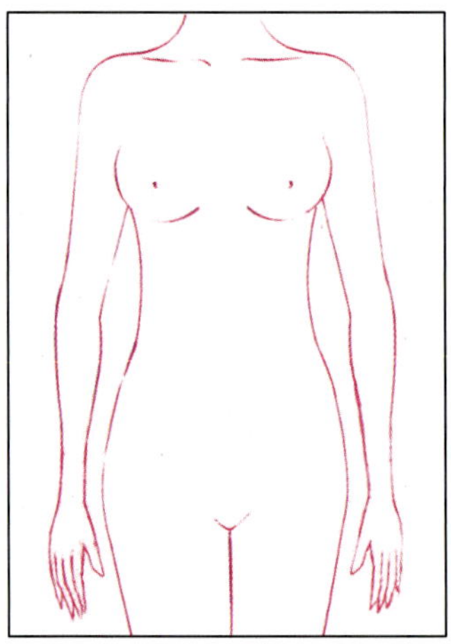

동작	부과설명
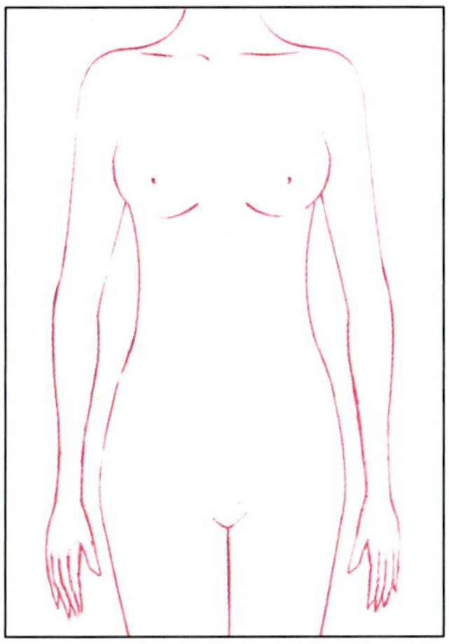	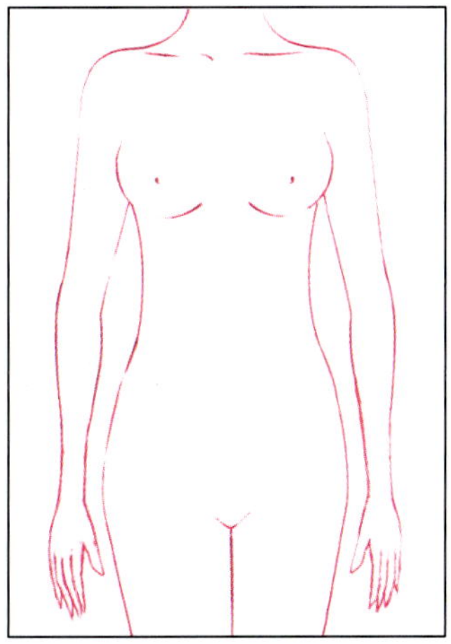
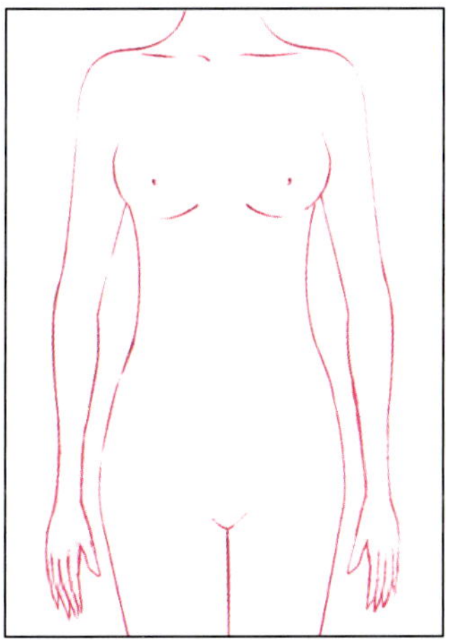	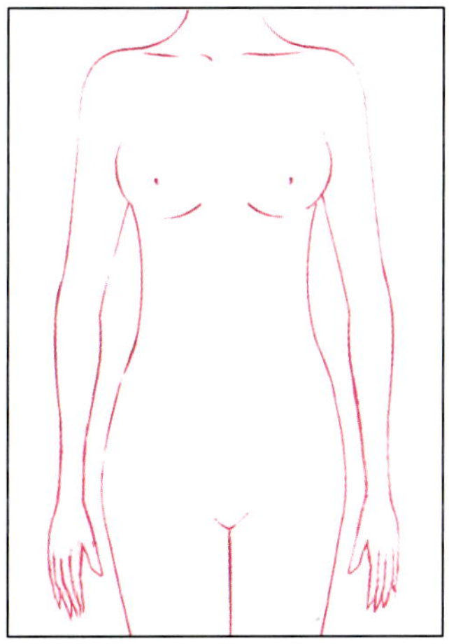
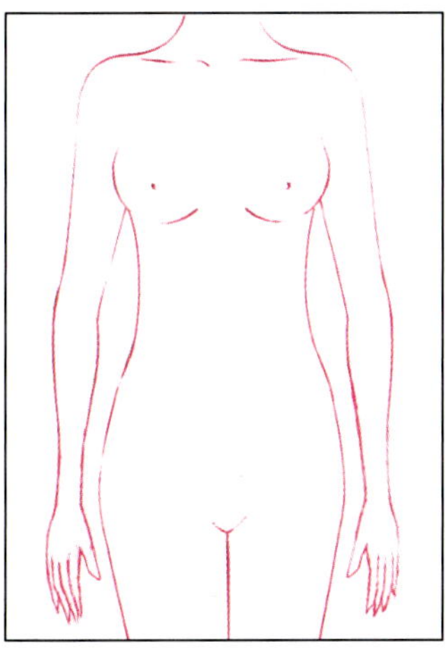	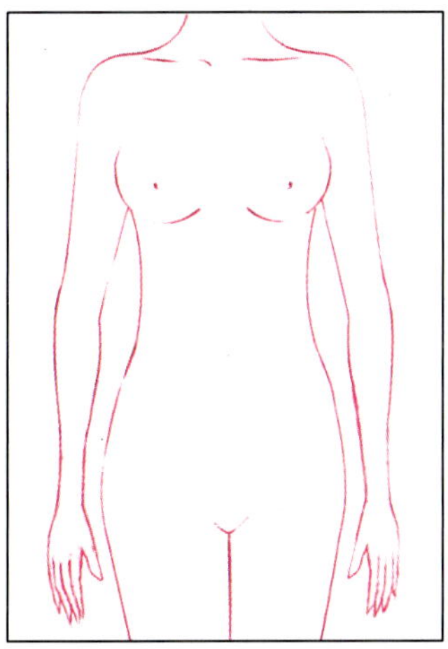

동작	부과설명
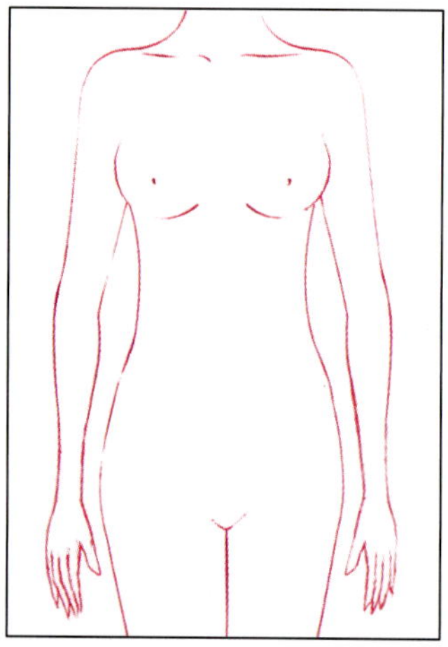	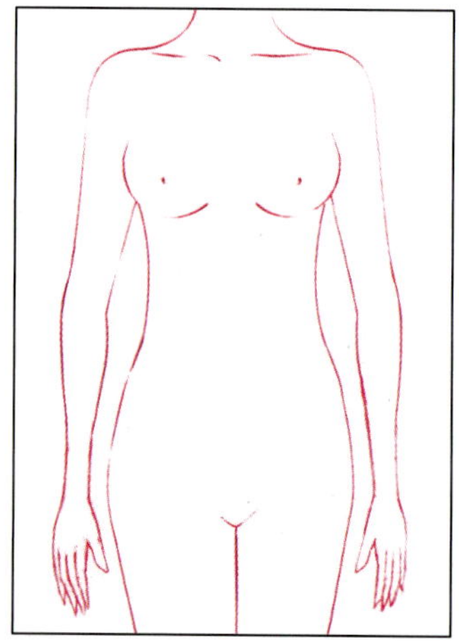
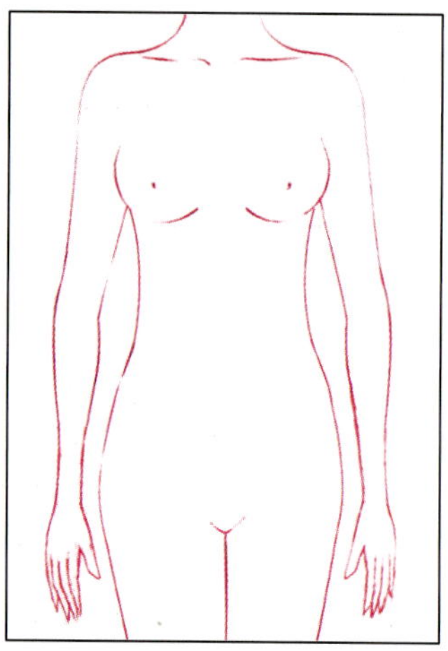	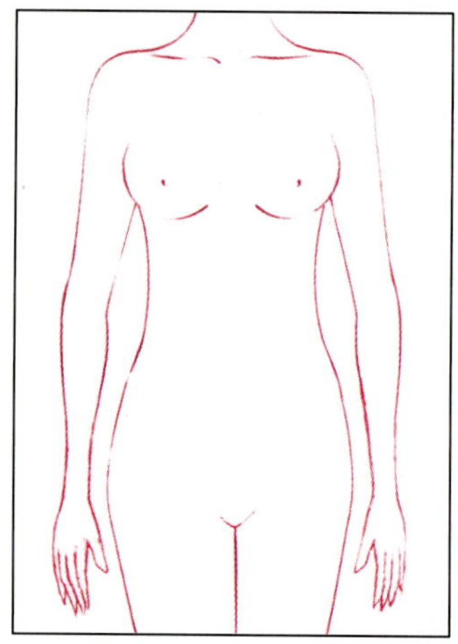
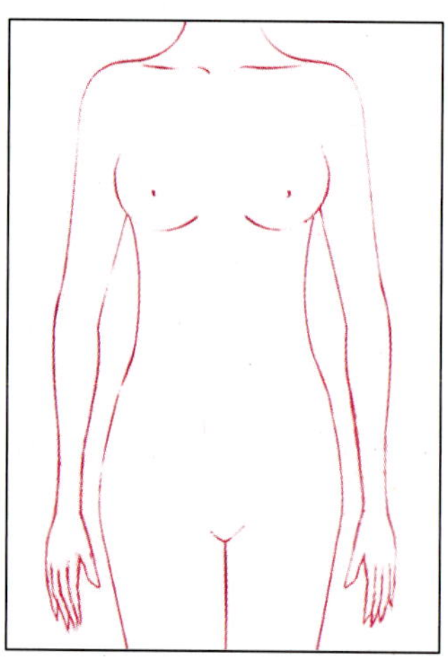	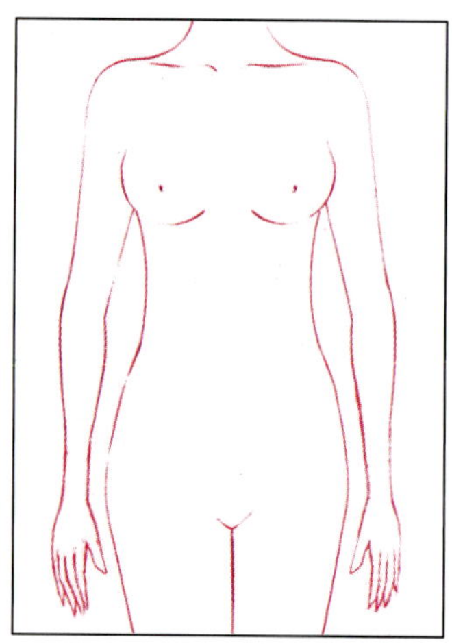

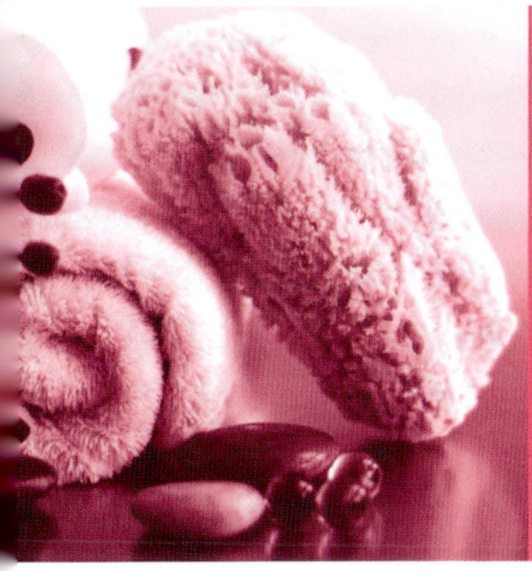

CHAPTER

08 기기를 이용한 피부미용

1 기기 사용의 필요성

미용기기 관리는 전기적인 수단을 이용하여 차원 높은 피부 관리를 하는 것이라고 정의할 수 있다. 피부미용관리를 할 때에 미용기기의 사용은 피부미용 분야에 있어 기존의 수기요법에만 의존하던 방법에 더하여 피부의 전반적인 상태를 향상시키고 피부미용에 시너지 효과를 줌에 있어 피부미용 분야의 필수적인 요소이다. 즉 피부에 전기력을 적용했을 때 발생하는 인체의 생리적인 변화를 통해 과학적이고 일관된 관리를 가능하게 하여 아름답고 건강한 피부를 가꾸는 데 효과적으로 목적을 달성하는 것이다.

따라서 피부 미용관리 시 기기를 이용한 관리가 필요한 경우에는 모든 기기의 기초원리가 되는 물질과 전기에 대한 일반적인 내용을 이해하여 사용 테크닉과 상호작용의 이해가 충분할 때 더 효과적이고 전문적이며 안전한 관리를 할 수 있다.

2 피부미용에 사용되는 기기

1) 스티머

스티머는 증류수 혹은 정제된 물을 담아서 사용하기 10분 전에 예열한 후 가열하여 발생하는 증기를 피부 관리에 이용하는 것이다. 이러한 증기는 각화된 각질을 연화시켜 각질제거가 쉽게 되도록 도와주고 증기로 인해 피부표면의 온도가 증가하면 모공이 이완되어 모공 속 노폐물이 쉽게 제거될 수 있도록 하며 깨끗해진 모공 속으로 화장품의 유효성분이 잘 침투될 수 있도록 도와준다. 또한 증기가 피부의 수분 보충에 도움을 주며 피부표면의 온도증가로 인한 혈액순환 증가와 함께 신진대사가 활발해진다. 단, 오래 사용 시에는 오히려 건조를 유발할 수 있으므로 정상 피부인 경우 5~10분의 적정 시간을 적용한다.

물을 가득 채워 사용하면 증기와 함께 뜨거운 물이 샐 수 있어서 화상을 입을 수 있으므로 증류수를 물통의 80% 정도로 채워 사용한다. 스팀은 고객의 턱 쪽에 향하게 하여 얼굴전체에 골고루 퍼지도록 맞추어 놓고 적용하며 고객의 눈과 예민한 부위는 패드를 덮어 보호한다. 스티머와 고객의 얼굴은 30~50cm거리를 유지하고 사용 후 물통을 비워 세척하여 보관한다.

스티머는 화상의 위험에 주의하고 노즐이 막힐 수 있으므로 사용하는 물에 아로마나 오일을 넣고 사용하지 않는다. 화농성 여드름 피부, 모세혈관 확장 피부, 민감한 피부의 사용을 금해야 한다.

2) 스프레이

증류수, 스킨토너, 미네랄 워터, 아로마 워터, 아스트린젠트. 식물 추출물 등을 용기에 넣은 후 진동펌프의 원리를 이용하여 제작된 기기로 안면에 안개와 같은 작은 입자로 뿌려 주는 기기로 분무기라고도 하며 lucas라고도 불린다.

입자가 매우 곱고 부드럽게 분무되어 안면의 자극을 감소시키며 산뜻한 청량감과 산뜻함을 제공해 준다. 크림의 흡수를 돕기 위해 뿌려주기도 하며 화장을 한 후 건조해진 피부 위에 뿌려주면 탈수나 건조방지 효과를 줄 수 있다.

피부 표면을 세척해 주고 화장솜에 의한 자극을 덜어주며 피부의 산성막을 빠르게 생성되도록 도와준다. 피부 타입에 맞게 다양한 내용물을 넣어서 사용하며 여드름 관리 시 화장솜으로 인한 감염의 우려 없이 사용할 수 있다.

주로 진공흡입기기나 종합미용기에 부착되어 있거나 단독 제작된 것도 있다.

3) 프리마톨

피부 관리 과정에서 가장 효과적인 관리를 위해서는 세안과정이 매우 중요한데 프리마톨은 클렌징, 딥클렌징, 필링, 마사지의 효과를 얻는 기기이다. 따라서 청결한 세안과정을 위하여 브러시가 부착된 전동 브러시를 사용하면 물리적 세척효과를 증진시키게 된다.

여러 가지 크기의 천연 양모 소재의 브러시를 다양한 속도로 피부에 사용하여 회전속도를 조절할 수 있고 브러시는 여러 가지 재질로 만들어진 다양한 종류가 있으므로 용도에 맞게 선택하여 사용한다.

피부에 자극이 적은 천연모는 전동기의 회전원리를 이용하여 모공의 피지와 불필요한 각질 제거를 위한 세안전용 기기로서 주로 딥 클렌징의 효과를 나타내는 편리한 기본 관리 기기이다.

4) 갈바닉 기기

갈바닉 기기는 이탈리아의 해부학 교수인 Galvani에 의해서 발견되었고 매우 낮은 전압의 직류를 갈바닉 전류라고 하는데 이 전류를 이용한 미용기기이다.

갈바닉 기기는 직류 전류를 사용하며 화학적 효과를 나타내는 직류전류를 이용하여 침투가 잘 되지 않는 이온물질을 피부 안으로 침투시키는 것이다.

갈바닉 기기는 60~80V의 미세한 전류가 항상 한 방향으로만 흐르는 직류에 해당되는 기기로 오직 한 방향으로 흐르며 따라서 극성을 가시고 있다.

갈바닉 기기는 (+)극을 띠는 전극봉을 가지고 있으며 어떤 관리를 하는가에 따라, 제품의 특성에 따라 다른 전극봉을 가지고 시술하게 된다.

피부 속으로 침투하기 어려운 수용액을 이온화시켜 피부 조직 안으로 이동시키는 방법을 이온영동법이라고 하고 모낭 내의 피지를 유화시켜 노폐물을 배출시키는 방법을 디스인크러스테이션이라 한다.

5) 저주파기

저주파기기는 주파수가 1~1000Hz이하이며 전기 자극을 근육에 가함으로서 근육의 수축과 이완을 통한 운동에너지를 발산시키는 아이소토닉 운동을 기본원리로 개발된 셀룰라이트 분해와 지방연소를 촉진하는 기기이다. 저주파 기기는 파라딕 주파를 이용하는데 에너지를 최대로 발산시켜 근육운동을 수행하게끔 하는 사다리꼴 모양의 주파 형태를 이용하여 수축과 이완이 되는 근육 주위의 지방이 에너지화 되어 칼로리를 소비하게 된다.

에너지 발산뿐만 아니라 조직의 체액과 노폐물의 순환을 촉진하여 인체 내의 불필요한 수분과 노폐물을 원활하게 배출하여 대사를 증진시킨다.

저주파 관리는 신체 모든 부위의 관리가 가능하며 탄력 증진효과도 볼 수 있다. 효과적인 근육운동으로 짧은 관리시간으로 즉각적인 효과를 볼 수 있고 자연적인 사이즈 감소와 체중 감소를 가져온다.

6) 중주파기

중주파기는 피부 저항을 가장 적게 받아 안정감이 뛰어난 주파수 4,000~4,500Hz 범위의 전류를 서로 간섭시켜 이용하는 것이다. 주파수와 피부저항은 반비례 관계이므로 자극이 부드럽고 안정감이 높아 특정한 부위뿐만 아니라 넓은 부위의 심부까지 관리가 가능한 기기이다.

최근 근육자극기로 많이 이용되어 근육통증 개선과 체형관리 시 셀룰라이트와 지방 분해, 림프와 혈액순환 강화, 부종관리, 신진대사 활성화에 적극 이용된다.

7) 고주파기

고주파는 초당 100,000 Hz이상의 높은 주파로 교류전류이며 심부발열투열 치료기라고도 부른다. 진동의 폭이 매우 짧아 전류가 튀는 느낌이 없이 진동전류 에너지는 열에너지로 빨리 전환되고 인체 내부에서 스스로 열을 발생시켜 온열을 느끼게 된다.

감각신경이나 운동신경을 자극하지 않아 근수축이 일어나지 않아서 불편감을 느끼지 않고 특정 부위를 가열할 수 있는 심부열이 나타난다.

고주파 기기는 다양한 유리 전극봉을 이용하여 안면부위에 적용하는 고주파 기기와 지방분해용 전신 체형기가 있다.

고주파 기기는 근육 내에 열을 발생시키고 생체열이 발생해 발한을 촉진하며 셀룰라이트와 지방분해를 돕는다. 피부 조직의 재생력이 좋아지고 피지선 활동을 증진시켜 건경과 노화피부에 적용할 수 있다. 또한 내분비선 분비를 활성화시키고 편안한 느낌으로 인한 신경증진 효과가 있고 여드름 피부에 스파킹을 일으켜 살균, 소독의 효과를 제공하여 염증을 가라앉힐 수 있다.

8) 초음파기

음파는 진동 주파수에 따라 저음파, 음파, 초음파로 나뉘는데 음파란 사람이 들을 수 있지만 초음파란 음파의 주파수보다 높아 인간의 감각으로는 감지가 어려워 들을 수 없는 불가청 진동 음파이다. 초음파는 진동주파수가 20KHz 이상으로 매우 높고 인체에 초음파가 투여되었을 경우 열이 피부의 온도를 약 1℃올려주어 혈액순환과 신진대사 기능을 촉진시키는데 이는 초음파의 진동이 분자 간의 마찰에 의해 열을 발생시키기 때문이다.

초음파에 의한 에너지 변환은 세정작용, 온열작용, 마사지 작용, 셀룰라이트 및 지방분해, 생화학적 기능을 함으로 피부의 재생관리에 도움을 준다.

9) 진공흡입기

진공흡입기는 석션기라고도 불리며 안면과 신체에 모두 사용할 수 있는 기기이다. 유리컵의 압력을 조절하여 피부조직을 흡입하여 피부 표면을 진공 상태로 만들어 세포와 조직에 자극을 줌으로서 세포 활동을 촉진시키고 세포와 조직 내에 정체된 노폐물을 효과적으로 배설시킨다. 다양한 크기와 모양을 가진 유리관 또는 특수 플라스틱으로 만들어진 벤도즈는 신체의 각 부위에 적절히게 사용할 수 있다. 진공 흡입시 고객의 얼굴을 수시로 체크하여 상태에 따라 압력의 세기를 조절한다.

진공흡입기는 피부조직의 물질대사를 높여 혈액과 림프액의 흐름 및 분비활동을 원활히 한다. 또한 피부의 노폐물을 제거하고 근육이 뭉치거나 풀어진 곳에 실시하여 혈액순환을 촉진시키므로 혈액순환이 원활하지 못한 피부에 실시하면 효과적이다.

10) 엔더몰로지기

엔더몰로지기는 피부에 물리적인 자극을 주어 지방을 분해하는 방법으로 '피부의 결합조직 이상을 치료한다'는 사전적 의미를 가진다. 진공음압에 의해 '피부를 당겼다 놨다'를 반복함으로 지방세포 분해를 촉진시켜 조직을 재배치시키며 탄력섬유를 자극하게 되므로 피부를 탱탱하게 만들어줌 이와 더불어 진공음압에 의한 바이브레이션이 세포 재생 능력을 도와준다.

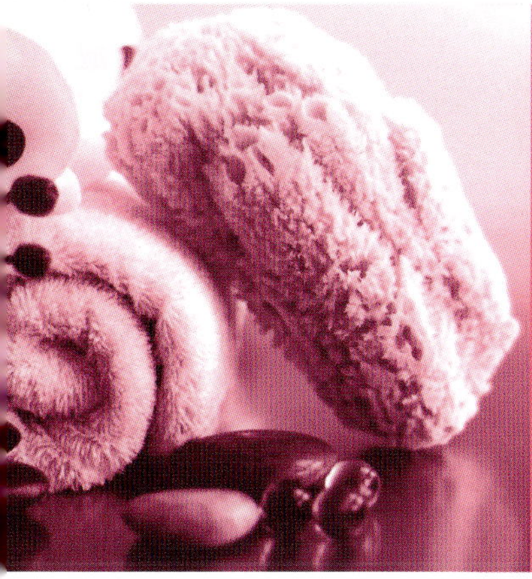

CHAPTER

09 화장품의 이해

1 화장품의 정의

2000년 7월 1일부터 시행된 화장품 법 제2조 1항에 의하면 '화장품이라 함은 인체를 청결, 미화하여 매력을 더하고 용모를 밝게 변화시키거나 피부. 모발의 건강을 유지 또는 증진하기 위하여 인체에 사용되는 물품으로서 인체에 대한 작용이 경미한 것'이라고 정의되었다.

① 화장품이란 인체를 청결, 미화하여 아름답게 꾸미는 데 도움을 제품들로 정상인을 대상으로 장기간 지속적으로 사용할 수 있으며 부작용이 전혀 없어야 한다.
② 의약부외품이란 정상인이 사용하는 것으로 위생, 청결, 미화 등을 위해 특정부위에 사용하며 장기간 사용할 수 있으며 부작용이 전혀 없어야 한다. 종류로는 염모제, 치약 및 구강청정제, 탈취제, 제모제 등이 있다.
③ 의약품이란 약사법에 정의되어 있는 물품으로 질병을 가진 사람들이나 동물의 신체구조 및 기능에 약리적 영향을 주며, 질병의 치료 효과를 기대하는 물품으로 어느 정도의 부작용을 감안해야 한다.

1) 기능성 화장품

화장품 법 제 2조 2항에 의하여 미백에 도움을 주는 제품, 피부주름 개선에 도움을 주는 제품, 피부를 곱게 태워주거나 자외선으로부터 피부를 보호하는데 도움을 주는 제품으로 분류된다.

2) 화장품의 4대 요건

① 안전성이란 피부에 대한 자극, 알레르기, 광독성, 눈자극성, 경구독성, 이물질 혼입, 파손 등이 없는 것이다.

② 안정성이란 미생물의 오염이나 보관에 따른 변질, 변색, 퇴색, 변취, 산패 등 제품에 변화가 없는 것이다.

③ 사용성이란 피부와의 친화력, 부드러움, 감촉과 향, 지속성 등 사용감이 우수하고 편리해야 한다.

④ 유효성이란 피부에 적절한 보습효과를 주고 세정, 수렴효과, 자외선차단, 주름살 방지, 미백, 유연효과, 노화방지효과 등을 부여해야 한다.

2 화장품의 원료 및 성분

1) 화장품의 원료

화장품은 인체에 직접적으로 사용하는 것이므로 엄격한 품질관리가 이루어져야 하며 고도로 정제된 원료를 선별하여 이용해야 한다.

화장품이라 함은 화장품의 원료가 되는 여러 가지 성분들을 적절하게 배합하여 만들어지며 이는 대부분이 수성성분과 유성성분이 차지하고 있다. 현재까지 알려진 원료는 향, 색소 이외에도 약 2500~3000여종에 이르고 있으며, 여러 가지 성분 이외에도 보습제, 고분자화합물, 첨가제(계면활성제, 산화방지제, 점증제, pH조절제, 방부제 및 활성성분) 등으로 이루어져 있다.

2) 화장품의 성분

(1) 건성피부용 활성성분

① 콜라겐(collagen)

3중 나선구조로 만들어진 형태로 .과거에는 송아지에서 많이 추출하였지만 현재는 식물성이나 해양성 콜라겐을 사용하고 있다. 보습력이 우수하고, 사용감이 촉촉하지만 열에 약하여서 파괴될 수 있다.

② 엘라스틴(elastin)

동물의 진피로부터 추출한 효소를 분해하여 얻어지는 물질로서 피부 진피의 주성분이나 화장품 성분으로는 수분 증발 억제 작용을 한다. 약간의 끈적임이 있으며 보습효과, 피부재생작용 및 세포에 탄력과 생기를 준다.

③ 히아루론산(hyaluronic acid)

과거에는 수탉의 벼슬로부터 추출하였으나 최근에는 미생물배양을 통하여 얻어진다. 자신 질량의 80배 정도의 수분을 흡수할 수 있는 능력을 가지고 있다. 보습효과, 유연효과, 노화방지 효과가 있다.

④ 알로에(aloc)

선인장과의 식물로 투명하고 무취이며 수분을 잡는 능력이 우수하다. 보습력이 뛰어나며 항염반응, 진정작용 등이 있다. 건성 및 노화피부, 여드름 및 민감성 피부에 사용한다.

⑤ 세라마이드(ceramide)

각질층 지질의 주성분으로서 수분 증발을 억제하고 각질사이에 접착제의 역할을 한다. 피부에서 자연적으로 생성되고 피부 자극이 없다.

⑥ 해초(algae, seaweed)

제품을 젤 형상으로 만드는 증점제 역할로 보습, 진정, 유연작용을 한다.

⑦ 글리세린(glycerine)

보습력이 우수하지만 함유 농도가 매우 높을 경우 오히려 피부 수분을 잡아당겨올 수 있으므로 적절한 사용이 필요하다. 수용성 물질이며 약간의 끈적임이 있다.

⑧ 아미노산(amino acid)

천연보습인자의 약 40%를 차지하는 주요성분으로 보습력이 강하며 피부자극이 없다.

⑨ 소듐 피로리돈 카르복실릭 애시드(Sodium PCA)

천연보습인자의 약 12%를 차지하는 주요성분으로 보습력이 강하며 피부 안전성이 높다.

⑩ 솔비톨(sorbitol)

글리세린의 대체물질로서 과즙의 당 알코올로서 백색이며, 무취이다. 고분자이므로 끈적임이 있으며 체리, 건포도, 사과, 해초 등에서 추출한다.

⑪ 우레아(Urea)

천연보습인자의 약 7%를 차지하는 주요성분으로 보습력이 강하며 안전하다.

⑫ 레시틴(lecithin)

동, 식물에 존재하며 특히 계란 노른자와 콩에 많이 함유되어 있어 피부에 윤택함을 부여하며 산화방지제나 보습제, 천연 유화제로 사용한다. 리포좀의 원료로 사용된다.

⑬ 1.3 부틸렌 글리콜(1.3 butylene glycol)

글리세린과 프로필렌 글리콜의 중간정도의 점도를 지니며 방부효과, 유연제, 보습제로 사용된다.

⑭ 프로필렌글리콜(propylen glycol)

점성이 있고 수분을 흡수하는 성질이 있어 보습제로 쓰인다. 글리세린 대용으로 사용되며 글리세린에 비해 점도가 낮아 사용감이 촉촉하다.

(2) 지성 및 여드름용 활성성분

① 살리실산(salicylic acid)

BHA라고도 하며, 살균 및 피지 억제 작용이 있으므로 염증성 여드름에 효과적이다.

카오린, 머드, 무어, 벤토나이트(kaorin, mud, moor, bentonite) 등 클레이 계열로서 불용성 물질이며 피지 및 각질흡착력이 매우 우수하다.

② 캄퍼(camphor)

사철나무에서 주로 추출하여지며 피지조절 및 살균, 항염증, 수렴작용을 한다. 멘톨과 유사한 향이다.

③ 유황(sulfur)

각질을 탈락시키고 피지 억제작용 및 살균의 효과가 있다. 색상은 노란색으로 염증성 여드름에 효과가 좋고 여드름 제품에 주로 사용된다. 단, 민감한 피부에는 자극이 있을 수 있으므로 주의한다.

(3) 노화피부용 활성성분

① 레티놀(retinol)

비타민 A의 유도체이며 항산화제, 노화, 재생의 대표적인 성분이다. 레티닐 팔미테이트의 안정성이 더욱 우수하다.

② 플라센타(placenta)

동물의 태반에서 추출하며 수분부족에 의한 잔주름 개선 및 세포의 재생 등에 사용된다. 피부신진대사 촉진, 혈액순환 증진 등 노화피부에 효과가 있다.

③ 토코페롤(tocopherol)

지용성 비타민으로 경피 흡수력이 매우 좋다. 항산화, 항노화, 산화방지, 재생의 효과가 있다.

④ 레티노이드(retinoid)

비타민 A에 속하는 물질이며 콜라겐 재생과 미백의 효과를 부여한다.

⑤ 코엔자임 Q10(coenzyme Q10)

항산화제로서 노화방지 효과가 있다.

⑥ 알란토인(allantoin)

과거에는 구더기에서 추출하였으나 최근에는 컴프리 나무의 뿌리에서 추출한다. 세포의 생성을 촉진시키고, 상처치유에 효과적이며 미세한 각질 탈락의 효과로 여드름 피부에도 사용가능하다.

⑦ 과일산(AHA)

5가지의 과일산으로 만들어진 성분이며 각질제거 및 보습의 효과가 있다. 피부에 도포 시 따가운 느낌이 있을 수 있고 노화 피부 및 여드름 피부에도 사용가능하다.

⑧ 프로폴리스(propolis)

각종 비타민 및 아미노산을 함유하고 있다. 피부 진정 및 치유, 항염 작용 및 면역력 향상의 효과가 있으며 신진대사 증진의 효과가 있다.

⑨ 징코(gingko)

은행잎에서 추출하는 성분으로 항산화제로 작용하여 노화방지 효과가 있다. 혈관벽을 보호하는 작용을 하며 혈액순환을 촉진한다.

⑩ 인삼추출물(ginseng extract)

인삼에 함유된 사포닌성분 및 비타민과 호르몬의 함유로 피부 영양공급에 관여한다.

(4) 민감성 피부 활성성분

① 비타민 P

수용성 비타민으로 모세혈관 강화능력이 있다.

② 비타민 K

지용성 비타민으로 모세혈관 강화능력이 있다.

③ 비사보롤(bisabolol)

카모마일에서 추출한다. 진정과 살균의 효과가 있어서 예민한 피부 및 붉은 피부에 효과적이다.

④ 아쥴렌(azulene)

고유의 파란색으로 카모마일의 스팀, 증류작용에 의해 제조되는 휘발성 오일로서 항염증작용 및 진정효과가 우수하다.

⑤ 위치하젤(witch hazel)

하마멜리스(조롱나무)의 껍질과 잎에서 추출한다. 진정, 항염증, 상처치유에 도움을 준다. 천연 수렴제로 사용하며 아스트린젠트의 성분으로 사용되기도 한다.

⑥ 클로로필(chlorophyll)

식물의 나뭇잎에서 추출하며 피부의 순환작용 및 호흡을 원활하게 도와주며 노화피부에도 좋다.

⑦ 가렌듈라(calendula)

금잔화에서 추출하며 보습효과와 화농방지효과가 있다. 예민하고 거칠며 붉은 피부, 염증, 부종피부에 효과가 있다.

(5) 미백피부용 활성성분

① 비타민 C(ascorbic acid)

수용성 비타민으로 항산화, 미백, 재생 작용에 관여한다. 모세혈관 강화에도 효과가 있으며 콜라겐 재생 및 항산화작용도 효과적이다. 빛과 공기중에 노출되면 쉽게 파괴되므로 갈색병이나 밀폐용기에 보관한다.

② 알부틴(albutin)

월귤나무에서 추출하며 하이드로퀴논과 비슷한 화학구조를 가지고 있다.

③ 코직산(kojic acid)

누룩곰팡이에서 추출하므로 누룩산이라고도 불리며 티로시나아제의 활성을 억제하므로 미백의 효과가 있다.

④ 하이드로퀴논(hydroquinone)

미백제로 가장 뛰어난 성분이며 영구적인 멜라닌 색소를 파괴시킬 수 있는 위험이 있기 때문에 현재는 의약품에만 사용이 가능하다.

⑤ 감초(licorice)

감초의 뿌리와 줄기에서 추출하여지면 항알레르기, 자극 완화, 독소제거 효과가 우수하다. 티로시나아제 활성을 억제하여 미백에 효과적으로 작용하며 비타민 C보다 약 75배 더 효과적이라는 문헌도 있다.

3 기초 화장품의 종류

1) 세안용 화장품

노화된 각질과 먼지 및 메이크업 잔여물 오염물, 과다 분비된 피지 등을 제거하는 목적이다.

(1) 물(Water)

① 찬물 : 모세혈관 수축작용, 청량감과 시원한 느낌을 준다.
② 미지근한 물: 가벼운 클렌징의 효과와 각질제거의 효과가 있으며 피부에 안정감을 준다.
③ 따뜻한 물 : 혈관을 확장시키며, 클렌징의 효과가 우수하다. 각질제거가 용이하

며 혈액순환을 원활하게 도와주지만 너무 뜨거운 물은 피부자극이 있으니 주의한다.

(2) 비누(Soap)

① 물에 잘 녹으며 대부분이 알칼리성을 띤다.

② 클렌징의 효과가 우수하고 살균력이 있으나, 피부의 산성막을 파괴시킨다.

(3) 포인트 메이크업 리무버 (point make up remover)

① 포인트 메이크업을 지울 때 사용하며 눈의 pH와 유사하여 눈에 들어가더라도 자극을 주지 않고 눈주위의 피부를 효과적으로 닦아낼 수 있는 장점이 있다.

② 포인트 메이크업의 진한정도에 따라 수성 또는 유성타입의 제품을 선택하여 사용한다.

(4) 클렌징 크림(cleansing cream)

① 진한 메이크업이나 피지, 노폐물 등과 같은 오염물을 닦아낸다.

② 피부 호흡을 방해하므로 사용 후 반드시 추가 세안이 필요하다.

③ 지성 피부는 사용을 자제한다.

(5) 클렌징 로션(cleansing lotion)

① 산뜻하고 끈적임이 적어 옅은 메이크업을 지우는데 효과적이다.

(6) 클렌징 젤(cleansing gel)

① 청량감이 있는 투명한 젤의 형태이다.

② 여름철이나 지성 및 여드름 피부 또는 남성피부에 적합하다.

(7) 클렌징 오일(cleansing oil)

① 유분성분을 많이 함유한 메이크업을 지우는데 사용한다.

② 오일성분의 끈적임이 남아 있는 단점이 있다.

(8) 클렌징 워터(cleansing water)

① 가벼운 메이크업을 지우는 데 사용되며 클렌징의 효과는 떨어진다.

(9) 클렌징 폼(cleansing foam)

계면활성제형의 세정 화장품이며 보습제와 유성성분이 배합되어 비누와 같은 당김이 적고 사용감이 비교적 촉촉하다.

2) 화장수(toner)

투명한 액상의 형태로 존재한다. 클렌징 후 피부정돈, 수분공급, 피부의 pH조절 등의 효과를 가지며 정제수, 에탄올, 보습성분과 여러 가지 침전물을 함유하고 있다. 세정용 화장수, 유연화장수, 수렴화장수로 나눌 수 있다.

(1) 세정용 화장수(cleansing water)

① 가벼운 메이크업이나 피부의 먼지 및 노폐물을 제거 시에 사용된다.
② 세정과 보습, 피부청결효과가 있다.

(2) 유연 화장수(tonic)

① 피부의 유연과 보습을 목적으로 정제수, 유연제, 보습제가 주성분이다.
② 피부정돈, 수분공급, pH조절을 해준다.

(3) 수렴화장수(astringent)

① 구성은 유연화장수와 비슷하지만 에탄올의 함유량이 더 높아 모공 수축과 피부수렴의 효과를 준다.
② 아스트린젠트라고도 부른다.

3) 보호용 화장품

(1) 로션(유액,Lotion)

① 크림과 화장수의 중간적 성격으로 피부의 수분 밸런스를 유지시키고 약간의 유분을 공급한다.
③ 사용감이 우수하고 유분이 수분에 비해 양이 적기 때문에 여름철이나 지성피부에 많이 사용된다.

(2) 에센스(essence)

① 세럼이라고도 하며 고농축의 기초화장품이며 피부에 탁월한 효과가 있는 미용 성분을 고농축한 상태의 제품이다.

③ 피부보호, 보습, 영양공급 등의 효과가 있다.

(3) 크림(cream)

① 유・수분을 균형있게 공급하며 외부 자극으로부터 보호 작용을 한다. 유동성이 거의 없는 반고체 상태이다. 유액에 비해 사용감은 떨어지나 안정성은 높다.

② 수분크림은 피지분비가 많은 하절기, 가벼운 사용감을 원하거나 중지성 피부에 적합하고 유성크림은 콜드크림이라고도 불리며 마사지 크림이나 세안용 크림이 이에 속한다. 영양크림은 유성크림에 비해 사용감이 가볍다.

(4) 앰플(ample)

① 천연 동・식물에서 추출한 농축액으로 활성을 촉진시킨다. 방부제가 없거나 최소화시켜 진공상태로 제조하여 유리병에 담겨져 있다.

4) 팩과 마스크(pack & mask)

마스크는 고대 이집트 파라오 왕 시대에 이미 사용했던 기록이 있다. 클레오파드라는 진흙에 꿀과 우유를 개어 팩으로 사용하였고 고대 그리스와 로마 시대에는 머드를 이용하여 전신에 사용하였다.

마스크와 팩은 구분되어지지만 같은 의미로 쓰이며 팩은 얼굴에 도포 후 공기가 통할 수 있도록 굳어지지 않지만 마스크는 도포 후 굳어져서 외부와의 공기를 차단하여 피부를 유연하게 만들어 준다.

마사지를 실시하고 난 후 시행하며 수분이 있는 동안 얼굴에 적용하며 건조와 동시에 하나의 막을 형성하여 외부와의 공기를 차단한다. 그리고 피부 내에서 수분 증발이 차단되어 피부 보습력이 좋아지며 유효 성분의 침투가 용이하고 긴장감과 수축의 효과를 준다.

팩을 바를 때는 볼 부위 등 온도가 낮은 부위부터 바르고 온도가 높은 이마 부위나 인중 등을 가장 마지막에 바르도록 한다.

팩과 마스크의 종류는 매우 다양하고 그 사용법에 따라 효과의 차이가 크다. 그러므로 고객의 피부 타입과 목적에 맞는 적합한 종류의 팩을 선택하여 관리하는 것이 중요하다.

(1) 팩과 마스크의 정의

팩의 어원은 영어의 패키지(package), 즉 "포장하다, 둘러싸다"에서 유래되었는데 제품으로 피부를 밀폐시킨다는 의미이다. 팩은 얼굴에 피막을 형성하여 일시적으로 피부를 외부와 차단하여 수분 증발을 억제하고 유효 성분을 침투시킴으로 피부의 신진대사를 촉진한다.

(2) 팩과 마스크의 차이

① 팩은 굳기 전후 물리적인 변화가 없고 굳은 후에도 열, 공기, 습도 등을 투과시키며 피부의 열을 빼앗아 피부 온도를 떨어뜨려 진정작용과 피지샘, 땀샘 등의 조절작용 및 모세혈관 수축 작용을 한다.

② 마스크는 굳는 과정에서 공기와 수분을 차단하고 혈액과 림프 작용에만 의존하면서 혈액순환을 촉진시킨다. 피부를 탄력성 있고 유연하게 하며 팽팽하게 보이도록 한다.

(3) 팩과 마스크의 기능

① 피부에 긴장감을 주고, 일시적으로 피부와 외부공기의 차단으로 피부 위의 온도가 상승되어 신진대사를 도와준다.

② 흡착작용으로 피지 등의 노폐물이 제거되어 모공 속 더러움 및 각질이 제거됨으로서 피부 청정효과가 있다.

③ 수분 증발을 막아줌으로 촉촉하게 해주고 유효성분들에 의하여 보습 및 유연효과를 준다.

④ 피부에 진정효과를 주고 피부 연화 작용을 한다.

⑤ 피부에 긴장감을 주고 일시적으로 주름을 완화시킨다.

⑥ 혈액순환이 촉진된다.

(4) 주의사항

① 팩 실시 전 기초 관리를 충분히 한다.

② 피부 타입과 목적에 맞는 제품을 선택한다.

③ 눈썹, 눈 주위와 입술에 오일을 발라 보호한다.

④ 팩을 도포할 때 경계선을 두껍게 바르면 깔끔하게 떼어낼 수 있다.
⑤ 마스크 도포는 손이나 브러시, 스파츄라를 이용한다.
⑥ 눈이나 입을 도포 시 폐쇄공포증 여부를 확인하고 도포한다.
⑦ 다 마르기 전 움직이지 않도록 주의한다.
⑧ 피부에 화상이나 상처가 있을 시 금한다.
⑨ 피부에 감염성 질환이나 상처가 있으면 금한다.
⑩ 민감성 피부나 종양, 염증, 발열 시는 금한다.

(5) 팩과 마스크의 분류

① 필 오프 타입(peel off type)

벗겨내는 타입으로 건조되면 투명한 피막이 형성되는데 이 피막을 제거하는 타입이다. 굳거나 마르는 동안 피부에 긴장감을 부여하고 피부 탄력을 준다. 피막형성과정에서 죽은 각질과 노폐물 등 각종 오염물질을 흡착하여 함께 제거시키므로 피부 청정의 효과를 얻을 수 있다.

② 워시 오프 타입(wash off type)

팩을 도포한 후 일정한 시간이 지나면 미지근한 물로 씻어내는 형태의 제품을 말한다. 청량감이나 상쾌한 사용감이 있어 여름철에 사용하면 효과적이다. 노폐물 제거 및 진정효과가 있어서 민감한 피부에도 효과적이다.

③ 티슈 오프 타입(tissue off type)

팩을 도포한 후 일정시간이 지나면 티슈로 닦아내는 형태로 사용 감촉이 부드럽다. 보습효과가 뛰어나지만 피부에 긴장감이 덜하므로 청결감은 떨어진다.

④ 시트 타입(sheet type)

미리 얼굴 모양에 맞게 제작된 부직포 등을 얼굴 위에 올려놓는 방법이다. 사용이 쉽고 간편하며, 보습효과가 좋다.

⑤ 분말상 팩제

물 또는 다른 매개체를 이용하여 개어서 바르는 형태의 팩 또는 마스크를 뜻한다. 물과 혼합하여 사용하므로 원료의 신선도가 높다.

(5) 팩과 마스크의 종류

① 크림 타입 팩

크림 타입의 팩은 다양한 보습 성분 및 활성성분을 함유한 유화형 팩으로 피부 형태에 따라 다양하게 사용할 수 있고 사용이 편리하며 보관도 간편하다. 제품을 바른 후 일정 시간이 지나면 제품의 유효 성분이 피부에 흡수된다.

성분에 따라서 보습, 영양, 진정, 탄력 작용 등 여러 가지 효과를 줄 수 있다.

② 파우더 타입 팩

파우더는 피부의 습기와 지방을 흡수하는 성질을 지닌 것으로 분말 입자의 크기에 따라 흡수 능력이 결정되며, 입자가 고울수록 흡수력이 크며 화장수, 증류수 또는 앰플 등과 섞어서 사용한다.

파우더 타입의 팩은 피부의 열을 정체시켜 혈관을 넓히며 산소의 공급을 확대시켜 피부의 신진대사를 자극하는 효능을 지니고 있다.

건조해지면 피부의 수분을 빼앗아 가므로 파우더에 충분한 양의 앰플 등을 섞어서 사용하고 관리 시에 스팀기나 스팀타월을 이용할 수 있다.

③ 젤 타입 팩

젤 타입의 팩은 수성의 젤 타입으로 만들어져 대부분 투명하고 시원하고 촉촉한 느낌을 부여한다. 보습과 진정 효과를 부여하고자 할 때 사용되는 제조 형태이며 유분에 민감한 지성 피부에 효과적이며 특히 알로에 젤, 아이 젤 등의 제조에 많이 사용한다.

④ 클레이 타입 팩

진흙 등 점토 광물을 함유한 가루를 물, 에탄올 보습제를 혼합하여 만든 팩이다.

머드는 흡착력이 매우 뛰어나 피부의 노폐물과 각질을 흡착하여 피부를 맑고 투명하게 가꾸어 준다. 머드의 청정함과 미네랄의 혈행 촉진, 생리작용 활성화는 물론 지성 및 여드름 피부에 효과적이다.

⑤ 천연팩

천연팩의 재료로는 자연에서 생성되는 물질로 사람이 먹을 수 있는 대부분의 것이 속하므로 그 종류가 매우 광범위하고 재료의 성분에 따른 다양한 효과를 기대할 수 있다. 하지만 한방에서의 약재 및 천연재료는 독성이 있을 수 있고 피부 트러블의 원인이 되기도 하여 부작용을 일으킬 수도 있으므로 꼭 첩포시험 후 사용한다.

천연팩은 신선하고 성숙한 것과 유기농산물을 선택하여 깨끗이 씻어 준비한다. 사용 당시 즉시 만들어서 써야 하며 만들기가 번거로우며 오래 보관할 수 없는 단점이 있다.

⑥ 석고마스크

석고마스크는 분말로 된 석고 형태의 마스크로 피부 위에 덮으면 마스크의 온도가 45℃ 이상 올라가서 열로 인해 모공이 확장되어 피부 속으로 유효 성분들의 침투를 용이하도록 도와준다. 피부기능의 활성화로 신진대사 및 혈액순환을 도와주며 세포의 재생을 도와 노화피부의 탄력 강화에 도움을 준다.

신체 부위에 따라 사용이 가능하고 사용량을 적절히 조절하여 피부를 외부와 차단시켜 뜨거운 열을 발생하게 하여 제품의 영양분이 피부 깊숙이 침투되도록 돕는다. 또한 피지와 불순물을 흡수하여 피부를 부드럽고 깨끗이 한다. 모세혈관 확장이나 화농된 여드름, 민감성 피부, 피부병, 일광화상 피부에는 사용을 금하고 사용 전 고객이 폐쇄 공포증이 있는지 확인하고 눈썹이나 속눈썹, 머리카락 등이 석고에 닿지 않게 주의한다.

⑦ 고무마스크

고무마스크의 성분에는 해양식물, 허브, 차콜, 민트 등이 사용되며 각 종류에 따라서 여러 활성성분을 포함하고 있다. 분말타입으로 해초가 주성분으로 피부 진정, 화이트닝, 여드름, 예민한 피부에 효과적이다. 조금만 지나면 고무처럼 굳기 시작하여 대략 20분 쯤 후에 피부 자극 없이 떼어낼 수 있고 이는 피부표면의 수분 증발을 일시적으로 차단시키며 피부에 독소 제거 및 산소를 공급한다. 노폐물 흡착을 통한 피부 정화작용 및 진정 작용이 있다.

⑧ 벨벳마스크

콜라겐 마스크라고도 하며 콜라겐, 히아루론산 등으로 수화능력을 촉진시킨다. 건성피부와 노화피부에 콜라겐을 공급하여 탄력강화, 미백, 진정 작용을 한다.

특수 냉동, 건조시킨 천연 콜라겐이 주성분인 종이 형태의 마스크이며 세포재생과 보습의 효과가 뛰어나 노화 피부, 수분 부족 피부에 사용되며 눈가 전용 관리에도 효과가 뛰어나다. 얼굴에 남아 있는 유. 수분을 모두 제거하고 콜라겐 앰플 흡수 후 얼굴에 밀착시키듯이 부착한다.

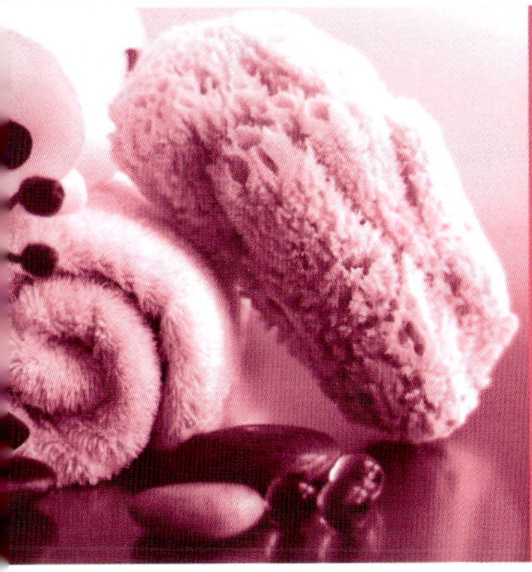

CHAPTER 10 의료미용 실습

1. 당신은 여섯 달 뒤 개원하는 의료미용 병원의 총괄실장입니다. 실장으로서 곧 개원할 병원의 위치 및 컨셉을 정하고 그에 맞는 분위기의 인테리어를 제시하세요. 단 필수적으로 병원 분위기를 상징하는 사진 3장 필수 부착하세요.

2. 시장 내의 유사한 경쟁 의료미용 병원 이름과 그 병원의 프로그램들을 조사하여 작성하세요.

3. 우리 병원의 인력 계획을 짜고, 본인의 역할을 명시하세요. 그리고 컨셉에 맞춘 직원들의 유니폼을 설명하세요.

4. 우리 병원의 특성화 프로그램을 구성하세요 (피부 관리실 영역 제외).

5. 우리 병원의 홈페이지 구성 및 전반적인 컨셉에 맞춘 분위기를 제시하세요.

6. 병원의 컨셉 및 특성화에 맞는 용도에 따른 구획별 설계를 하세요.

7. 병원 내 부설 피부 관리실에 필요한 기기 및 비품 및 소모품 목록을 제시하고, 시장 조사를 통한 견적을 작성하세요.

8. 병원 내 부설 피부 관리실에 필요한 제품 리스트 및 시장 조사를 통한 견적을 제시하세요.

9. 우리 병원 피부관리실의 특성화 프로그램을 구성하세요.

10. 병원의 매출 증대를 위한 아이디어를 작성하세요. (promotion)

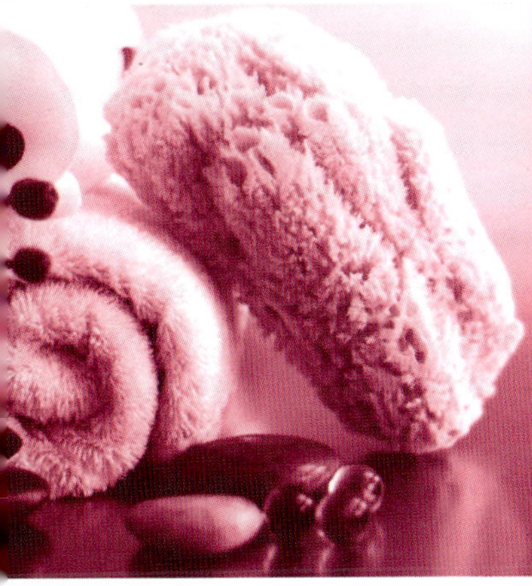

CHAPTER 11

피부관리 매뉴얼 테크닉

1 본인만의 차별화된 얼굴 매뉴얼테크닉을 만들어보세요

동작	부과설명
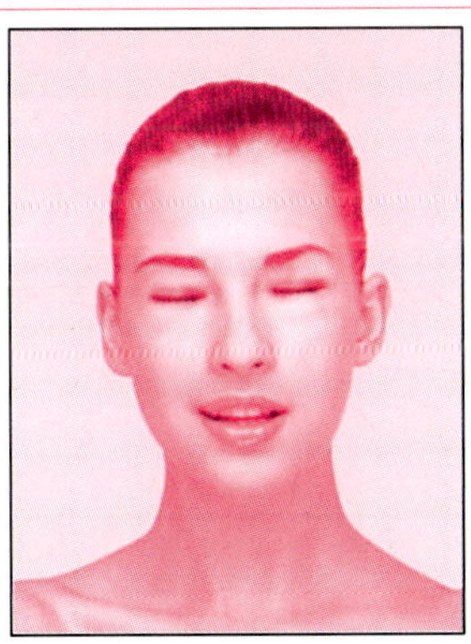	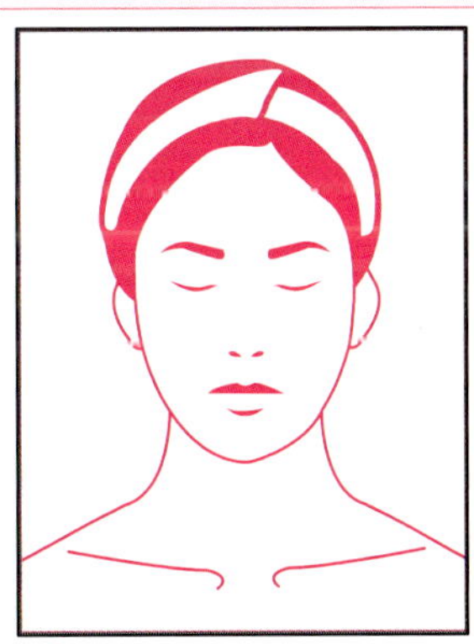
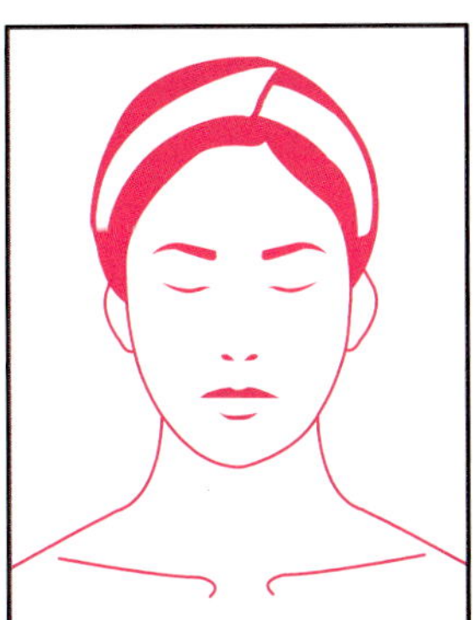	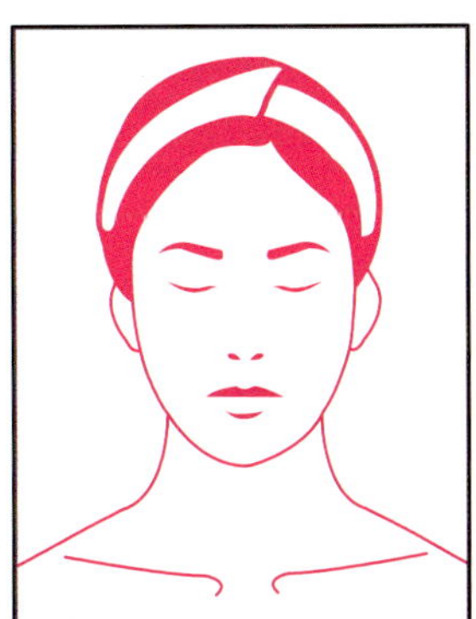

동작	부과설명
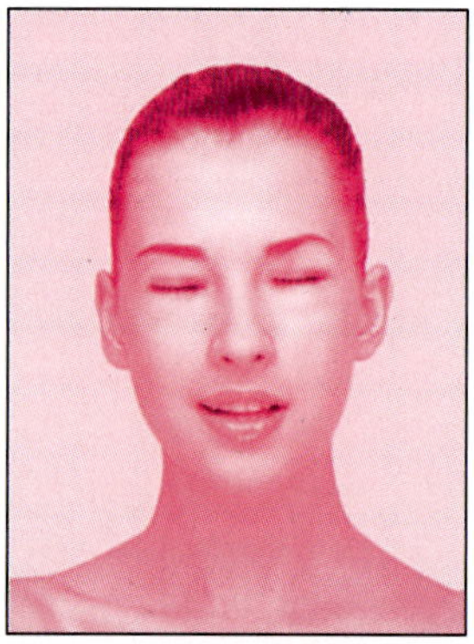	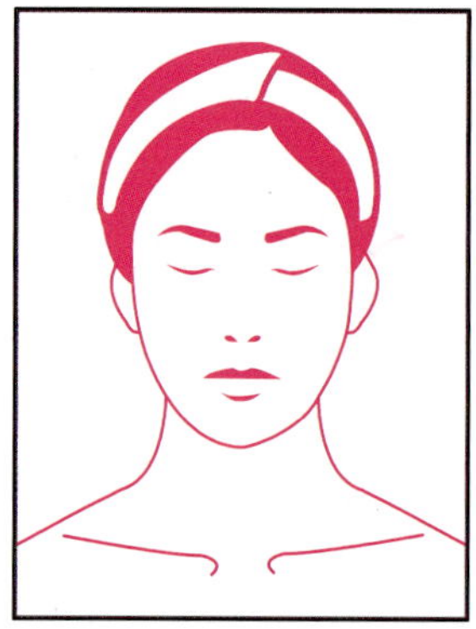
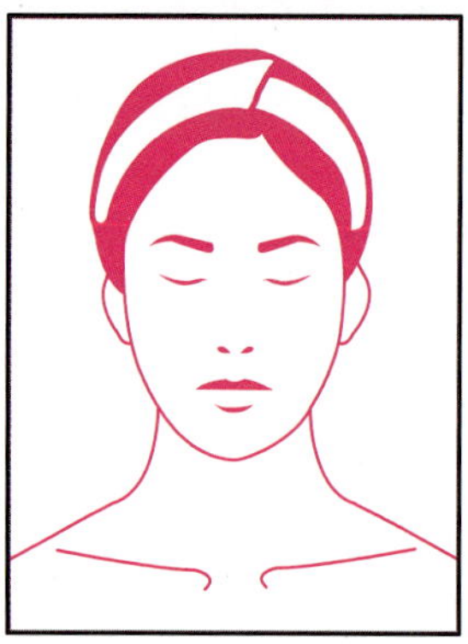	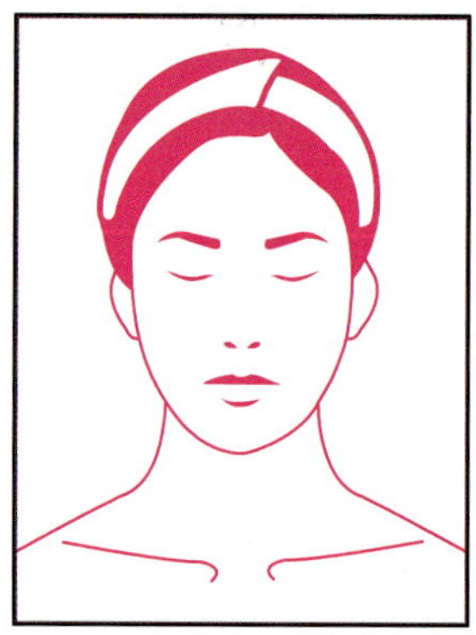
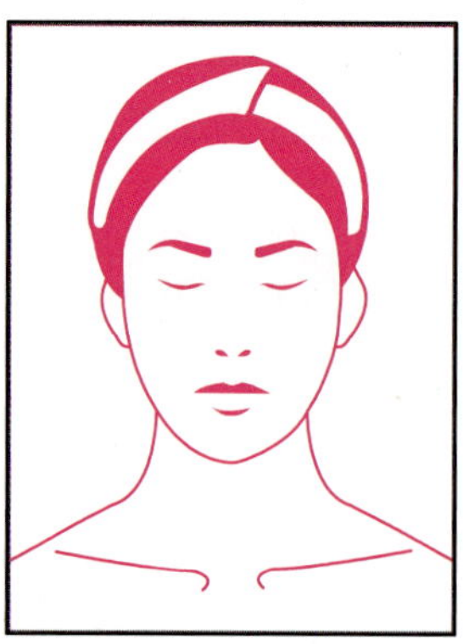	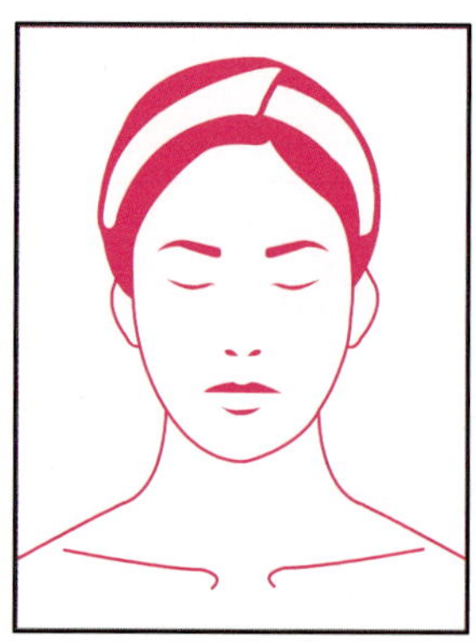

동작	부과설명
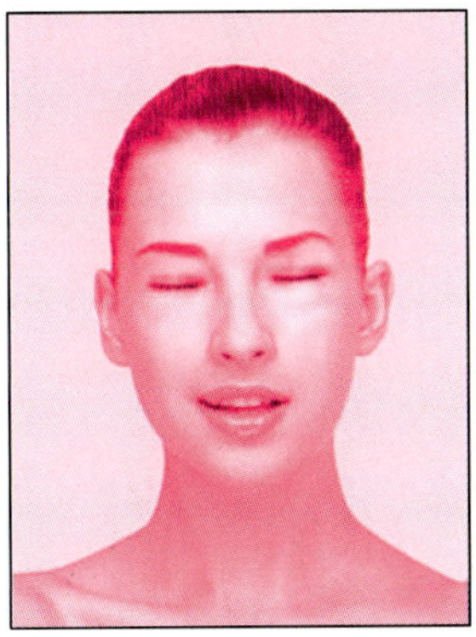	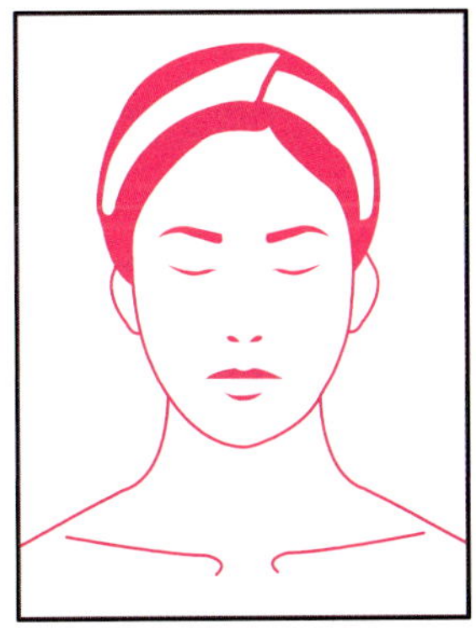
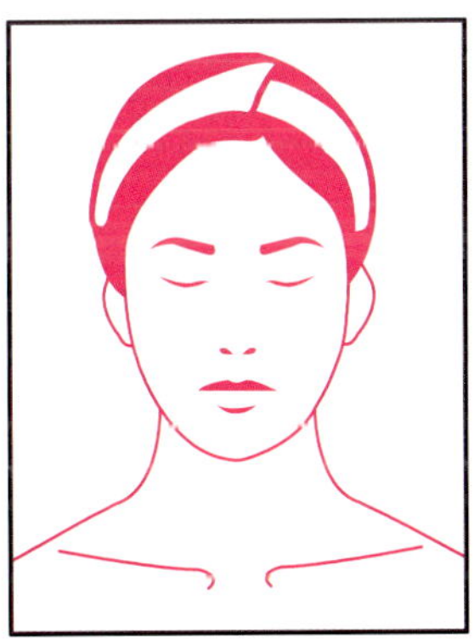	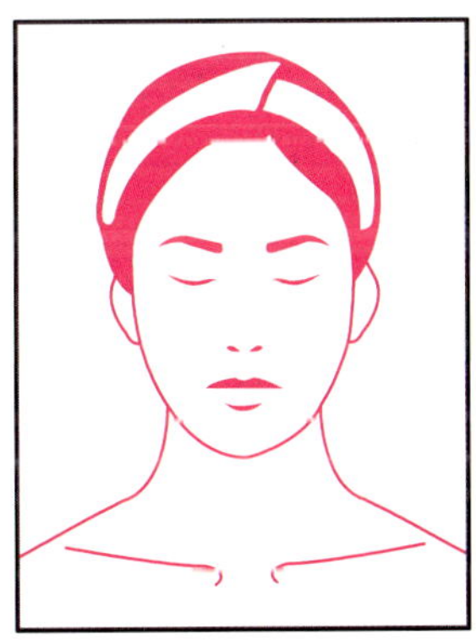
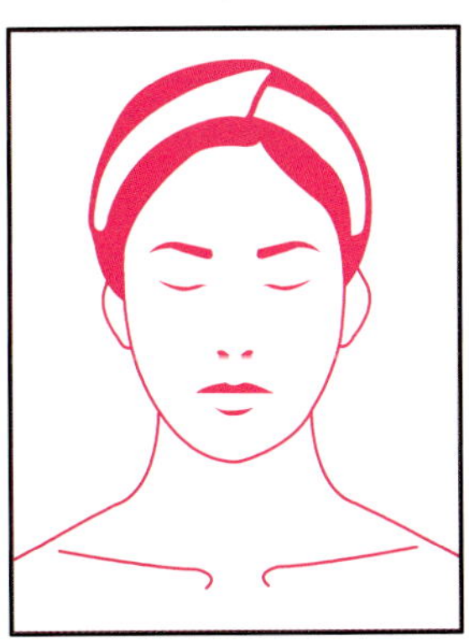	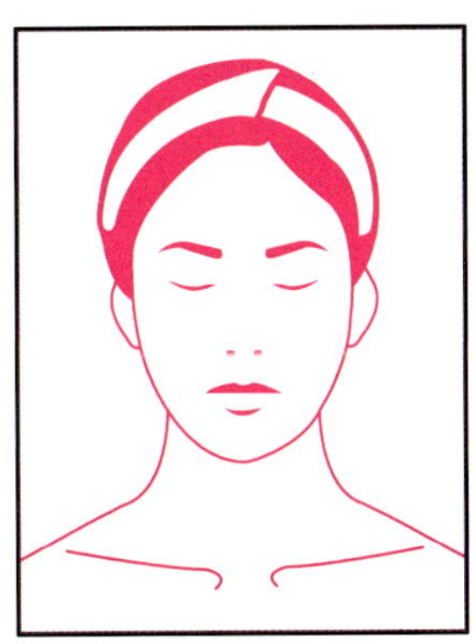

2 본인만의 차별화된 테콜테 매뉴얼테크닉을 만들어보세요

동작	부과설명
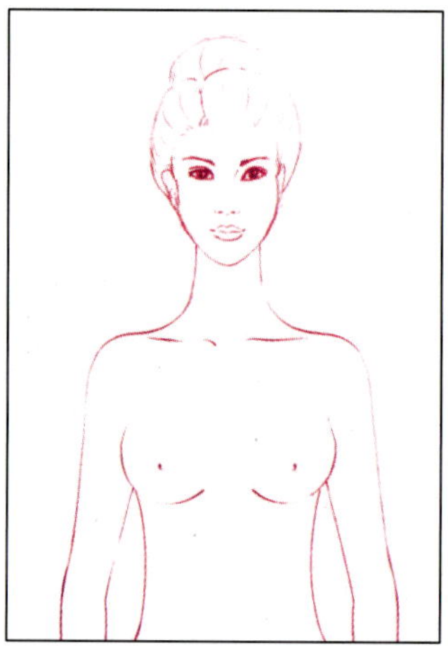	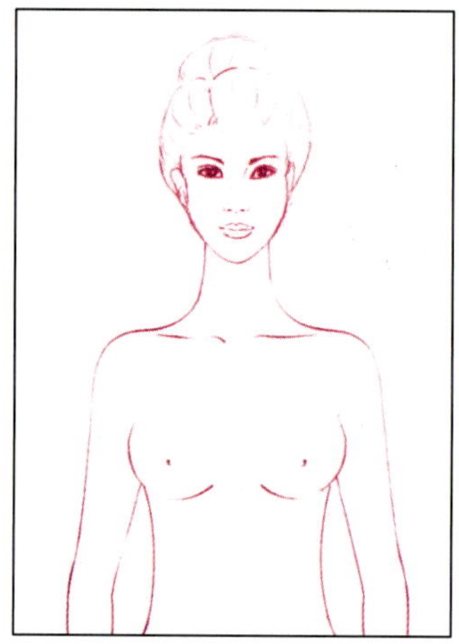
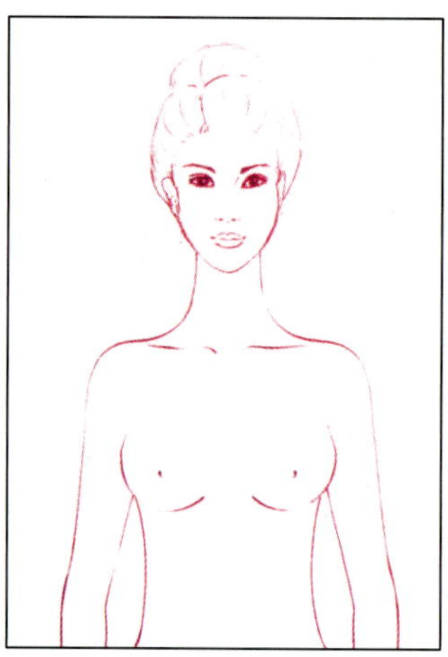	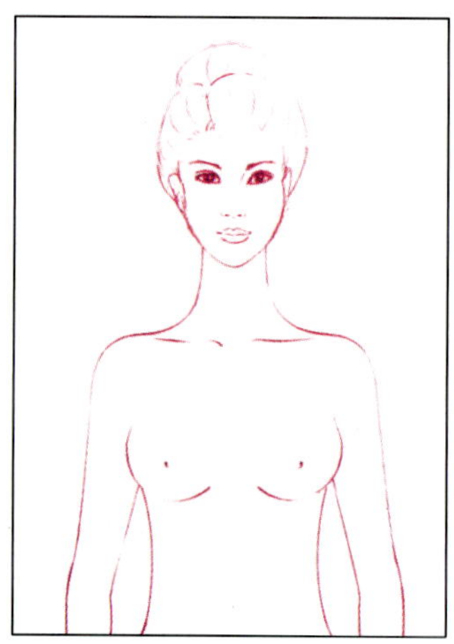

동작	부과설명
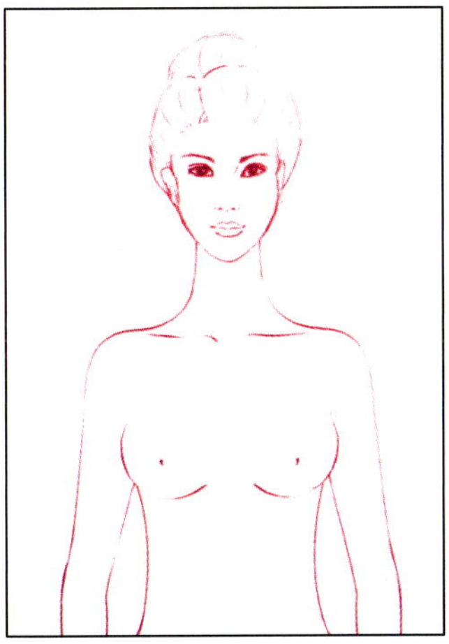	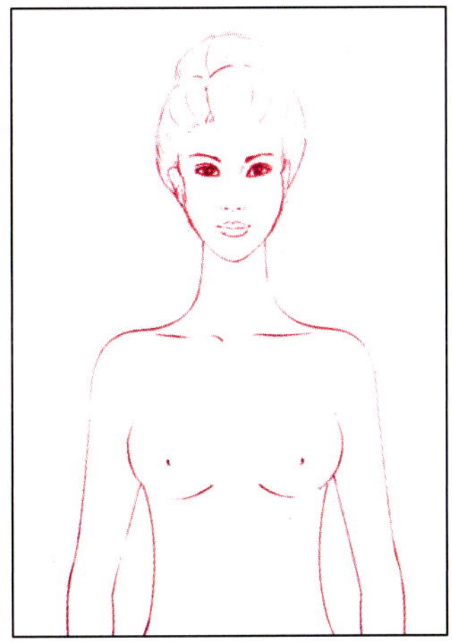
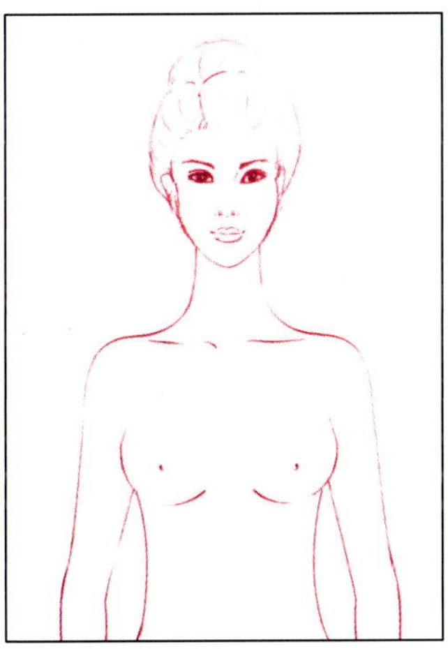	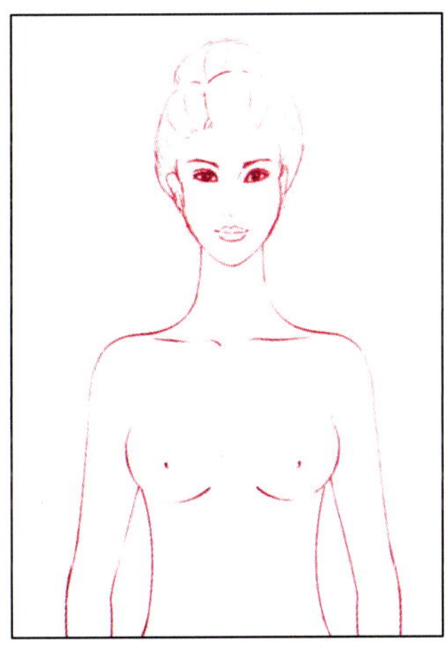
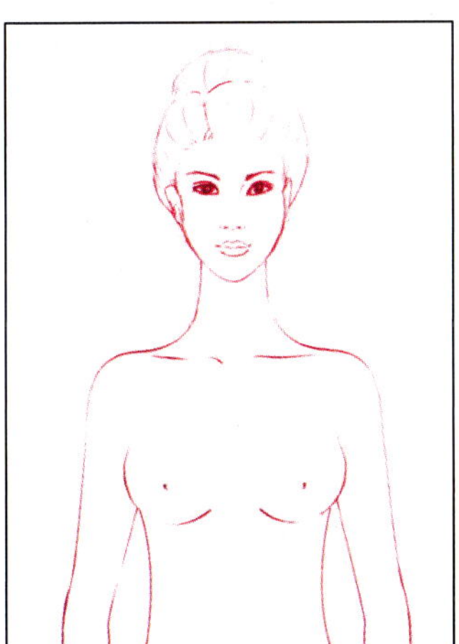	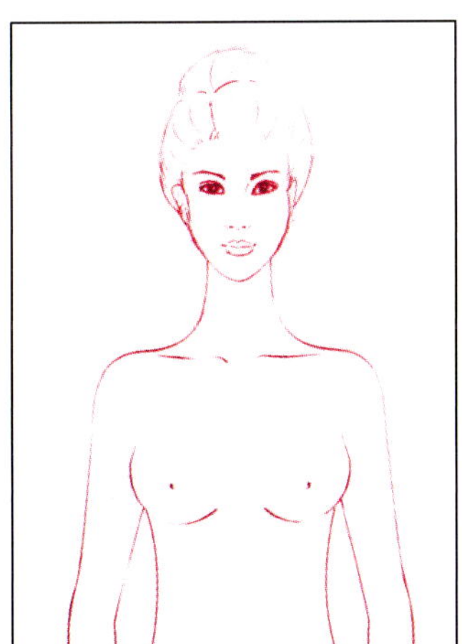

3 본인만의 차별화된 등 매뉴얼테크닉을 만들어보세요

동작	부과설명
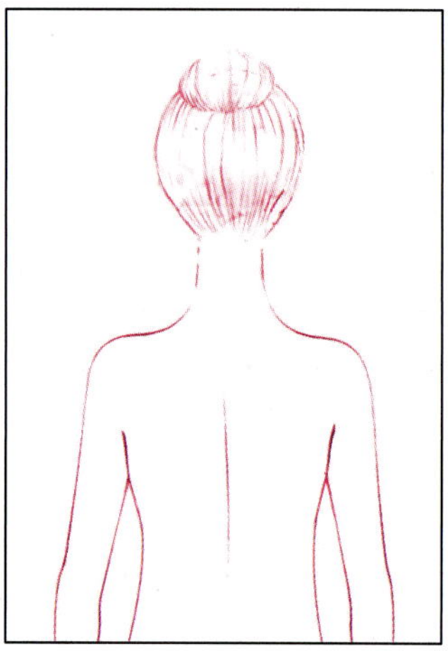	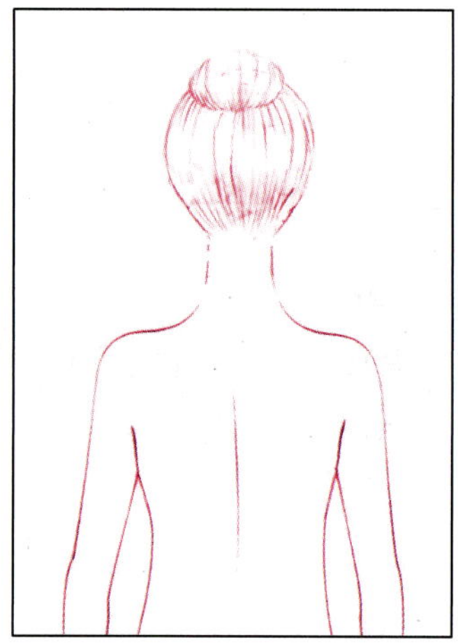
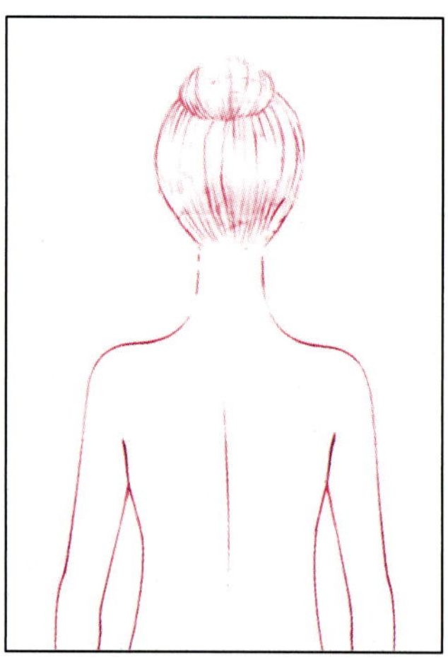	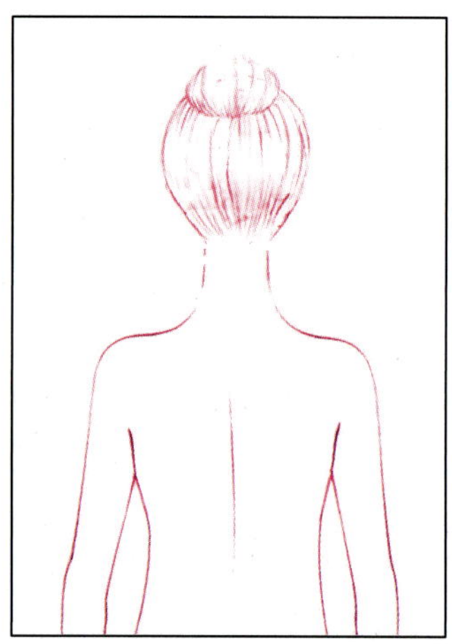

동작	부과설명
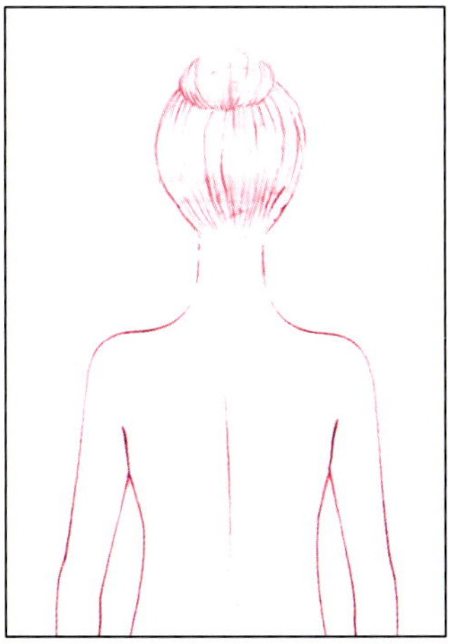	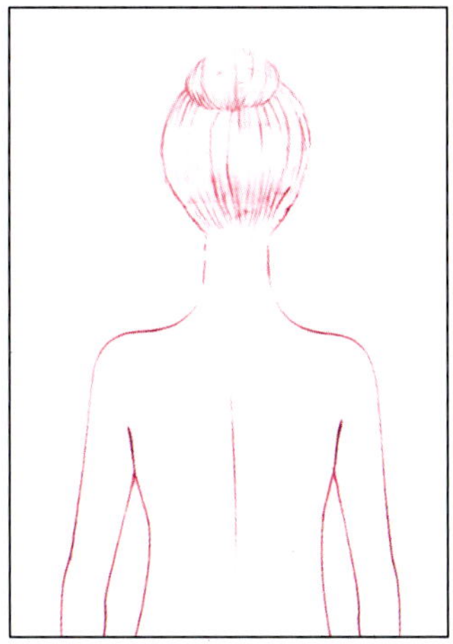
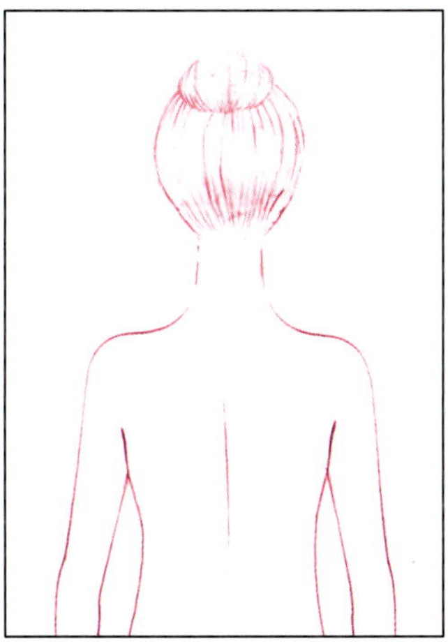	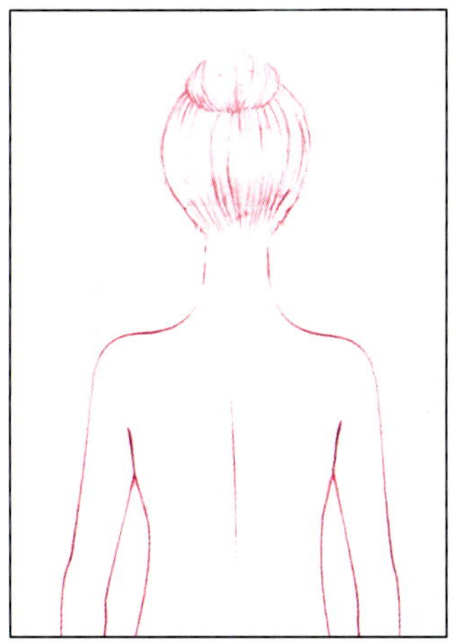
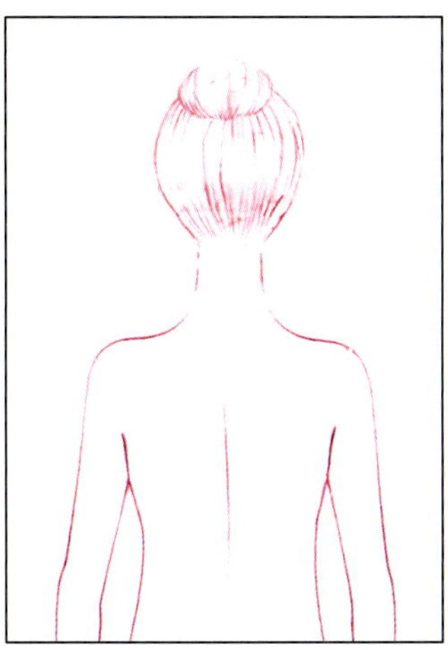	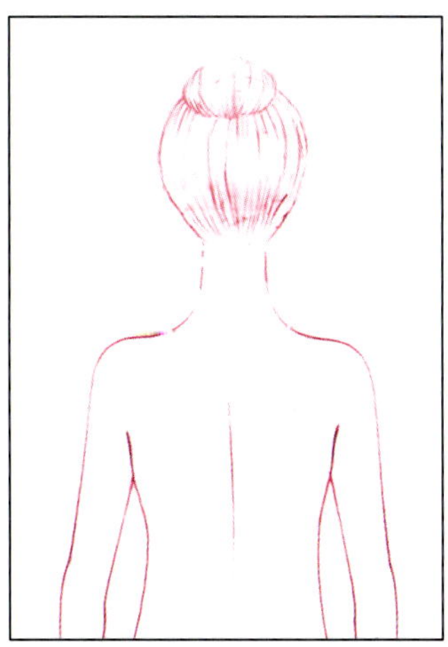

미용사(피부) 출제 기준 (필기)

필기 과목명	출제 문제수	주요항목	세부항목	세세항목
		2. 피부학	1. 피부와 부속기관	1. 피부구조 및 기능 2. 피부 부속기관의 구조 및 기능
			2. 피부와 영양	1. 3대 영양소, 비타민, 무기질 2. 피부와 영양 3. 체형과 영양
			3. 피부와 광선	1. 자외선이 미치는 영향 2. 적외선이 미치는 영향
			4. 피부면역	1. 면역의 종류와 작용
			5. 피부노화	1. 피부노화의 원인 2. 피부노화현상
		3. 해부생리학	1. 세포와 조직	1. 세포의 구조 및 작용 2. 조직구조 및 작용
			2. 뼈대(골격)계통	1. 뼈(골)의 형태 및 발생 2. 전신뼈대(전신골격)
			3. 근육계통	1. 근육의 형태 및 기능 2. 전신근육
			4. 신경계통	1. 신경조직 2. 중추신경 3. 말초신경
			5. 순환계통	1. 심장과 혈관 2. 림프
			6. 소화기계통	1. 소화기관의 종류 2. 소화와 흡수
			7. 내분비계통	1. 내분비샘의 종류 2. 호르몬의 종류와 기능
			8. 비뇨생식기계통	1. 신장과 배뇨 2. 생식기관의 구조
		4. 피부미용 기기학	1. 피부미용기기	1. 기본용어와 개념 2. 전기와 전류 3. 피부미용기기의 종류 및 기능
			2. 피부미용기기 사용법	1. 기기 사용법 2. 유형별 사용방법

필 기 과목명	출제 문제수	주요항목	세 부 항 목	세 세 항 목
		5. 화장품학	1. 화장품학개론	1. 화장품의 정의 2. 화장품의 분류
			2. 화장품제조	1. 화장품의 원료 2. 화장품의 기술 3. 화장품 안정성
			3. 화장품의 종류와 기능	1. 기초 화장품 2. 메이크업 화장품 3. 모발 화장품 4. 바디(body)관리 화장품 5. 네일 화장품 6. 향수 7. 에센셜(아로마) 오일 및 캐리어 오일 8. 기능성화장품
		6. 공중위생관리학	1. 공중보건학	1. 공중보건학 총론 2. 질병관리 3. 가족 및 노인보건 4. 환경보건 5. 식품위생과 영양 6. 보건행정
			2. 소독학	1. 소독의 정의 및 분류 2. 미생물 총론 3. 병원성 미생물 4. 소독방법 5. 분야별 위생·소독
			3. 공중위생관리법규(법, 시행령, 시행규칙)	1. 목적 및 정의 2. 영업의 신고 및 폐업 3. 영업자준수사항 4. 면허 5. 업무 6. 행정지도감독 7. 업소 위생등급 8. 위생교육 9. 벌칙 10. 기타법규사항

출제 기준 (실기)

직무 분야	위생	자격 종목	미용사(피부)	적용 기간	2011. 1. 1. ~ 2014. 12. 31.

○ 직무내용 : 얼굴 및 신체의 피부를 아름답게 유지·보호·개선·관리하기 위하여 각 부위와 유형에 적절한 관리법과 기기 및 제품을 사용하여 피부미용을 수행하는 직무
○ 수행준거 : 1. 피부미용실무를 위한 준비 및 위생사항 점검을 수행할 수 있다.
2. 피부의 타입에 따른 클렌징 및 딥클렌징을 할 수 있다.
3. 피부의 타입별 분석표를 작성할 수 있다.
4. 눈썹정리 및 왁싱 작업을 수행할 수 있다.
5. 손을 이용한 얼굴 및 신체 각 부위(팔, 다리 등)관리를 수행할 수 있다.

실기검정방법	작업형	시험시간	2~3시간정도

실기 과목명	주요항목	세 부 항 목	세 세 항 목
피부미용실무	1. 얼굴관리	1. 준비 및 위생관련 작업하기	1. 위생적인 준비물 관리를 할 수 있어야 한다. 2. 피부미용사로서의 위생과 준비상태를 바르게 할 수 있어야 한다.
		2. 클렌징하기	1. 클렌징 제품선택을 할 수 있어야 한다. 2. 클렌징을 할 수 있어야 한다. 3. 코튼, 스팀타올 등 사용할 수 있어야 한다. 4. 토너 정돈을 할 수 있어야 한다.
		3. 분석표작성하기	1. 피부분석능력 평가를 할 수 있어야 한다. 2. 피부분석용어 및 적용을 할 수 있어야 한다.
		4. 눈썹정리하기	1. 눈썹정리를 할 수 있어야 한다.
		5. 딥클렌징하기	1. 딥클렌징 제품 선택을 할 수 있어야 한다. 2. 제품에 따른 사용방법에 맞게 할 수 있어야 한다.
		6. 손을 이용한 얼굴 관리하기	1. 기본 관리를 할 수 있어야 한다.
		7. 팩하기·마스크 하기	1. 팩·마스크를 선택 할 수 있어야 한다. 2. 팩·마스크를 할 수 있어야 한다.

실 기 과목명	주요항목	세 부 항 목	세 세 항 목
	2. 신체 각 부위(팔, 다리 등)관리	1. 준비 및 위생관련 작업하기	1. 위생적인 준비물 관리를 할 수 있어야 한다. 2. 피부미용사로서의 위생과 준비상태를 바르게 할 수 있어야 한다.
		2. 클렌징하기	1. 클렌징 제품선택을 할 수 있어야 한다. 2. 클렌징을 할 수 있어야 한다. 3. 스팀타올 등을 사용 할 수 있어야 한다.
		3. 손을 이용한 신체 각 부위(팔, 다리 등)관리하기	1. 신체 각 부위(팔, 다리 등)관리를 할 수 있어야 한다.
		4. 제모하기	1. 신체 각 부위별 제모를 할 수 있어야 한다.
		5. 림프를 이용한 피부관리하기	1. 림프드레니시를 할 수 있어야 한다.

미용사(피부) 공개문제 관련 FAQ(Vol. 1.6)

- 공개 문제 관련 -

Q1. 미용사(피부) 실기 공개문제는 어디서 확인할 수 있습니까?

A1. 한국산업인력공단 검정포탈사이트 큐넷(www.q-net.or.kr)의 "고객만족→자료실 → 공개문제" 항목에서 확인하실 수 있습니다.

Q2. 미용사(피부) 실기시험은 과제 구성이 어떻게 됩니까?

A2. 미용사(피부) 실기시험은 공개된 바와 같이 1과제 「얼굴관리」, 2과제 「팔, 다리관리」, 3과제 「림프를 이용한 피부관리」의 순으로 구성되어 시험이 시행됩니다. 공개문제 등은 수정사항에 의하여 새로 등재되므로 정기적으로 확인을 하셔야 합니다.

Q3. 과제별 시험 시간은 어떻게 됩니까?

A3. 시험시간은 전체 2시간(순수작업시간 기준)이며, 각 과제별 시간은 1과제 70분, 2과제 35분, 3과제 15분입니다.

Q4. 기본 준비작업은 어떻게 해야 하나요?

A4. 과제 시작 전에 준비작업시간을 따로 부여하며, 이때 과제에 필요한 작업물과 도구, 베드 등을 작업에 적합하게 준비한 다음 대기하고 있으면 됩니다. 모델은 바로 작업이 가능한 상태로 되어있어야 하며, 눕혀서 대기하면 됩니다.

Q5. 손을 이용한 피부관리와 마사지는 어떤 차이가 있나요?

A5. 미용사(피부)의 피부관리는 마사지라는 용어를 사용하지 않습니다. 시중의 마사지와 손을 이용한 피부관리(매뉴얼 테크닉)은 목적하는 바가 분명히 다릅니다. 피부미용에서의 손을 이용한 피부관리는 원칙적으로 화장품 등의 물질의 원활한 도포 및 그것을 돕기 위한 일련의 손 동작을 의미하며 근육을 강하게 누르거나 마사지하여 일정 부위를 자극하거나 쾌감을 유도하는 일련의 마사지 법과는 분명한 차이가 있습니다.

Q6. 피부관리계획표의 작성은 어떻게 하나요?

A6. 당일날 시험장에서 얼굴부위별 타입에 대한 내용과 사용할 딥클렌징제를 지정(당일 시험장 측에서 제시함)하면 그에 따른 피부관리계획표를 작성하게 되며, 이는 데려온 모델의 피부타입과는 관계없이 이루어집니다. 그리고 이후의 작업은 모델의 피부타입과는 관계없이 피부관리계획표 상의 제품을 기준으로 수행하면 됩니다. 기타 피부관리 계획표의 기재사항은 공개문제를 참고하시면 됩니다.

Q.7. 클렌징 과제의 시간이 연장되었는데 그 내용은 어떤가요?

A.7. 클렌징 과제의 시간이 2009년부터 10분에서 15분으로 5분 연장이 되었습니다. 이는 작업부위가 넓어짐에 따른 시간 소요의 증가와 원활한 작업과제 수행을 위해 변경된 것입니다. 작업 방법은 전과 동일합니다.

Q8. 눈썹정리 시 도구의 사용과 뽑은 눈썹은 어떻게 하나요?

A8. 눈썹정리는 가위, 눈썹칼, 족집게를 이용하여 하시면 됩니다. 족집게의 사용 시는 반드시 감독위원의 입회 및 지시에 따라야 되며, 3개 이상만 뽑아내면 됩니다. 넓은 면의 잔털과 모양내기는 눈썹칼을 이용하면 됩니다. 눈썹정리 시 제거한 눈썹은 옆에 티슈에 모아 놓았다가 감독위원의 지시에 따라 휴지통에 버리시면 됩니다(하나도 없는 경우는 미리 눈썹 정리를 다 해온 것으로 판단하여 채점상 불이익을 받을 수 있습니다.).

Q.9. 딥클렌징 과제는 어떻게 작업하면 됩니까?

A.9. 전에는 수험자가 모델의 타입에 따른 딥클렌징 제품을 선택하여 작업을 하였지만, 2009년 시험부터는 모델의 피부 타입과는 관계없이 4가지 타입 중 당일 지정해주는 제품 타입을 이용하여 관리를 해야 합니다.

Q10. 팩은 어떻게 하면 되나요?

A10. 이전 과제에서는 팩도 역시 수험자가 모델의 피부타입에 맞게 선택하여 사용하였지만 2009년부터 시험장에서 지정해주는 얼굴과 목 타입에 맞는 제품을 사용하도록 바뀌었습니다. 얼굴에서 T 존과 U 존, 그리고 목 부위의 세 부위별로 타입을 제시(전체가 한 가지 타입이 될 수도 있고, 세 부위가 각각 다른 타입이 될 수도 있음)하여 팩을 도포하도록 되어있습니다.

Q11. 팔, 다리 관리시간은 어떻게 되고 또 관리 부위는 어떻게 되나요?

A11. 팔, 다리 관리는 2009년부터 10분 동안 팔 관리를 하고, 이어 다리 부위를 15분 동안 관리하시는 방식으로 진행됩니다. 관리부위는 공개된 것처럼 오른 쪽 팔과 오른 쪽 다리 부위 총 2부위를 대상으로 순서대로 작업하게 됩니다. 팔은 전체를 관리대상으로 하고, 다리의 경우도 전체를 대상으로 범위가 넓어졌습니다. 다리는 서혜부를 제외한 아래쪽 전부를 말하며, 뒤쪽도 포함되므로 뒤쪽은 다리를 들어서(다리를 세우거나, 개구리 다리 모양으로 옆으로 해서) 관리를 하시면 됩니다.

Q12. 제모는 어떻게 하나요?

A12. 제모는 제공되는 왁스를 종이컵에 덜어가서 사용하여 작업하면 됩니다. 제모작업의 작업 부위는 양쪽 다리 전체 중 제모하기에 적합한 부위를 하면 되며, 제모 면적은 수험자 지참 재료인 부직포(7×20cm)를 이용할 때 적합한 정도인 4~5×12~15cm 정도이면 됩니다. 단, 부직포를 제거할 때는 감독위원의 입회하에 작업을 하시면 됩니다.

Q13. 림프를 이용한 관리는 어떻게 하나요?

A13. 림프는 2009년부터 15분의 시간으로 진행되며, 림프관리시에는 종료와 동시에 끝낼 수 있도록 하시면 됩니다. 림프를 이용한 관리는 시술 부위는 얼굴과 목을 대상으로 하며 림프절을 따라 손을 이용하여 피부관리를 하면 되며, 순서는 데콜테 부위의 에플라쥐를 가볍게 하신 후 손동작의 시작점은 프로폰두스부터 시작하시면 되고, 목관리-얼굴관리 순으로 하고 마지막 동작은 에플라쥐로 끝내시면 됩니다. 즉 전에는 시작과 끝에 에플라쥐를 생략하였지만 올해(2009년)부터는 에플라쥐 후에 프로폰두스부터 진행하신다고 생각하시면 됩니다. 그리고 기본적인 진행 부위와 순서는 세부작업내용을 참고하시면 됩니다.

Q14. 시중의 피부관리실 등을 보면 업소에 따라 피부관리하는 방법이 상당히 다르고 또 업소나 사람마다 행하는 시술법이 다른 것 같은데 어떤 것을 기준으로 하게 되나요?

A14. 미용사(피부)는 기능사 등급의 시험입니다. 즉 피부미용사의 업무를 행하기 위한 기본적인 동작과 시술을 보는 것이기 때문에 화려한 테크닉이나 특별한 시술법을 요구하지 않습니다. 손을 이용한 피부관리는 기본 동작의 정확도, 연결

성, 리드미컬한 움직임 등 기본 동작과 자세 등을 가장 중점으로 채점하는 것을 기본 방향으로 하고 있습니다.

Q15. 시험 시 검정장에서 제공되는 것은 무엇이 있나요?

A15. 공통으로 사용되는 기자재(왁스 워머, 온장고 등)와 베드 등은 검정장에서 준비가 됩니다. 지참 시 필요한 준비물은 공개문제 혹은 원서 접수 시에 www.Q-net.or.kr에서 확인이 가능합니다.

Q16. 모델은 직접 데리고 와야 하나요?

A16. 모델의 경우도 미용사(일반)와 동일하게 수험자가 대동하고 와야 합니다. 그리고 자신이 데려온 모델은 자신이 관리하게 되며, 사전 준비 시간에 모델에게 필요한 준비물(가운, 슬리퍼 등)은 모델에게 미리 주셔야 합니다.

Q17. 모델의 조건은 어떻게 되나요?

A17. 모델은 기본적으로 메이크업을 하고 와야 하며, 모델의 나이 상한 제한은 없어졌으며 최소 만 17세 이상이면 모델로서 가능합니다. 그리고 국적이 한국인 사람 외에 조선족이나 중국계 한족 및 동남아인, 백인 등은 모델로서 가능합니다만 피부색 등이 일반적인 한국인과 많이 달라 감독위원의 채점에 지장을 줄 수 있는 모델은 현재로서는 불가합니다. 그 외에 심한 민감성 피부 혹은 심한 농포성 여드름이 있는 자(스크럽이나 고마쥐의 1회 관리 시에도 문제가 생기는 피부를 의미), 눈썹이 없거나 적어(일반적인 기준으로 가로길이의 2/3 정도가 되지 않는 경우) 눈썹관리 작업에 적합하지 않은 자, 체모가 없거나 아주 적어 제모시술에 적합하지 않은 자, 성형수술(코, 눈, 턱윤곽술, 주름제거 등)한지 6개월 이내인자, 임신 중인 자, 피부관리에 적합하지 않은 질환 혹은 피부질환을 가진 자, 암환자 등은 모델이 될 수 없습니다. 여성 수험자는 여성모델을, 남성 수험자는 남성 모델을 준비하시면 되며 사전에 모델에게 작업에 요구되는 노출에 대한 동의를 받으셔야 합니다.

Q.18. 남자가 응시하게 되는 경우는 모델을 어떻게 해야 하나요?

A.18. 남자의 경우는 남자수험자들만 따로, 남성 모델을 대상으로 피부관리를 하게 됩니다. 그리고 모델은 기본적으로 화장이 되어 있어야 하며, 만약 화장이 필요한 남성 모델의 경우 수검장의 대기실에서 모델조건에 맞는 화장을 할 수 있도록

할 예정이니 이를 위한 준비를 따로 하시면 됩니다. 그리고 남자 모델은 시험장의 베드에서 관리를 받기 위해 상의를 탈의 하여야 하며, 다리 관리시에는 하의를 탈의 하거나, 다리 관리 범위에 지장이 없도록 하의를 관리하도록 해야 됩니다.

Q.19. 볼에 화장품을 덜어서 사용해야 합니까?

A.19. 기본적으로 관리 시 위생상태의 유지를 위해 한번의 양으로 모두 사용되지 않는 한 필요한 양만큼 볼에 덜어둔 뒤 관리 시 사용되는 것이 권장됩니다. 볼 3개를 모두 사용했을 경우에는 티슈 등으로 닦아낸 뒤 소독을 하고 재사용하시는 것은 허용됩니다(필요한 경우 소형 볼을 더 지참할 수 있음).

Q.20. 습포는 어떻게 사용해야 합니까?

A.20. 온습포 혹은 냉습포는 관리에 반드시 사용되어야 하는 단계가 있습니다. 그 외의 경우에는 습포를 사용하는 것에 대하여는 관리상의 선택 혹은 방법으로 간주하여 점수화 하지는 않습니다(언제 사용해야 하는 것은 채점과 관계된 사항이므로 답변하지 않습니다.). 그리고 온습포의 사용은 비치된 온장고를 이용하면 되며, 반드시 사용할 때마다 가져와야 합니다. 그리고 온장고 이용 시에는 집게(비치될 예정임, 개인 집게 사용가능)와 트레이(쟁반)를 사용하여 습포를 가져오면 됩니다.

Q.21. 1과제의 손을 이용한 관리시 관리 부위는 어디 까지 입니까?

A.21. 1과제의 손을 이용한 관리시 관리 대상이 되는 부위는 데콜테까지입니다. 단, 가슴 및 겨드랑이 안쪽 부위는 포함하지 않습니다.

Q.22. 재료를 구비하는데 비용이 많이 소모됩니다. 실기 재료비를 많이 받고 재료를 지급하는 것으로 바꿀 수는 없나요?

A.22. 실기검정에 필요한 재료는 어느 정도의 비용이 소모된다는 점은 십분 이해하고 있습니다. 그러나 검정 시 필요하다고 제시된 재료들은 실기 검정을 위해 연습 혹은 준비에 모두 사용되는 것입니다. 재료는 한번의 시험만을 위해서가 아니라 지속적으로 적용되는 모든 점을 감안하여서 결정됩니다. 실기재료를 지급하여 검정을 시행하는 경우에는 시험 준비(연습)를 위해서 필요한 물품들을 구입해야하고, 또 시험을 위해서 같은 재료들에 대한 비용을 다시 지불해야하며, 한

번에 합격하지 못할 경우 같은 것을 또 지불해야 하는 등 오히려 더 많은 비용의 소모가 있는 등외에도 여러 가지 단점을 가지고 있습니다. 이러한 여러 가지 사항을 감안하여 결정된 사항이오니 불편하시더라도 이해해 주시면 감사하겠습니다.

Q.23. 2011년부터 실기시험이 바뀌나요?

A.23. 출제기준의 수정에 따라 2011년부터 새로운 출제기준을 적용 받습니다만 현재의 시험문제도 그 출제기준내에 포함이 되어 있으므로 그대로 시행이 됩니다. 하지만 일부 추가되는 부분에 대한 내용은 현재 준비 중이며, 추후 시험의 내용이 변경이 될 경우 새롭게 "공개문제"를 공개하며, 일정기간의 유예기간 후에 시행할 계획입니다. 그러므로 새로운 공개문제 및 공고가 되지 않는 한 현재 공개된 문제에 따르시면 됩니다.

※ 미용사(일반, 피부)에 관련된 기본 사항은 본 공단 홈페이지(http://www.q-net) 자료실(공개문제)에 이미 공개되어 있는 미용사(피부) 관련 FAQ를 참고하시기 바랍니다.

※ 기타 공지 되지 않은 사항 중 안내가 필요한 사항은 추후 FAQ를 통해 안내하거나, 원서 접수시 q-net의 수험자지참재료목록을 통해 공지하겠습니다.

※ 추후 공지되는 사항은 본 공단 홈페이지를 통해 확인하실 수 있습니다.

미용사(피부) 공개문제 관련 FAQ(Vol. 2.6)

- 재료관련 사항-

미용사(피부) 실기시험 문제에 대한 재료관련 공통 질의 사항을 정리하여 알려드립니다.

Q1. 위생복(관리사 가운)과 실내화, 마스크는 어떤 것으로 준비해야 합니까?

A1. 위생복은 현재 미용사(일반)에서 사용하고 있는 흰색 반팔 의사 가운 및 흰색 바지로, 몸의 모든 복식은 흰색으로 통일하시면 됩니다. 실내화도 역시 미용사(일반)에서 사용하는 앞, 뒤가 트이지 않은 실내화(운동화는 안되며, 반드시 실내화를 지참해야 함)를 준비하면 되고 관리 작업상 굽이 있는 경우도 가능합니다. 마스크의 경우는 약국 등에서 판매하는 일회용 흰색 마스크를 사용하시면 됩니다. 즉, 복장은 외부에서 보았을 때 머리부분의 악세사리를 제외하고 모두 흰색(양말 등 포함)이면 되며, 반팔 가운 밖으로 긴팔 옷을 입는다던지, 가운 밖으로 다른 색의 옷이 보인다던지 하면 채점 상 불이익을 받을 수 있습니다(흰색은 가능).

Q2. 타월은 어떻게 준비하고 또 사용용도는 어떤가요?

A2. 타월은 대, 중, 소로 지정된 사이즈(대형의 경우 10% 정도의 크기 차이는 무방합니다.)로 준비하시면 되며, 대형은 베드 깔개와 1,3과제에서의 모델을 덮는 용으로, 중형은 2과제에서 신체 부위를 가리는 용도 및 목 등 부위 받침용으로, 소형은 기타 및 습포용으로 사용하시면 됩니다. 수량은 대형과 중형은 지정된 수량을 준비하면 되고, 소형은 작업에 필요한 습포의 양에 따라 최소 5장이상 가져오시면 됩니다(온장고에는 최대 6장까지 보관할 수 있도록 할 예정입니다.). 그리고 대형의 경우 보통 피부미용업소에서 사용하는 베드용 타올의 폭으로 되어있는 것(100~135×180cm)도 무방합니다.

Q3. 모델용 가운은 어떻게 준비하나요?

A3. 모델용 가운은 지정된 색의 가급적 무늬가 없는 것으로 준비하시면 됩니다. 현란하거나 큰 무늬를 제외한 작은 무늬(일명 땡땡이 등)가 있는 정도는 허용하며, 밴드형과 벨크로(찍찍이)형 중 하나를 준비 하시면 됩니다. 그리고 겉가운은 검정

시설 상 모델 대기실과 검정장이 떨어져 있어 이동을 해야 하는 경우가 많으므로 이때 사용하는 것으로 색깔 역시 지정된 색 계통으로 일반 가운형을 준비하시면 됩니다.

Q4. 남성 모델용 옷은 색상이 상하의 통일인가요?

A4. 남성 모델용 옷은 상의는 흰색, 하의는 베이지 혹은 남색으로 준비하시면 됩니다.

Q5. 모델용 슬리퍼는 특별한 제한이 없나요?

A5. 모델용 슬리퍼는 특별한 제한은 없습니다.

Q6. 알콜 및 분무기는 분무기에 알콜을 넣어오면 되는 건가요?

A6. 펌프식 혹은 스프레이식의 분무기에 알콜을 넣어오시면 되고 이것은 화장품, 기구 혹은 손 등의 소독시에 사용됩니다. 그리고 스프레이식을 사용하여 소독하는 것에 대한 감점 등의 사항은 없습니다.

Q7. 정리대는 가져가야 하나요?

A7. 왜건은 기본적인 검정장 시설에 속하므로 모두 구비되어 있습니다. 그러므로 가져오실 필요가 없습니다.

Q8. 미용솜과 일반솜은 무엇을 얘기하는 건가요?

A8 미용솜은 일반 화장솜을, 일반솜은 탈지면(코튼)을 의미합니다. 둘 다 소독용 혹은 클렌징용으로 사용됩니다.

Q9. 보울과 대야(해면볼)는 어떤 사이즈를 준비하면 됩니까?

A9. 보울은 소형의 유리 혹은 플라스틱 볼을 준비하면 되고 화장품을 덜어서 사용하는 용도로 이용됩니다. 그리고 대야(해면볼)는 물을 떠놓거나 해면 볼로 사용됩니다. 대야의 경우는 대형 볼을 사용하셔도 됩니다.

Q10. 팩 시 거즈와 아이패드는 어떻게 사용되고 준비하여야 합니까?

A10. 거즈는 팩 시 얼굴 전체에 깔고 그 위에 팩을 도포하는 용도로 사용되는 것이 아니고, 팩이나 딥크린징 시 입술을 덮는 용으로 사용되는 거즈를 의미합니다. 아이패드도 역시 팩이나 딥크린징 시 눈을 덮는 용도로 사용되며, 상품화된 아이패드를 사용하시던지, 아니면 일반적으로 화장솜을 덮어서 사용하셔도 됩니다.

Q11. 제모시의 부직포는 무엇이며 제시된 규격대로만 준비해야 합니까?

A11. 부직포는 제모시에 사용되는 머슬린 천으로 사용되는 용도의 종이(혹은 천)을 의미하며 일반적으로 롤로 말려서 상품화되어 판매되고 있습니다. 규격에 맞추어 준비해오시면 되고, 한 장만 사용하므로 정해진 크기의 부직포를 가지고 제모작업을 할 수 있을 정도로 제모부위를 정하시면 됩니다.

Q12. 보관통의 재질은 반드시 금속이어야 하나요?

A12. 보관통의 재질은 금속, 플라스틱, 유리 모두 관계없이 준비하시면 됩니다.

Q13. 딥클렌징용 화장품 4가지를 모두 준비해야 하나요?

A13. 딥클렌징 시에는 지정된 타입을 사용하시는 것이므로 목록의 4가지를 모두 준비해 오셔야 하며, 각각을 피부타입 별로 따로 더 많이 준비하실 필요는 없습니다. 이 중 효소는 가루를 물에 개어서 크림상으로 만들어 사용하는 것을 준비하셔야 합니다. AHA의 경우는 액체형으로 준비하시며, 시중에 있는 제품 중에서 함량표시가 되어있는 것이 많지 않으므로 함유표시는 있되, 함량이 겉으로 표시 안 된 제품을 가져오시는 경우 함량을 확인하여 준비하시고 만약에 지정된 함량 이상의 것을 사용하였을 때 심한 트러블이 생기는 경우는 수험자에게 귀책이 돌아갈 수 있습니다.

Q.14. 팩은 어떤 피부타입을 준비하면 됩니까?

A.15. 팩은 기본적으로 중성(정상), 지성, 건성의 3가지 피부타입을 기본으로 준비하시면 되고, 필요에 따라 여드름 혹은 민감성 등 기타 타입을 1~2가지 정도 더 준비하셔도 무방합니다만 필수조건은 아닙니다. 그리고 팩은 기본적으로 크림타입을 준비해 오시면 되며, 투명하거나 팩의 도포 타입 및 도포 방향 등을 구별할 수 없는 것은 제외됩니다.

Q15. 탈컴파우더는 베이비파우더를 준비해 와도 됩니까?

A15. 탈컴파우더를 사용하는 목적과 실제 효과가 베이비파우더와 유사하므로 베이비파우더로 대체하셔도 됩니다만 탈컴파우더를 권장합니다(이와 관련해서 감점 등은 없습니다.).

Q.16. 진정로션 혹은 젤 용으로 알로에 젤을 사용해도 됩니까?

A.16. 일반적으로 알로에의 함유량이 높은 알로에 젤이 진정용으로 많이 사용되고 있으므로 가능합니다.

Q.17. 아이크림과 립크림은 같이 사용하는 경우가 많은데 같이 사용해도 되나요?

A.17. 아이크림과 립크림은 각각 따로 준비하셔도 되고 같이 사용하셔도 됩니다.

Q.18. 메이크업 리무버와 클렌징 제품이 혼동됩니다. 설명해 주세요

A.18. 메이크업 리무버는 포인트 메이크업 리무버와 페이셜 클린저를 의미하며, 클렌징 제품은 바디 클렌징 제품으로 현재 시험에서는 알콜을 함유하고 있는 화장수 등으로 가볍게 닦아내는 클렌징을 하라고 되어 있으므로 이에 필요한 화장품을 준비하면 됩니다(추후 스크럽 및 클렌저를 사용하는 클렌징을 요구하는 문제가 공개되는 경우에는 거기에 맞는 제품을 준비하면 됩니다.).

Q.19. 팔, 다리 관리용 화장품은 어떤 타입이 사용됩니까?

A.19. 팔, 다리 관리용 화장품은 오일타입 및 크림타입 둘 다 사용이 가능합니다.

Q.20. 화장품은 어떤 형태로 가져와야 합니까?

A.20. 화장품은 판매되는 제품으로 가져오시면 되고, 사용하시던 것도 무방합니다만 덜어오시는 것은 안됩니다. 그리고 외부 등에 관련된 화장품의 타입이나 용도 등이 프린트 혹은 스티커(제품회사에서 붙인, 단 인쇄된 것이어야 하며, 조잡하게 프린트 되어 개인이 만들 수 있는 것과 구분이 되지 않는 것은 붙이지 말 것)등으로 적혀져 있으면 됩니다. 모든 피부용의 경우 “all skin type 혹은 모든 피부용”이라고 적혀 있지 않아도 범용 혹은 모든 피부에 사용할 수 있다는 등의 내용이 설명서 혹은 제품에 안내되어 있으면 사용 가능합니다. 그리고 딥클렌징제의 경우는 4가지 타입으로 목록상의 제품 성상에 맞는 제품이면 사용이 가능합니다.

그리고 화장품은 브랜드를 차별하지 않으며, 같은 회사의 라인으로 통일시킬 필요도, 제품용량의 일정이상이 들어있을 필요도 없습니다.

Q.21. 기타 자신이 가지고 오고 싶은 도구를 가져오는 것은 가능한가요?

A.21. 목록상의 재료의 수량을 더 가져오시는 것은 가능합니다. 그러나 개인 왁스 및 왁스 워머는 따로 전원이 준비되지 못하므로 불가능하고 베게 등은 타올로 대체 가능하므로 불필요하며, 면시트 등은 검정장의 시설에 따라 적용사항이 다를 수 있으니 불필요합니다. 기타 화장품 등은 더 가져오셔도 됩니다.

Q.22. 목록에서 추가된 것은 어떠한 제품인가요?

A.22. 목록에서 추가된 재료는 눈썹칼(안전눈썹칼)과 트레이(쟁반)입니다. 눈썹칼은 눈썹 정리 작업에 모양을 내거나 넓은 면의 잔털을 제거시에 사용하시면 되며, 트레이는 온장고에서 습포를 가지고 이동할 때 사용하시면 됩니다(집게는 검정장에 준비할 예정이며, 필요시 지참하셔도 무방합니다.)

※ 재료는 문제의 변경이나 기타 다른 사유로 수량 및 품목 등이 변경될 수도 있으니 정기적인 확인을 부탁드립니다.

※ 미용사(피부) 국가기술자격 종목의 실기 공개문제는 한국산업인력공단 검정포탈 사이트 큐넷(www.q-net.or.kr)의 "고객만족 → 자료실 → 공개문제" 항목에서 확인하실 수 있습니다.

※ 기타 공지 되지 않은 사항 중 안내가 필요한 사항은 추후 FAQ를 통해 안내하거나, 원서 접수시 q-net의 수험자지참재료목록을 통해 공지하겠습니다.

※ 추후 공지되는 사항은 본 공단 홈페이지를 통해 확인하실 수 있습니다.

국가기술자격검정 실기시험

자격종목	미용사(피부)	작업명	얼굴관리 및 피부분석표 작성

◎ 수험자 유의사항 (전 과제 공통)

1. 수험자는 반드시 위생복(상의는 흰색 반팔 가운, 하의는 흰색 긴바지로 모든 복식은 흰색 통일. 단, 머리 장식품(핀 등)을 사용시에는 검은 색 착용), 마스크 및 실내화(색상은 흰색 통일)를 착용하여야 하며, 복장 등에 소속을 나타내거나 암시하는 표시가 없어야 하고 눈에 띄어 표식이 될 수 있는 악세사리의 착용을 금지한다.

2. 수험자는 수험 중에 필요한 물품(습포, 왁스 등)을 가져오거나 관리상 필요한 이동을 제외하고 자리를 이탈하거나 다른 수험자와 대화 등을 할 수 없으며, 질문이 있는 경우는 손을 들고 감독위원이 올 때까지 기다린다.

3. 사용되는 해면과 코튼은 반드시 새 것을 사용하고 과제 시작 전 사용에 적합한 상태를 유지하도록 미리 준비한다.

4. 시험 히 사용되는 타월은 대형과 중형은 지참재료상의 지정된 수량만큼만 사용하고, 소형은 필요시 더 사용할 수 있다.

5. 수험자는 작업에 필요한 습포를 시험 시작 전 미리 준비(온습포는 과제단 6매까지 온장고에 보관할 수 있음, 비닐백(지퍼백 등)에 비번호 기재 후 보관)하여야 한다.

6. 모델은 반드시 화장(파운데이션, 마스카라, 아이라인, 아잇Oehdn, 눈썹 빛 입술화장(립스틱 사용)등)이 되어 있어야 한다(남자모델의 경우도 동일)

7. 관리 대상부위를 제외한 나머지 부위는 노출이 없도록 수건 등으로 덮어둔다(단, 팔은 노출이 가능하다).

8. 팩과 딥클렌징 제품을 제외한 화장품은 어느 한 피부타입에만 특화되지 않고 모든 피부 타입에 사용해도 괜찮은 타입(올 스킨타입 혹은 범용)을 사용한다.

9. 위생복을 입지 않은 경우, 모델의 가운을 지참하지 않은 경우, 주요 화장품을 덜어서 온 경우는 시험 대상에서 제외한다.

10. 다음의 경우에는 득점과 관계없이 채점 대상에서 제외한다.
   ① 수험 전 과정을 응시하지 않은 경우 ② 수험 도중 시험실을 무단 이탈하는 경우
   ③ 부정한 방법으로 타인의 도움을 받거나 타인의 수험에 방해하는 경우
   ④ 무단으로 모델을 수험자간에 교환하는 경우
   ⑤ 기타 국가자격검정 규정에 위배되는 부정행위 등을 하는 경우

11. 제시된 작업시간 안에 세부 작업을 끝내며, 각 과제의 마지막 작업시에는 주변정리를 함께 끝내야 한다. 각 세부 작업 시험시간을 초과하는 경우는 해당되는 세부작업을 0점 처리한다.

12. 복장규정에 어긋나는 경우, 관리 범위를 지키지 않는 경우(관리 범위 중 일부를 하지 않거나 범위를 벗어나는 것 모두 해당), 작업순서를 지키지 않는 경우, 눈썹을 사전에 모두 정리를 해서 오는 경우 등은 감점의 대상이 되며, 지압 및 강한 두드림 등 안마행위를 하는 경우 및 눈썹과 체모가 없는 경우는 해당 작업을 0점 처리한다.

국가기술자격검정 실기시험문제

자격종목	미용사(피부)	작업명	얼굴관리 및 피부분석표 작성

비번호 : ____________________

○ 제 1과제 : 얼굴관리

○ 시험시간 70분(준비작업시간 및 위생 점검시간 제외)

1. 요구사항

※ 얼굴관리를 위한 준비 작업을 하시오.

1. 클렌징 작업 전, 과제에 사용되는 화장품 및 사용 재료를 관리에 편리하도록 작업대에 정리한다.
2. 베드는 대형 수건을 미리 세팅하고, 재료 및 도구의 준비, 개인 및 기구 소독을 한다.
3. 모델을 관리에 적합하게 준비(복장, 헤어터번, 노출관리 등)하고 누워 있도록 한 후 감독위원의 준비 및 위생 점검을 위해 대기한다.

※ 아래 과정에 따라 모델에게 피부미용 작업을 하시오.

순서	작 업 명	요 구 내 용	시간	비 고
1	관리계획표 작성	제시된 피부타입 및 제품을 적용한 피부 관리 계획을 작성하시오.	10분	
2	클렌징	지참한 제품을 이용하여 포인트 메이크업을 지우고 관리범위를 클렌징 한 후, 코튼 또는 해면을 이용하여 제품을 제거하고, 피부를 정돈하시오.	15분	도포 후 문지르기는 2~3분 정도 유지할 것
3	눈썹정리	족집게와 가위, 눈썹칼을 이용하여 얼굴형에 맞는 눈썹모양을 만들고, 보기에 아름답게 눈썹을 정리하시오.	5분	눈썹을 뽑을 때 감독확인하에 작업
4	딥클렌징	스크럽, AHA, 고마쥐, 효소의 4가지 타입 중 지정된 제품을 이용하여 얼굴에 딥클렌징 한 후, 피부를 정돈하시오.	10분	제시된 지정타입만 사용

자격종목 및 등급	미용사(피부)	작업명	얼굴관리

순서	작 업 명	요 구 내 용	시간	비 고
5	손을 이용한 관리 (매뉴얼 테크닉)	화장품(크림 혹은 오일타입)을 관리부위에 도포하고, 적절한 동작을 사용하여 관리한 후, 피부를 정돈하시오.	15분	
6	팩 및 마무리	팩을 위한 기본 전처리를 실시한 후, 제시된 피부타입에 적합한 제품을 선택하여 관리부위에 적당량을 도포하고, 일정시간 경과 뒤 팩을 제거한 다음 피부를 정돈한 후 최종마무리와 주변 정리를 하시오	15분	팩을 도포한 부위는 코튼으로 덮지 말것

2. 수험자 유의사항

1. 지참 재료 중 바구니는 왜건의 크기(가로×세로)보다 큰 것은 사용할 수 없다.
2. 관리계획표는 제시되어진 조건에 맞는 내용으로 시험에서의 작업에 의거하여 작성한다.
3. 필기도구는 흑색(혹은 청색) 볼펜만을 사용하여 작성한다.
4. 눈썹정리 시 족집게를 이용하여 눈썹을 뽑을 때는 감독위원의 입회하에 실시하되, 감독위원의 지시를 따라야 한다.
5. 팩은 요구되는 피부타입에 따라 제품을 선택하여 사용하고, 붓 또는 스파튤라를 사용하여 관리 부위에 도포한다.
6. 얼굴 관리 중 클렌징, 손을 이용한 관리, 팩 작업에서의 관리범위는 얼굴부터 데콜테(가슴(breast)은 제외)까지를 말하며, 겨드랑이 안쪽 부위는 제외된다.
7. 모든 작업은 총 작업시간의 90%이상을 사용하여야 한다(단, 관리계획표 작성은 예외).

<table>
<tr><td colspan="3">관리계획 차트(Care Plan Chart)</td></tr>
<tr><td>비번호</td><td colspan="2">시험일자 20 . . . (부)</td></tr>
<tr><td rowspan="2">관리목적 및
기대효과</td><td colspan="2">관리목적 :</td></tr>
<tr><td colspan="2">기대효과 :</td></tr>
<tr><td>클렌징</td><td colspan="2">☐ 오일 ☐ 크림 ☐ 밀크/로션 ☐ 젤</td></tr>
<tr><td>딥클렌징</td><td colspan="2">☐ 고마쥐(gommage) ☐ 효소(enzyme) ☐ AHA ☐ 스크럽</td></tr>
<tr><td>매뉴얼 테크닉 제품타입</td><td colspan="2">☐ 오일 ☐ 크림</td></tr>
<tr><td>손을 이용한 관리형태</td><td colspan="2">☐ 일반 ☐ 림프</td></tr>
<tr><td rowspan="3">팩</td><td colspan="2">T 존 : ☐ 건성타입 팩 ☐ 정상타입 팩 ☐ 지성타입 팩</td></tr>
<tr><td colspan="2">U 존 : ☐ 건성타입 팩 ☐ 정상타입 팩 ☐ 지성타입 팩</td></tr>
<tr><td colspan="2">목부위 : ☐ 건성타입 팩 ☐ 정상타입 팩 ☐ 지성타입 팩</td></tr>
<tr><td rowspan="4">고객 관리 계획</td><td colspan="2">1주 :</td></tr>
<tr><td colspan="2">2주 :</td></tr>
<tr><td colspan="2">3주 :</td></tr>
<tr><td colspan="2">4주 :</td></tr>
<tr><td rowspan="2">자가관리 조언
(홈케어)</td><td colspan="2">제품을 사용한 관리 :</td></tr>
<tr><td colspan="2">기타 :</td></tr>
</table>

※ 관리계획표는 요구하는 피부타입에 맞추어 시험장에서의 관리를 기준으로 할 것

※ 고객관리계획은 향후 주단위의 관리 계획을, 자가관리 조언은 가정에서의 제품 사용을 위주로 간단하고 명료하게 작성하며 수정 시 두 줄을 긋고 다시 쓸 것

※ 체크하는 부분은 주가 되는 하나만 할 것

국가기술자격검정 실기시험문제

자격종목	미용사(피부)	작업명	팔, 다리 관리

비번호 : ____________________

○ 제2과제: 팔 , 다리 관리
○ 시험시간: 35분(준비작업시간 제외)

1. 요구사항

※ 팔, 다리 관리를 하기 위한 준비작업을 하시오.

1. 과제에 사용되는 화장품 및 사용 재료는 작업에 편리하도록 작업대에 정리한다.
2. 모델을 관리에 적합하도록 준비하고 베드위에 누워서 대기하도록 한다.

※ 아래 과정에 따라 모델에게 피부미용 작업을 실시하시오.

순서	작 업 명		요 구 내 용	시간	비 고
1	손을 이용한 관리(매뉴얼 테크닉)	팔(전체)	모델의 관리부위(오른쪽 팔, 오른쪽 다리)를 화장수를 사용하여 가볍고 신속하게 닦아낸 후 화장품(크림 혹은 오일 타입)을 도포하고, 적절한 동작을 사용하여 관리하시오.	10분	총 작업시간의 90%이상을 유지할 것
		다리 (전체)		15분	
2	제 모		왁스 워머에 데워진 핫 왁스를 필요량 만큼 용기에 덜어서 작업에 사용하고, 다리에 왁스를 부직포 길이에 적합한 면적만큼 도포한 후, 체모를 제거하고 제모부위의 피부를 정돈하시오.		제모는 좌우 구분이 없으며 부직포 제거전 손을 들어 감독의 확인을 받을 10 분것

2. 수험자 유의사항

1. 손을 이용한 관리는 팔과 다리가 주 대상범위이며, 손과 발의 관리 시간은 전체

시간의 20%를 넘지 않도록 한다.

2. 제모 시 발을 제외한 좌우측 다리(전체) 중 적합한 부위에 한번만 제거한다.
3. 관리부위에 체모가 완전히 제거되지 않았을 경우 족집게 등으로 잔털 등을 제거한다.
4. 제모는 7×20cm 정도의 부직포 1장을 이용한 작업범위(4~5 × 12~14 cm)를 하여야 한다.

국가기술자격검정 실기시험문제

자격종목	미용사(피부)	작업명	림프를 이용한 피부관리

비번호 : ____________________

○ 제 3과제: 림프를 이용한 피부관리
○ 시험시간: 15분(준비작업시간 제외)

1. 요구사항

※ 림프관리에 적합한 준비작업을 하시오.

1. 과제에 사용되는 화장품 및 사용 재료는 작업에 편리하도록 작업대에 정리한다.
2. 모델을 작업에 적합하도록 준비한다.

※ 아래 과정에 따라 모델에게 피부미용 작업을 실시하시오.

순서	작 업 명	요 구 내 용	시간	비 고
1	림프를 이용한 피부관리	적절한 압력과 속도를 유지하며 목과 얼굴 부위에 림프절 방향에 맞추어 피부관리를 실시하시오.(단, 에플라쥐 동작을 시작과 마지막에 할 것)	15분	종료시간에 맞추어 관리할 것

2. 수험자 유의사항

1. 작업 전 관리부위에 대한 클렌징 작업은 하지 않는다.
2. 관리 순서는 에플라쥐를 먼저 실시한 후 첫 시작지점은 목 부위(profundus)부터 하되, 림프절 방향으로 관리하며, 림프절의 방향에 역행되지 않도록 주의한다.
3. 적절한 압력과 속도를 유지하고, 정확한 부위에 실시한다.

수험자 지참 공구목록

일련번호	지참 공구명	규 격	단위	수 량	비 고
1	위생복	상의 반팔 가운, 하의 긴 바지	벌	1	모든 복식은 흰색 통일
2	실내화	흰색	켤레	1	실내화만 허용
3	마스크	흰색	개	1	
4	대형타월	100×180cm, 흰색	장	2	베드용, 모델용
5	중형타월	65×130cm, 흰색	장	1	
6	소형타월	35×80cm, 흰색	장	5장 이상	습포, 건포 등
7	헤어터번(터번)	벨크로(찍찍이)형	개	1	분홍색 or 흰색
8	여성모델용 가운 및 겉가운	밴드(고무줄, 벨크로)형 일반형(겉가운)	벌	1	분홍색 or 흰색
9	남성모델용 옷	박스형반바지& T-셔츠	벌	1	하의-베이지 or남색 상의- 흰색
10	모델용 슬리퍼		켤레	1	
11	필기도구	볼펜	자루	1	검은색 혹은 청색
12	알콜 및 분무기		개	1	필요량
13	일반솜		봉	1	탈지면, 필요량
14	비닐봉지, 비닐백(지퍼백 등)	소형	장	각 1	쓰레기 처리용, 습포 보관용(두터운 비닐백)
15	미용솜		통	1	화장솜
16	면봉		봉	1	필요량
17	티슈		통	1	필요량
18	붓		개	2	클렌징, 팩용
19	해면		세트	1	필요량
20	스파튤라		개	3	클렌징, 팩용

21	보울(bowl)		개	3	클렌징, 팩 등
22	가위	소형	개	1	눈썹정리, 제모
23	족집게		개	1	눈썹정리, 제모
24	브러쉬		개	1	눈썹정리, 제모
25	눈썹칼	safety razer	개	1	눈썹정리
26	거즈		장	1	
27	아이패드		개	2	거즈, 화장솜 가능
28	나무스파튤라		개	1	제모용
29	부직포	7×20cm	장	1	제모용
30	장갑	라텍스	켤레	1	제모용
31	종이컵	100ml	개	1	제모용
32	보관통	컵 형	개	2	스파튤라, 붓 등
33	보관통	뚜껑달린 통	개	2	알코올 솜 등
34	해면볼	소형	개	1	
35	바구니		개	2	정리용 사각
36	트레이(쟁반)	소형	개	1	습포용
37	효소		개	1	파우더형
38	고마쥐		개	1	크림형 or 젤형
39	AHA	함량 10%이하	개	1	액체형
40	스크럽제		개	1	크림형 or 젤형
41	팩	크림타입	set	1	정상, 건성, 지성
42	스킨토너(화장수)		개	1	모든 피부용
43	크림, 오일	매뉴얼테크닉용	개	1	모든 피부용
44	탈컴 파우더		개	1	제모용
45	진정로션 혹은 젤		개	1	제모용
46	영양크림		개	1	모든 피부용
47	아이 및 립크림		개	1	"(공용사용가능)
48	포인트 메이크업 리	아이, 립	개	1	모든 피부용

	무버				
49	클렌징 제품	얼굴 등	개	1	모든 피부용
50	모델		명	1	

※ 효소 및 AHA의 경우 2009년 기능 1회만 한정하여 크림, 젤 타입 등도 가능합니다.

※ 타월류의 경우는 비슷한 크기이면 무방합니다. ※ 기타 필요한 재료의 지참은 가능합니다.

※ 팩과 딥클렌징용 제품을 제외한 다른 모든 화장품은 모든 피부용을 지참하십시오.

※ 바구니의 경우 왜건크기보다 크면 사용할 수 없습니다.

※ 부직포는 지정된 길이에 맞게 미리 잘라서 오시면 됩니다.

※ 재료에 관련한 자세한 사항은 홈페이지(www.hrdkorea.or.kr)공지사항 및 FAQ 안내사항, 큐넷(www.q-net.or.kr)의 수험자 지참재료목록 등을 참고로 하십시오.

※ 참고 사항

1. 얼굴관리 시 관리 범위

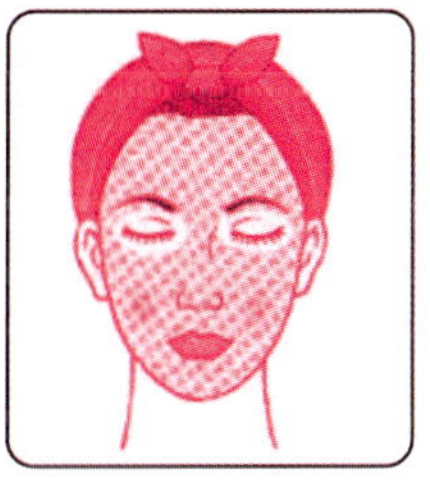

<딥클렌징 관리범위>

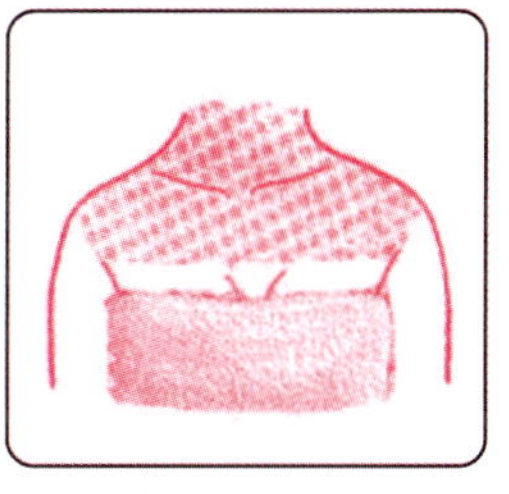

<손을 이용한 관리 범위>

2. 화장 예시

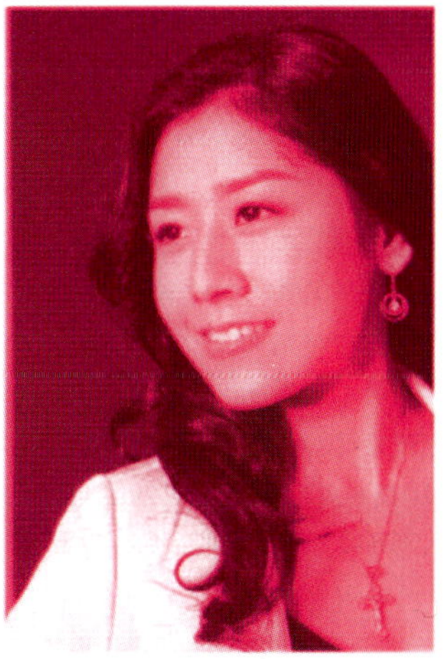

《 Natural Make-up 》

【참고문헌】

1. 강성례 외, 뷰티피부학, 청구문화사 (2006)
2. 강성심 외, 피부관리학, 훈민사 (2002)
3. 강신묵 외, 공중보건학, 정문각 (2009)
4. 강신옥 외, 살롱 트리트먼트, 훈민사 (2004)
5. 강신옥 외, 응용 에스데틱 이론과 실제, 훈민사, 2004
6. 곽형심 외, 모발과학, 수문사 (2005)
7. 김광옥 외, AESTHTICS, 성화(2003)
8. 김광옥 외, 피부미용학, 청구문화사 (2008)
9. 김기연 외, 피부미용실 운영실습, 현문사 (2009)
10. 김남연 외, 최신 피부미용, 광문각 (2009)
11. 김명숙, 이론과 실제 피부관리학, 현문사, 2009
12. 김문주 외, BODY TREATMENT, 청구문화사 (2000)
13. 김문주 외, Medical Skin Care, 청구문화사 (2007)
14. 김문주 외, 비만관리학, 청구문화사 (2008)
15. 김영숙 외, 두피모발 관리학, 대경 (2009)
16. 김용숙 외, 피부미용사 필기. 실기 문제집, 시공간 (2009)
17. 김춘자, 피부미용학, 훈민사 (2009)
18. 나현숙외, 피부관리학, 수문사, 2010
19. 박영은 외, 전신피부미용, 청구문화사 (2008)
20. 박인기 외, 타이마사지, 대경북스 (2004)
21. 안규성 외, 최신 두피모발관리학, 정문각 (2006)
22. 원윤경 외, 피부미용기기학, 훈민사 (2006)
23. 이승헌 외, 피부장벽, 여문각 (2004)
24. 이연희외, 기초실무 안면피부관리, 광문각, 2008
25. 이정옥 외, 메디컬 스킨케어, 훈민사(2005)
26. 이치헌 외, 인체해부 생리학, 훈민사 (2005)
27. 이한기 외, 해부생리학, 수문사 (2011)
28. 장경자 외, 미용경락실기, 청구문화사 (2008)
29. 장선일외, 피부과학&관리학, 훈민사, 2005
30. 정광조 외, 아유르베다 임상 뷰티테라피, 대학서림 (2006)
31. 정진성 외, 테라피스트를 위한 아유르베다, 성안당 (2009)
32. 주영애 외, 매너와 이미지메이킹 플러스, 신정 (2010)
33. 진종언 외, 화장품학, 정담미디어 (2005)
34. 채순님 외, 피부미용기기학, 정담미디어 (2004)
35. 피부과학 개정 4판, 대한 피부과학회 교과서 편찬 의원회, 여문각, 2001
36. 한채정외, 최신 피부미용학, 훈민사, 2010
37. 황해정외, 안면관리를 위한 기초 에스데틱, 수문사, 2011
38. Maria Mercati, 타이마사지, 금광 (2003)

클리니컬 스킨테라피스트를 위한 **피부미용**

발행 2011년 8월 17일 1판 1쇄
인쇄 2016년 2월 19일 1판 2쇄
발행 2016년 2월 27일 1판 2쇄

지은이 김수미 · 송다해 · 유정아
펴낸이 고범석
발행처 Gadam PLUS 가담플러스
주소 서울시 마포구 동교로 144-7 영일빌딩
전화 02.322.7303 / 팩스 070.4324.1775
홈페이지 www.gadamplus.com
메일 gadambooks@naver.com
출판등록 2014년 3월 18일 제2014-000094호
ISBN 978-89-967147-0-5 93510
정가 20,000원

불법복사는 지적재산을 훔치는 범죄행위입니다.
저작권법 제97조의 5(권리의 침해죄)에 따라 위반자는 5년 이하의 징역 또는 5천만원 이하의 벌금에 처하거나 이를 병과할 수 있습니다.